NEUROLOGISCH – NEUROCHIRURGISCHE
RÖNTGENDIAGNOSTIK

UND

ANDERE METHODEN ZUR ERKENNUNG

INTRAKRANIALER ERKRANKUNGEN

VON

R. KAUTZKY

DOZENT FÜR NEUROLOGIE, LEITER DER NEUROCHIRURGISCHEN ABTEILUNG
AN DER NEUROLOGISCHEN UNIVERSITÄTSKLINIK
HAMBURG - EPPENDORF

UND

K. J. ZÜLCH

AUSSERPLANMÄSSIGER PROFESSOR FÜR NEUROLOGIE,
LEITER DER ABTEILUNG FÜR ALLGEMEINE NEUROLOGIE
AM MAX-PLANCK-INSTITUT FÜR HIRNFORSCHUNG
KÖLN-LINDENTHAL

MIT 167 ABBILDUNGEN

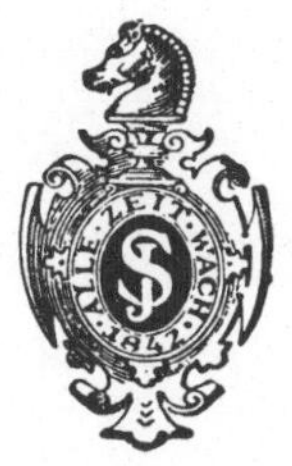

SPRINGER-VERLAG BERLIN HEIDELBERG GMBH
1955

ISBN 978-3-662-23240-8   ISBN 978-3-662-25260-4 (eBook)
DOI 10.1007/978-3-662-25260-4

Vorwort.

Die Röntgenmethoden sind in der Neurologie und noch mehr in der Neurochirurgie zu einem wesentlichen Bestandteil der Diagnostik geworden. Als mich
der Springer-Verlag um ein einführendes Lehrbuch auf diesem Gebiet bat, habe
ich meine Mitarbeiter KAUTZKY und ZÜLCH mit dieser Aufgabe betraut, wobei
ich es für erforderlich hielt, sämtliche neurochirurgischen Methoden der Diagnostik
in die Darstellung einzubeziehen. Besonders glücklich für die Bearbeitung des
Themas erscheint mir, daß beide Herren, ihrer Ausbildung nach, mit den
diagnostischen Fragestellungen der Neurologie und Neurochirurgie gut vertraut
sind. Ich glaube, daß aus der Zusammenarbeit ein Buch entstanden ist, das
nicht nur der Neurologie und der Neurochirurgie, sondern auch der Röntgenologie
nützlich sein wird. Für einen wesentlichen Vorzug des Buches halte ich es, daß
die Verfasser versucht haben, die diagnostischen Methoden von Grund auf
möglichst einfach und verständlich zu erklären. Im deutschen Schrifttum
bestand nach dieser Richtung zweifellos eine Lücke, wenngleich nicht verkannt
werden soll, daß es an atlasmäßigen Darstellungen keineswegs mangelt. Ich
gebe dem Buch meine besten Wünsche auf den Weg und bin überzeugt, daß
es sich einen bevorzugten Platz im Schrifttum sichern wird.

Hamburg, im April 1955.   H. PETTE.

Vorwort der Verfasser.

Das vorliegende Buch soll eine *Einführung* in die neurologisch-neurochirurgische Diagnostik intrakranialer Erkrankungen sein. An erster Stelle befaßt es sich mit den *Kontrastmittelmethoden*. Anhangsweise werden die *Hirnpunktion* und der *Passageversuch* besprochen. Die Behandlung des Schädelleerbildes und der gesamten Liquordiagnostik hätte den Rahmen der Abhandlung zu weit gespannt. Auch haben wir auf die Einbeziehung des Rückenmarks, der peripheren Nerven und des vegetativen Nervensystems verzichtet und hoffen, so eine gewisse Geschlossenheit des vorliegenden Buches erreicht zu haben.

Es gibt zwar im deutschen Schrifttum mehrere Handbuchbeiträge über die Kontrastmittelmethoden im Bereich des Kopfes (MONIZ, KRAYENBÜHL, LINDGREN), einige Atlanten über die Darstellung der cerebralen Gefäße (RIECHERT, KRAYENBÜHL) sowie die Monographie von SCHIERSMANN über die Pneumographie, doch geben alle diese Abhandlungen keine ausreichende systematische Einführung in das Verständnis der gewonnenen Bilder. Die an sich ausgezeichneten Bücher LYSHOLMs und SCHLESINGERs über die Ventrikulographie sind vergriffen und vermögen, wie die vorhergenannten, keinen Überblick über die *gesamte* cerebrale Kontrastmittelmethodik zu geben, da sie wie diese nur eines der beiden Verfahren darstellen.

Unser Hauptanliegen war es, gerade das *Zusammenspiel der verschiedenen Methoden* aufzuzeigen sowie das Lesen und *Verstehen der Röntgenbilder* zu erleichtern. Dazu war es notwendig, eine Einführung in die *Grundregeln der intrakranialen Massenverschiebungen* vorauszuschicken. Auch mußte die Vielzahl der normalen *Varianten* und die Fülle der technischen *Fehlerquellen* besonders berücksichtigt werden, um so die wirkliche Reichweite der verschiedenen Röntgenbilder für die Diagnostik abzugrenzen.

Das Buch ist nicht nur für den Neurochirurgen, Neurologen und Psychiater bestimmt, sondern wir hoffen auch auf eine gute Aufnahme bei den Röntgenologen, von denen sich im deutschen Sprachgebiet nur wenige mit diesem Sonderfach befassen, vielleicht auch deshalb, weil die genaue Kenntnis der Morphologie und Klinik der Hirnkrankheiten für die Röntgendiagnose in besonderem Maße Voraussetzung ist.

Die gleichzeitige Bearbeitung des Themas durch einen Neurochirurgen und einen Neurologen sollte die notwendige Breite in der Darstellung und die verschiedenen Aspekte sichern. Das zugrunde liegende Material wurde an der Neurochirurgischen Abteilung der Neurologischen Universitäts-Klinik Hamburg-Eppendorf gesammelt, wobei der mehrjährige Aufenthalt des einen Verfassers — der seine grundlegenden Erfahrungen der Schule von TÖNNIS verdankt — als Gastdozent an dieser Klinik die Gewähr einer engen Zusammenarbeit bei der Vorbereitung des Buches bot. So ist es im echten Sinne des Wortes eine Gemeinschaftsarbeit geworden, wenn auch der eine der Verfasser sich besonders mit der

Bearbeitung der Gefäßdarstellung und der operativen Methoden einschließlich der Hirnpunktion, der andere mit den Grundlagen der Massenverschiebungen und der Darstellung der Liquorräume befaßt hat.

Unser Dank gilt auch den Herren Prof. Dr. W. Tönnis, Köln, und Prof. Dr. H. Brütt, Hamburg, die uns die Abb. 42—44, 57, 58, 77, 82, 89, 97 bzw. 52, 53 freundlicherweise zur Verfügung stellten. Einige mit (H) bezeichnete Bilder stammen noch aus der Zeit des früheren Leiters der Neurochirurgischen Abteilung der Neurologischen Universitäts-Klinik, Hamburg-Eppendorf, des Herrn Prof. Dr. G. Häussler. Die Zeichnungen wurden nach unseren Vorlagen von Herrn cand. med. Andres, Fräulein Ingrid von Marchthaler, Fräulein Dr. Ilse Müller, Herrn Helmuth Müller-Molo und Fräulein Ingrid Schaumburg ausgeführt. Dem Verlag schulden wir für die Ausstattung des Buches und das Wohlwollen bei der Abfassung unseren Dank.

Hamburg und Köln, im April 1955. **R. Kautzky. K. J. Zülch.**

Inhaltsverzeichnis.

Der heutige Stand
der neurologisch-neurochirurgischen Diagnostik.

Die *neurochirurgische* Diagnose muß dahin zielen, den *Sitz*, die *Ausdehnung* und möglichst auch die *Art* eines intrakranialen Krankheitsprozesses aufzuklären. Von diesen Faktoren hängt meist seine Operabilität ab. Bis vor etwa 30 Jahren stützte sich die Diagnose intrakranialer Erkrankungen fast ausschließlich auf die Vorgeschichte und den *neurologischen* Befund. Nur selten gab damals das Nativbild des Schädels weiteren Aufschluß durch örtlichen Knochenan- oder -abbau bzw. durch die Verkalkung des krankhaften Prozesses selbst.

Erst die letzten Jahrzehnte brachten die Entwicklung einer Anzahl von diagnostischen Methoden in der Neurologie und Neurochirurgie, die es heute ermöglichen, die Mehrzahl der intrakranialen Erkrankungen sehr präzise zu diagnostizieren. Ihnen verdankt die Neurochirurgie in erster Linie ihren so beachtlichen Aufschwung. Neben der Elektroencephalographie — die außerhalb des Rahmens dieses Buches steht — und einigen anderen Methoden, die noch nicht ausreichend entwickelt sind (wie der Lokalisation mit Isotopen), sind es vor allem zwei Verfahren: die *Pneumographie* und die *Angiographie*, die bisher allen anderen an Bedeutung voranstehen. Beiden liegt letztlich das gleiche Prinzip zugrunde: Mit Flüssigkeit gefüllte Räume des Schädelinnern werden durch künstliches Einbringen von *Kontrast*mitteln röntgenologisch abgebildet. Dadurch werden auch bestimmte pathologische Veränderungen in ihrem Bereich dargestellt. — Die Mehrzahl aller neurochirurgisch angreifbaren Hirnkrankheiten besteht aus Prozessen, die durch ihr Wachstum zusätzlich Raum beanspruchen, den sog. „raumfordernden Prozessen". Meist handelt es sich um Blastome.

Die „schrumpfenden" Hirnkrankheiten (Narben, Verwachsungen, Atrophien) stellen eine Minderheit dar. Die Aufgabe des Röntgenverfahrens ist es, beide sichtbar zu machen.

Pneumographie und Angiographie werden aber leicht zu starren und dann wenig aufschlußreichen Methoden, wenn man sie nur statisch deutet, d. h. die sichtbaren Phänomene beschreibt und nicht „genetisch", d. h. die Entstehung dieser Veränderungen erklärt. Da die morphologischen und biologischen Eigenheiten der intrakranialen Erkrankungen auch die Form der Röntgenkontrastbilder weitgehend bestimmen, ist ohne ihre Kenntnis eine genaue Analyse gar nicht möglich, besonders, seitdem sich herausgestellt hat, daß die topische Verteilung der Tumoren ausgesprochenen Gesetzmäßigkeiten unterliegt: die einzelnen Hirngeschwulstarten zeigen einen deutlichen *Lieblingssitz*, haben dort eine statistisch konstante *Häufigkeit;* die einzelnen Tumorformen bevorzugen bestimmte *Altersgruppen*, ja sogar weitgehend auch ein *Geschlecht*. Jede Analyse eines Röntgenbildes wird erleichtert durch die Kenntnis dieser Tatsachen (ZÜLCH 1955).

Ob nun der neurologische oder neurochirurgische Kliniker diese Kontrastverfahren anwendet oder ob sie gar heute der Röntgenologe selbst ausführt, ist an sich gleichgültig und wird von der besonderen Ausbildung des Facharztes, der Tradition und der besonderen örtlichen Organisation abhängen. Die operativen Methoden gehören selbstverständlich in die Neurochirurgische Klinik.

Für alle an der Diagnose Beteiligten aber gilt der Satz, daß die Diagnostik nur durch höchste technische Vollendung, durch die Berücksichtigung von Morphologie und Biologie der intrakranialen Erkrankungen und der Regeln der Massenverschiebungen sowie durch lückenlose Auswertung aller röntgenologisch darstellbaren Phänomene ihren höchsten Stand erreichen kann. *Wir dürfen nicht vergessen, daß jede falsch gerichtete Operation im Schädelinnern eine ernsthafte Gefährdung des Patienten bedeutet.*

Die Richtlinien für die Anwendung der einzelnen Methoden werden in den folgenden Kapiteln gegeben. Ihnen folgt dann ein zusammenfassendes Kapitel über eine allgemeine Anzeigestellung für die verschiedenen Verfahren.

A. Grundsätzliche Vorbemerkungen
über Massenverschiebungen im Schädelinnenraum.

I. Der Inhalt des Schädels und die Verschieblichkeit der Hirnmassen.

Der mit Dura ausgekleidete Hirnschädel stellt beim *Erwachsenen* einen starrwandigen und „wasserdichten" Raum dar. Er besitzt nur eine Öffnung für den Austritt von Liquor — und in beschränktem Maße auch von Hirnmassen —: das Foramen occipitale magnum. Der Innenraum des Schädels kann beim Erwachsenen nicht vergrößert werden. Sein Inhalt — Hirn, Blut, Liquor — ist unkomprimierbar. Trotzdem gibt es eine große Zahl von intrakranialen Erkrankungen, die entweder mit einer Substanz*zunahme* einhergehen — man bezeichnet sie als *raumfordernde Prozesse* — oder zu einem Substanz*verlust* führen und daher *Schrumpfungsprozesse* (atrophische Prozesse) genannt werden. Diese pathologischen Vorgänge am Hirn mit Volumenzunahme oder -abnahme sind nur dadurch möglich, daß der örtlich begrenzte Zuwachs oder Verlust an Substanz von den anderen Bestandteilen des intrakranialen Raumes durch einen gegensinnigen Vorgang kompensiert wird (Abb. 1). Ein solcher Ausgleichsvorgang muß aber zwangsläufig zu *Massenverschiebungen* verschiedenster Art führen. Sie gehen so gut wie immer auch mit einer *Formveränderung* des Gehirns, seiner Gefäße und Liquorräume einher. Diese folgen sämtlich bestimmten Gesetzmäßigkeiten. Sie lassen sich durch die röntgenologischen Kontrastmittelmethoden sichtbar machen und erlauben so Schlüsse auf den krankhaften Prozeß, der die Massenverschiebungen hervorruft. Es ist deshalb erforderlich, vor der Schilderung der Kontrastmittelverfahren die Grundregeln der intrakranialen Massenverschiebungen zu betrachten.

Welcher Art ein krankhafter Prozeß ist, bleibt für den Verschiebungsvorgang grundsätzlich ohne Bedeutung. Ob es sich bei einem raumfordernden Prozeß um ein Blastom, einen Absceß, ein Granulom, einen Parasiten oder gar um ein sub- oder epidurales Hämatom, eine Arachnoidalcyste oder eine Hirnblutung oder schließlich um Hirnödem oder Hirnschwellung handelt, ist an sich gleichgültig. Ebenso ist es für den Grundvorgang belanglos, ob ein *Schrumpfungsprozeß* die Folge einer Verletzung, einer Entzündung, eines Gefäßverschlusses oder einer andersartigen Atrophie ist: die Regeln der Massenverschiebung sind für alle grundsätzlich gleich. — Unter den Bestandteilen des Schädelinhaltes ist der *Liquor* am leichtesten verschieblich. Deshalb wird eine pathologische Zu- oder Abnahme des Schädelinhaltes am ehesten durch eine Veränderung der intrakranialen Liquormenge kompensiert. Der Füllungsgrad der *Blutgefäße* spielt eine wesentlich kleinere Rolle (Abb. 1). Die Blutsinus verändern ihr Volumen kaum. Das *Gehirn* kann meist nur örtlich und bei länger einwirkendem Druck durch Flüssigkeitsaustritt oder schließlich durch Gewebsabbau schrumpfen.

Beim *kindlichen* Schädel ist die Situation davon verschieden: Sein Innenraum kann sich bei Volumenzunahme des Inhaltes, durch Sprengung der noch nicht fest verknöcherten Nähte, Dehnung der Dura und der Weichteile im ganzen erweitern. Auch können — selten — unter örtlichem Druck, z. B. von Gliomen oder Arachnoidalcysten, umschriebene Ausbeulungen der Schädelkapsel entstehen. Schließlich kann entgegengesetzt bei örtlicher — z. B. bei halbseitiger — *Unterentwicklung* des Gehirns ein halbseitiges Zurückbleiben der Schädelkapsel oder kompensatorisch ein übernormales Wachstum gewisser Schädelteile (Nebenhöhlen) eintreten.

Jeder raumfordernde oder schrumpfende Prozeß im Hirn übt zunächst einen gleichmäßigen exzentrischen Druck bzw. konzentrischen Zug auf seine Umgebung aus. Dieser kann sich jedoch nicht ungestört auswirken, da ihm mehrere Mechanismen entgegenarbeiten: Der erste ist die Mechanik — *die äußere Fixierung und die innere Faserstruktur* — des Gehirns. Der zweite ist der *Sekretionsdruck des Liquors*, der bei raumfordernden Prozessen einer Kompression der Liquorräume entgegenwirken kann. Der dritte aber ist der *Blutdruck*, der auf die Streckung aller gekrümmten Arterienteile hinwirkt.

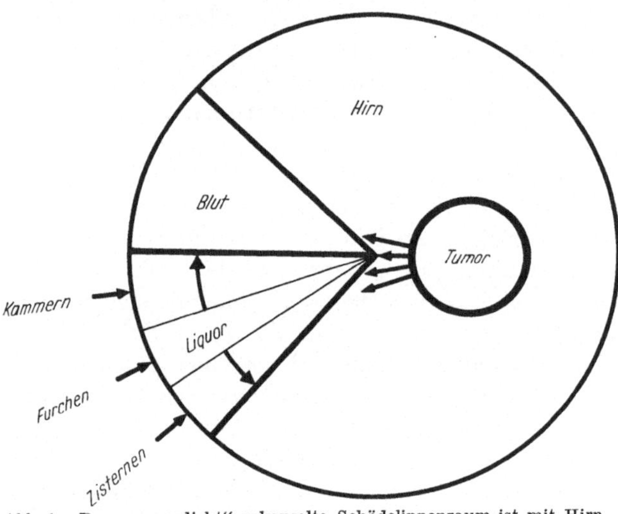

Abb. 1. Der „wasserdicht" gekapselte Schädelinnenraum ist mit Hirn, Liquor und Blut gefüllt. Wächst dort zusätzlich ein Tumor, so müssen die anderen Bestandteile den Raum dafür hergeben, zuerst der leicht verschiebliche Liquor cerebrospinalis. (Die Volumenanteile entsprechen etwa den tatsächlichen Verhältnissen.)

Die drei großen Hirnarterien verlaufen in großen Bogen, was beim schwebenden Gleichgewicht, in dem die Hirnmasse sich befindet, auf eine Erhaltung der Form und äußere Verstrebung hinwirkt, da sie der Blutdruck ständig zu strecken versucht und damit das Hirn gegen seine knöcherne Wandung preßt.

Das Gehirn hängt, in seinem Liquorbett schwebend, in der mit Dura ausgekleideten Schädelkapsel (Abb. 2) und ist an dieser nur durch Gefäße, Nerven und den Hypophysenstiel lose verankert. Zwei breite Duraplatten, die Falx und das Tentorium, unterteilen den intrakranialen Raum in drei große Kammern (Abb. 3). Da ihnen das Hirn lose an- und aufliegt, stützen sie ebenfalls die Hirnmasse und verhindern größere Verschiebungen. Durch die Kammerung entsteht auf jeder Seite der Raum der vorderen und mittleren Schädelgrube, sowie außerdem der infratentorielle Teil der Schädelhöhle, der etwas ungenau auch hintere Schädelgrube genannt wird. Zwischen der vorderen und mittleren Schädelgrube bildet der Rand des kleinen Keilbeinflügels die Trennlinie (Abb. 3). Diese Trennung ist jedoch nur angedeutet und ergibt sich aus der verschiedenen Höhe der beiden Schädelgruben. Sie spielt daher bei weitem nicht die Rolle der Falx oder des Tentoriums. Die rechts und links der Falx und oberhalb des Tentoriums liegenden Abteilungen des Hirnschädels nehmen je eine Großhirnhemisphäre auf. Sie kommunizieren unterhalb des Falxrandes breit miteinander (Abb. 3). Die hintere Schädelgrube steht mit den beiden anderen Hemisphärenkammern durch den relativ engen Tentoriumschlitz in Verbindung, dessen Ränder das Mittelhirn umfassen (Abb. 3). Diese Kammerung des Schädelinnenraumes

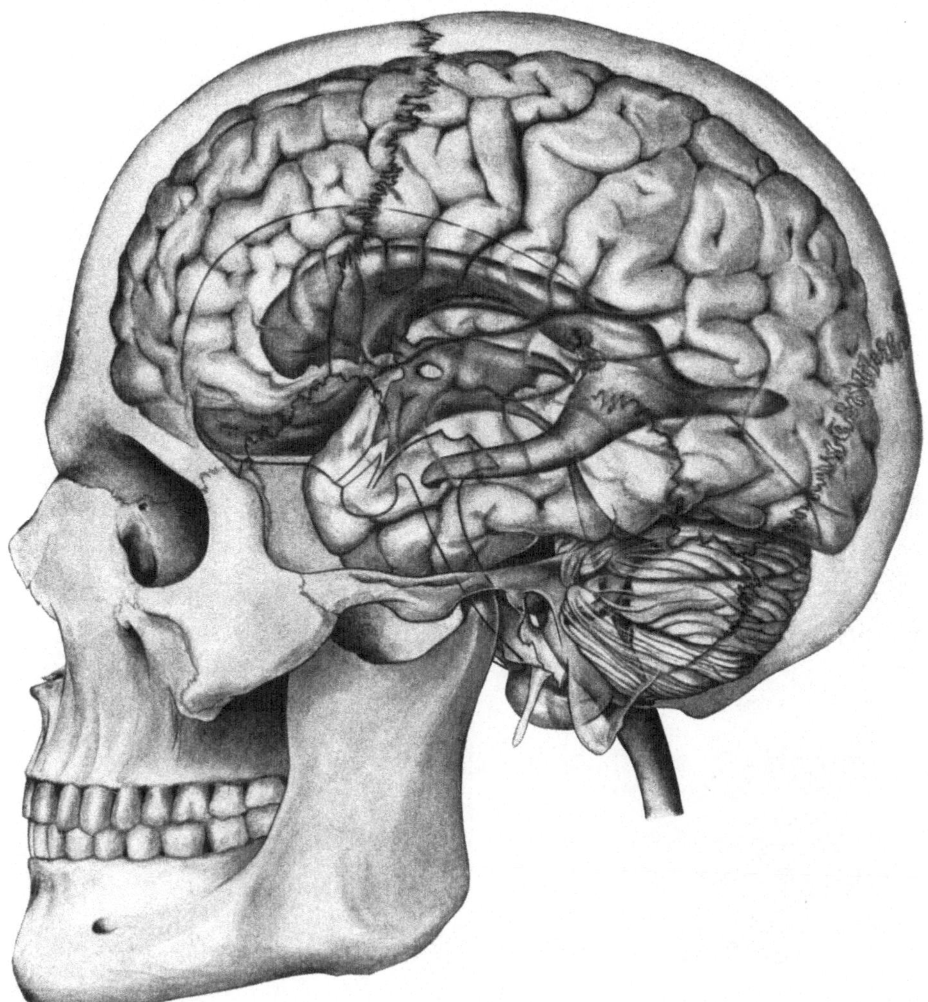

Abb. 2. Halbschematisches Modell von Schädel, Hirn, Ventrikeln und Arachnoidalräumen. Das Vorderhorn ist etwas erweitert.

erlaubt größere Verschiebungen nur innerhalb einer Hemisphäre oder von einer Hemisphäre zur anderen unterhalb der Falx in seitlicher Richtung und schließlich durch den Tentoriumschlitz axial nach unten oder oben. Doch behindern auch die äußere Fixierung des Gehirns an der Dura durch Venen Arterien, Nerven und Hypophysenstiel sowie die innere Struktur des Gehirns, besonders sein Gehalt an langen weißen Markbahnen (Balken und übrige Commissuren, Assoziationsbahnen, innere Kapsel, Corona radiata und Hirnschenkel), die Massenverschiebungen und Formveränderungen bis zu einem gewissen Grade, oder sie modifizieren sie.

Der Sekretionsdruck des Liquors wirkt sich vor allem bei der Bildung des Hydrocephalus occlusus aus. Dieser wird in einem der folgenden Abschnitte näher besprochen.

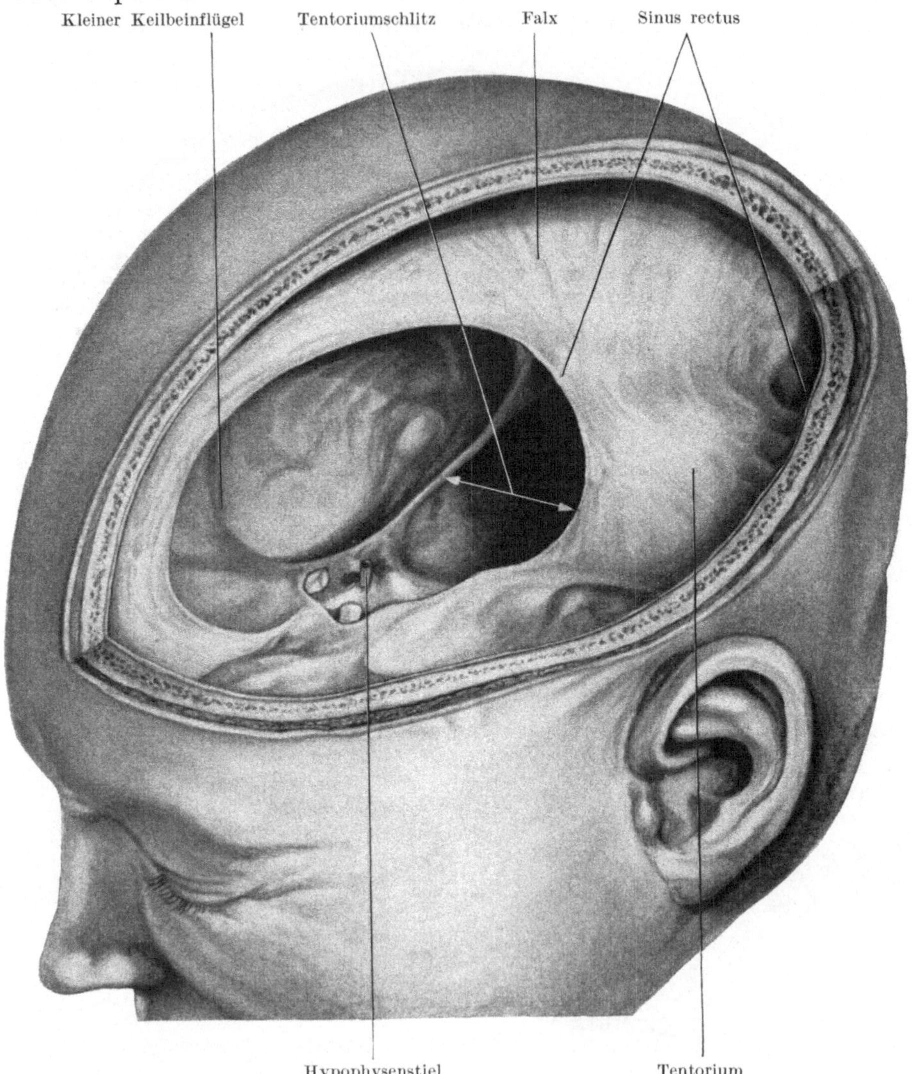

Abb. 3. Die Kammerung des Schädels durch Falx und Tentorium. Der Pfeil geht quer durch den Tentoriumschlitz.

II. Massenverschiebungen bei raumfordernden Prozessen.

1. Die Entstehung des örtlichen und des allgemeinen Hirndruckes.

In der Entwicklung raumfordernder Prozesse können mehrere Phasen unterschieden werden. Ein Tumor preßt in der *ersten Phase* zunächst den Liquor aus den benachbarten Hirnfurchen und drängt die Windungen gegen die Schädelinnenfläche. Gleichzeitig dellt er die inneren Liquorräume (die Ventrikel) ein. Ein Tumor dehnt sich also zunächst in seiner „eigenen" Schädelgrube auf Kosten der inneren und äußeren Liquorräume aus. Dadurch entstehen die Veränderungen des *örtlichen Hirndrucks:* umschriebene Abflachung der Windungen, Verstreichen der Furchen, Verkleinerung der anliegenden Ventrikelteile.

Nimmt in der *zweiten Phase* des Geschwulstwachstums das Volumen des befallenen Hirnlappens weiter zu, so kann es nicht mehr durch Auspressung der benachbarten Liquorräume *örtlich* kompensiert werden. Als Reaktion auf die Geschwulst können sich zudem Ödem und Schwellung der Nachbarschaft als weiterer raumfordernder Prozeß hinzugesellen. Jetzt überträgt sich der Druck auf die *ganze Hemisphäre* (Abb. 7). Bald aber reichen auch die Reserveräume einer Hemisphäre zur Aufnahme des Volumen auctum nicht mehr aus. Es müssen ausgedehntere Verschiebungen von Hirnmassen eintreten, um neue Liquorräume zur Kompensation zu gewinnen. Also erfolgt die *Verlagerung in die Nachbarkammern:* unter der Falx in die gegenseitige Hälfte des supratentoriellen Raumes und eventuell weiter durch den Tentoriumschlitz in die hintere Schädelgrube (Abb. 4). Die *Seitenverschiebung* muß sich vorwiegend im freien Raum unterhalb der Falx abspielen. Die starke Sehnenplatte der Falx hängt an ihrem Oberrand fest und ist nur am Unterrand zu verschieben, wodurch sie sich etwas schräg stellt. — Eine solche Lageveränderung der Falx selbst kann aber nur dann erfolgen, wenn der Druck „*lokal*" aus der direkten Nachbarschaft von einem *ausgedehnten* raumfordernden Prozeß und *langsam* ausgeübt wird (Abb. 7).

Aber auch unterhalb der Falx ist die Verschieblichkeit des Hirns regionär verschieden. Am leichtesten erfolgen Verschiebungen im Frontalbereich, da hier zwischen unterem Falxrand und Balken ein breiter Zwischenraum liegt (die Cisterna interhemisphaerica also sehr hoch ist bzw. weit nach vorne reicht) (Abb. 3 u. 27); parietal hingegen liegt die Falx dem Splenium des Balkens fast auf. Sie hält hier also den Balken — und damit die anliegenden Hirnmassen durch die Verstrebung mit dem Centrum semiovale — in der Medianlinie fest. Nur wenn ein raumfordernder Prozeß den Balken vorher von der unteren Falxkante nach abwärts drängt, kann sich auch parietal eine nennenswerte Seitenverschiebung über die Mittellinie abspielen. Anderenfalls muß erst eine Verschiebung von Hirnmassen nach rostral erfolgen, ehe diese unter dem Falxrand in die gegenseitige Schädelhöhle übertreten können (Abb. 7, *III*). Die nach der Seite verlagerten Hirnteile sind in erster Linie Balken und Gyrus cinguli, Teile des medialen Stirnlappens und tiefe Mark- und Stammganglienteile um den 3. Ventrikel. Bei dieser Verlagerung gerät nun auch die Gegenhemisphäre unter Druck. Gleichzeitig mit diesem Vorgang der Seitenverschiebung kann sich der *Druck* aber auch *axial* durch den Tentoriumschlitz in die hintere Schädelgrube fortpflanzen, und zwar besonders dann, wenn der raumfordernde Prozeß in der Längsachse des Hirns „drückt" — vornehmlich vom Frontallappen aus — (Abb. 4). Dabei wird der ganze Hirnstamm nach caudal verlagert und damit weiterer Reserveraum für die Geschwulst gewonnen. Von hier aus kann ein weiterer Massenausgleich im Schädel nur noch durch das Foramen magnum gegen den Spinalkanal erfolgen; die Medulla oblongata, besonders aber die oberhalb derselben liegenden Tonsillen, werden jetzt in den Spinalkanal hinabgepreßt. So setzt sich der Hirndruck auch auf die hintere Schädelgrube fort und aus dem *örtlichen* ist der *allgemeine* Hirndruck entstanden (TÖNNIS, 1937, 1948).

2. Die Entstehung von Hirnprolapsen im Gebiet der Zisternen.

Wir verfolgten das Wachstum eines raumfordernden Prozesses in mehreren Phasen. Wir sahen, daß zunächst örtlich, dann an der ganzen Hemisphäre, später an der Gegenhemisphäre und schließlich auch in der hinteren Schädelgrube Hirnmassen in die Reserveräume der äußeren Liquorbahn gepreßt wurden. Bei diesem Verlagerungsprozeß aus einer Schädelkammer in die andere spielt die Einpressung von Hirnteilen in die Zisternen an den Verbindungsstellen der drei großen Schädelkammern bzw. des Spinalkanals eine besondere Rolle. Wir sprechen hier von *Prolapsen* in das Gebiet der Zisternen (Zisternenverquellungen von Spatz). Es handelt sich um Stellen „relativer Enge" zwischen den beiden Räumen, die vom Verschiebungsvorgangbetroffen werden, z. B. den *unteren Falxrand* (mit der anliegenden Cisterna interhemisphaerica) (Abb. 3 und 4), den *Tentoriumschlitz* (mit der Cisterna ambiens und basalis) und das *Foramen occipitale magnum* (mit der Cisterna magna). Während der Massenverschiebung werden Hirnteile über die genannten Kanten hinweggepreßt, wobei Schnürfurchen entstehen. Ihr Bestehen am Hirn weist deutlich auf die Massenverschiebungen hin.

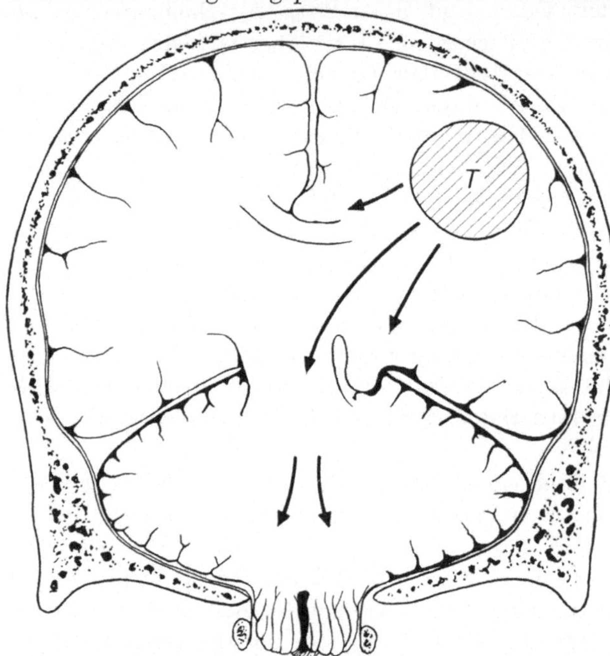

Abb. 4. Halbschematisches Modell der Massenverschiebungen bei einem Tumor des Parietallappens. Oben: Der Gyrus cinguli wird zur Gegenseite verschoben. Mitte: Neben dem Hirnstamm werden mediale Anteile des Temporallappens als Prolaps in die hintere Schädelgrube gepreßt. Unten: Der Hirnstamm wird nach caudal verschoben und die Tonsillen in das Foramen magnum vorgetrieben.

Aus dieser Prolapsbildung ergeben sich zwei Gefahren: Zum ersten können Teile der inneren Liquorbahn gerade an den großen „Engen" durch den Prolaps komprimiert werden: der Aquädukt im Tentoriumschlitz und das Foramen Magendi am Foramen occipitale magnum. So kann es *zusätzlich* zu einer relativen Behinderung des Liquorstromes und zum Hydrocephalus occlusus, d. h. zu einer zusätzlichen raumfordernden Größe, kommen. Auf diesen Vorgang wird später näher eingegangen.

Weiter kann bei den axialen Massenverschiebungen im Tentoriumschlitz (von oben nach unten und von unten nach oben, Abb. 4 und 5) das Mittelhirn gequetscht bzw. es können beim Vordringen der Tonsillen in den Spinalkanal die vitalen Zentralen der Medulla oblongata „eingeklemmt" und geschädigt werden. Diesen äußerst lebensbedrohlichen Vorgängen der „Einklemmung" mißt die Klinik in den letzten Jahren wachsende Bedeutung zu. Die Angiographie kann uns gelegentlich helfen, diese Vorgänge verhältnismäßig früh zu erkennen, bevor sich die lebensbedrohlichen Einklemmungserscheinungen klinisch voll geltend machen (Zülch 1950, Pia, Ecker). Schließlich kommt es vor, daß von den vorquellenden Hirnteilen wichtige Arterien miterfaßt und gequetscht werden, wodurch es zur hämorrhagischen Infarcierung im Versorgungsgebiet dieser Arterien kommen kann.

Die drei großen Hirnarterien verlaufen durch die drei großen Zisternen: die A. cerebri anterior durch die Cisterna interhemisphaerica, die A. cerebri media durch die Cisterna fissura Sylvii, und die A. cerebri posterior durch die Cisterna ambiens.

So kann z. B. durch den Prolaps in die Cisterna basalis und ambiens die A. cerebri posterior hochgradig gequetscht werden (s. Riessner und Zülch).

3. Die Entstehung des Hydrocephalus occlusus.

Der Ablauf der Massenverschiebungen im Schädelinnenraum und die

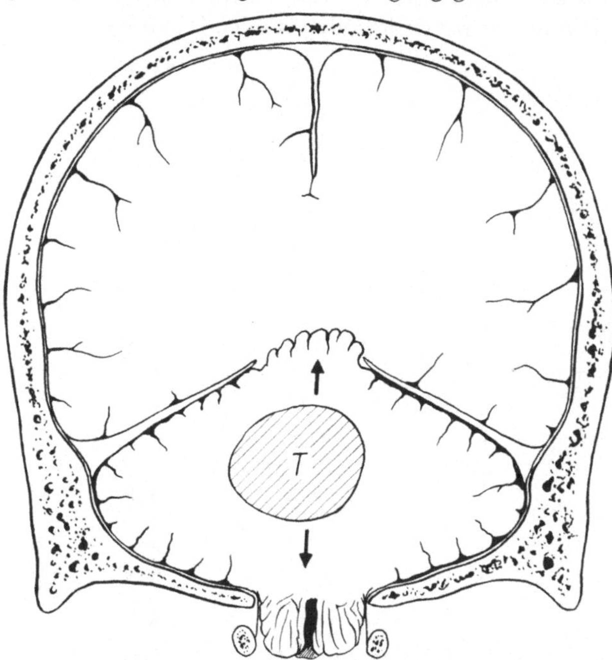

Abb. 5. Halbschematisches Modell der Massenverschiebungen bei einem Tumor der hinteren Schädelgrube: Ein Prolaps wird nach „oben" in den Tentoriumschlitz und nach „unten" in das Foramen magnum gepreßt („Tonsillendruckkonus").

Entwicklung des Hirndruckes sind, wie bereits angedeutet, eng mit der Mechanik des Liquorkreislaufes verbunden. Die Hauptmenge des Liquors wird nach den heutigen Anschauungen von den Plexus chorioidei der Seitenkammern produziert und fließt von dort durch die Foramina Monroi in den 3. Ventrikel und durch den Aquädukt zum 4. Ventrikel. Dabei erfolgt ein weiterer Zufluß aus den Plexus des 3. und 4. Ventrikels. Aus dem 4. Ventrikel entleert sich der Liquor durch die beiden Recessus laterales und das Foramen Magendi in die Cisterna magna bzw. in die Cisternae ponto-cerebellares. Die Produktion von Flüssigkeit aus den *Gefäßscheiden* in die äußeren Liquorräume ist wahrscheinlich gering.

Von der Cisterna magna aus führt ein System von Zisternen zur Konvexität. Von hier wird der Liquor in die Arachnoidalräume der Hirnfurchen verteilt. Bisher wurde die Hauptresorptionsstätte des Liquors in den Pacchionischen Granulationen vermutet. Doch kommt es vielleicht auch an den ganzen äußeren Liquorräumen der Konvexität und Basis und zum Teil auch an den Liquorräumen des Rückenmarks zur Resorption. Für diese Auffassung spricht die Tatsache, daß die Pacchionischen Granulationen beim Neugeborenen noch gar nicht ausgebildet sind. Welche Elemente die Resorption an den genannten Stellen besorgen, ist also noch strittig, für unsere Fragestellung aber gleichgültig. Wichtig ist nur die folgende Tatsache: Wenn die *Liquorräume* an irgendeiner Stelle — von den Seitenkammern bis zu den Furchen an der Konvexität — eingeengt oder gesperrt werden, so erweitert sich der stromaufwärts gelegene, seines Abflusses beraubte Teil der Liquorräume (sofern er einen Plexus enthält): Es entsteht ein partieller oder totaler Hydrocephalus occlusus (Abb. 6). Besteht ein

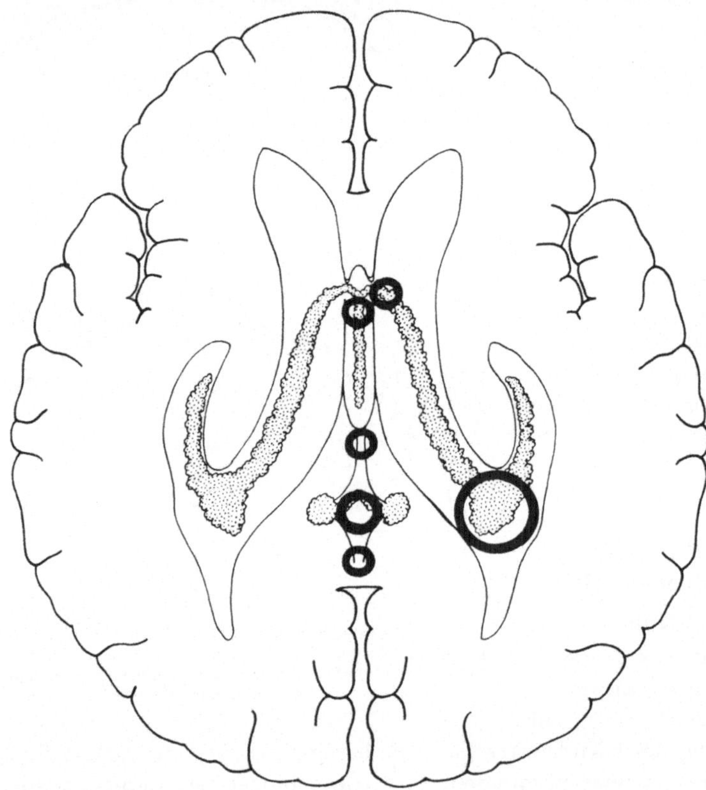

Abb. 6. Die typischen Blockaden im Verlauf der Liquorbahn (Trigonum, Foramen Monroi = Seitenventrikel halbseitig, Foramina Monroi = 3. Ventrikel doppelseitig, Aquädukt, 4. Ventrikel, Foramen Magendi).

Verschluß im Verlauf des „unpaaren Teiles des Kammersystems" (d. h. in einem der Seitenventrikel), so entsteht ein örtlicher „asymmetrischer" Hydrocephalus. So führt ein Hindernis im Trigonum zum Hydrocephalus von Unter- und Hinterhorn. Liegt die Blockade weiter „abwärts" an einem Foramen Monroi, so wird die ganze Seitenkammer hydrocephal.

Bildet sich die Blockade dagegen in der *Medianlinie* aus, so wird der Hydrocephalus „symmetrisch". Die Blockade der Foramina Monroi führt zum Hydrocephalus der beiden Seitenkammern, der Verschluß am Aquädukt bedingt zusätzlich einen Hydrocephalus des 3. Ventrikels, ein Block des Foramen Magendi schließlich erzeugt einen Hydrocephalus aller vier Kammern (Abb. 6).

Aber auch in den äußeren Liquorwegen kann sich eine Blockade ausbilden, z. B. durch arachnitische Vernarbung des Weges über die basalen Zisternen zu den Hauptresorptionsstätten. Besonders typisch ist die nach basaler Meningitis auftretende Obliteration des Zisternenringes um das Mittelhirn („Zisternenblock", z. B. als schwartige Vernarbung nach streptomycingeheilter Tuberkulose). Diese Formen wurden bisher als Hydrocephalus aresorptivus bezeichnet. Logischerweise müßte man von Hydrocephalus occlusus durch „äußeren" Block sprechen.

Liegt der Prozeß innerhalb der Liquorwege selbst — vor allem in den Ventrikeln oder deren unmittelbarer Nähe — so ist verständlicherweise die Behinderung des Liquorstromes besonders ausgeprägt. Es können aber auch fern vom Ventrikelsystem liegende raumfordernde Prozesse zu ähnlichen Veränderungen — wenn auch in geringerem Maß — führen. So wurde bereits erwähnt, daß es durch die Bildung von Prolapsen gegen die Engen der Liquorbahn (Aquädukt, Foramen Magendi) zur Ausbildung eines mäßigen Hydrocephalus kommen kann. Es ist aber auch eine Verengerung der Foramina Monroi bekannt: wenn sich z. B. eine Hemisphäre durch einen raumfordernden Prozeß besonderen Ausmaßes (Glioblastom, Metastase, Absceß mit reichlich Hirnödem und -schwellung) vergrößert und nun Hirnteile unter der Falx gegen die andere Hemisphäre vorpreßt, so kommt es durch den Druck — vermutlich durch eine Art von Abscherung — zu einer relativen Beengung der Liquorbahn an den Foramina Monroi. Eigentlich müßte dieses zu einer Erweiterung beider Seitenkammern führen. Da aber der homolaterale Ventrikel durch den direkten Tumordruck an einer Erweiterung behindert wird, entsteht meist nur ein mäßiger Hydrocephalus der kontralateralen Hirnkammer („mäßig", da ja der Verschluß nicht vollständig ist). Immerhin bildet sich eine neue raumfordernde Größe, und der gesamte supratentorielle Druck wird weiter gesteigert. Damit nimmt auch die Massenverschiebung in axialer Richtung und die Gefahr der Einklemmung bei den genannten Prozessen zu.

4. Die Bedeutung von Sitz und Art raumfordernder Prozesse für die Form der intrakranialen Massenverschiebungen.

Nach dem bisher Gesagten ist es verständlich, daß Form und Stärke der Massenverschiebungen sehr wesentlich von dem Sitz des raumfordernden Prozesses abhängen. Wir können zunächst nach dem *Sitz* zwei große Gruppen von raumfordernden Prozessen unterscheiden: 1. die *Hemisphären*-Prozesse und 2. die innerhalb oder in unmittelbarer *Nähe des Ventrikelsystems* liegenden Prozesse, besonders, soweit sie in der *medianen* Liquorbahn zwischen Foramen Monroi und Magendi lokalisiert sind. Während sich die Massenverschiebungen bei der ersten Gruppe während des Wachstums in den beschriebenen Phasen abspielen, kommt es bei den letzten sehr rasch zur Bildung eines Hydrocephalus occlusus, der dann das ganze Bild beherrscht. Eine gewisse Mittelstellung nimmt eine dritte Gruppe ein: die *Stammganglientumoren*. Sie stehen sozusagen zwischen den beiden anderen Gruppen, wobei bald der eine, bald der andere Vorgang sich stärker auswirkt. — Aber auch die *Art* des raumfordernden Prozesses kann die Massenverschiebungen beeinflussen. So ist es nicht gleichgültig, ob das Wachstum rein verschiebend oder ob es infiltrierend, ob es rasch oder langsam erfolgt. Ein infiltrierender Tumor wirkt als solcher weniger raumfordernd, als ein verdrängend wachsender. Bei den malignen, destruierend wachsenden Blastomen wird dieser Vorteil allerdings durch die Neigung zur Bildung von Hirnödem und Hirnschwellung wieder aufgewogen. Ein langsam sich entwickelndes Blastom — z. B. ein Meningeom — gibt dem Hirn besser die Möglichkeit zur Verformung und zum Ausweichen, als ein rasch wachsendes, „malignes", bei dem zum Volumen der Geschwulst noch die für diese Gruppe besondere Entwicklung von Begleitödem und -schwellung hinzukommt. Daraus erklärt sich, daß sich bei den „malignen" Prozessen (Glioblastomen und Metastasen, aber auch bei manchen Abscessen) besonders *starke* Seitenverschiebungen ausbilden und ein allgemeiner Hirndruck verhältnismäßig *früh* entsteht.

Raumfordernde Hemisphärenprozesse.

Frontale Tumoren. Bei Raumbeengung im Frontallappen stehen die seitlichen Massenverschiebungen unter dem Falxrand zur Gegenseite im Vordergrund. Dabei kann die vordere und obere Falx dem Druck von *großen* Tumoren, die ihr unmittelbar anliegen, nachgeben und sich schräg stellen, besonders wenn diese Geschwülste langsam wachsen. Hier wandern auch die der Falx anliegenden Hirnteile und Gefäße etwas über die Mittellinie zur Gegenseite, zum Unterschied von den Verhältnissen bei den fernabliegenden Tumoren, wo die Falx in der Mittellinie stehen bleibt. Man bezeichnet die hierdurch entstehenden Röntgensymptome als „Nahzeichen". Das wird später (s. S. 165 ff.) näher ausgeführt. Ihre Entstehung geht also (s. S. 7) auf die Möglichkeit zu einer geringen Verschiebung der Falx zurück (Abb. 7).

Auf der Seite des raumbeengenden Prozesses werden auch Teile des basalen Frontallappens nach occipitalwärts bzw. temporalwärts über den Keilbeinflügel in die mittlere Schädelgrube gedrängt und drücken den „Keilbeinabschnitt" der A. cerebri media nach hinten und unten (Veränderungen im Angiogramm s. S. 159). Wegen seiner Nähe zur „Hirnachse" neigt der Frontallappentumor besonders auch zu „axialen" Verschiebungen des Hirnstammes, die sich bis in die hintere Schädelgrube auswirken (ZÜLCH) (Abb. 7, *I*, c). Daraus erklärt sich die besonders rasche und häufige Bildung des Tonsillendruckkonus bei Frontallappenprozessen.

Parietale Tumoren. Der parietale raumfordernde Prozeß verschiebt eigenartigerweise die Hirnmassen oberhalb des Balkens rostral, d. h. fernab, oft stärker zur Gegenseite als in seiner direkten Nähe (s. S. 77 ff.). Die tief in den Medianspalt vordringende Falx liegt dem Balkensplenium auf und verhindert dadurch praktisch eine Seitenverschiebung. Nur wenn der Balken durch einen dorsal oder dorsolateral liegenden Prozeß primär bereits stark herabgedrückt worden ist, kann die Seitenverschiebung auch im Parietalgebiet ein beträchtliches Maß erreichen. Anders ist die Lage bei den Seitenverschiebungen um den 3. Ventrikel, wo — wie an anderer Stelle (s. S. 68 ff.) ausführlich dargestellt wird — parietale raumfordernde Prozesse das basale leicht bewegliche Gebiet um den 3. Ventrikel stärker verschieben, als die fernerliegenden Hirnteile um das Septum.

Sehr charakteristisch ist bei parietalen raumfordernden Prozessen die Verdrängung von Teilen des medialen Temporallappens durch die Cisterna ambiens in den Tentoriumschlitz (sog. „temporaler Druckkonus"). Durch diesen Prolaps wird das Mittelhirn und mit ihm die Zirbel zur Gegenseite verschoben (sog.

„Pinealisverschiebung"). Ist der Prolaps sehr massiv, so kann es dabei zur Mittelhirn-„Einklemmung" kommen, wie an anderer Stelle näher ausgeführt (s. S. 36) werden wird.

Temporale Tumoren. Bei raumbeengenden Prozessen im Temporallappen sind die Verschiebungen nach der Gegenseite, nach oben und rostral gleich stark

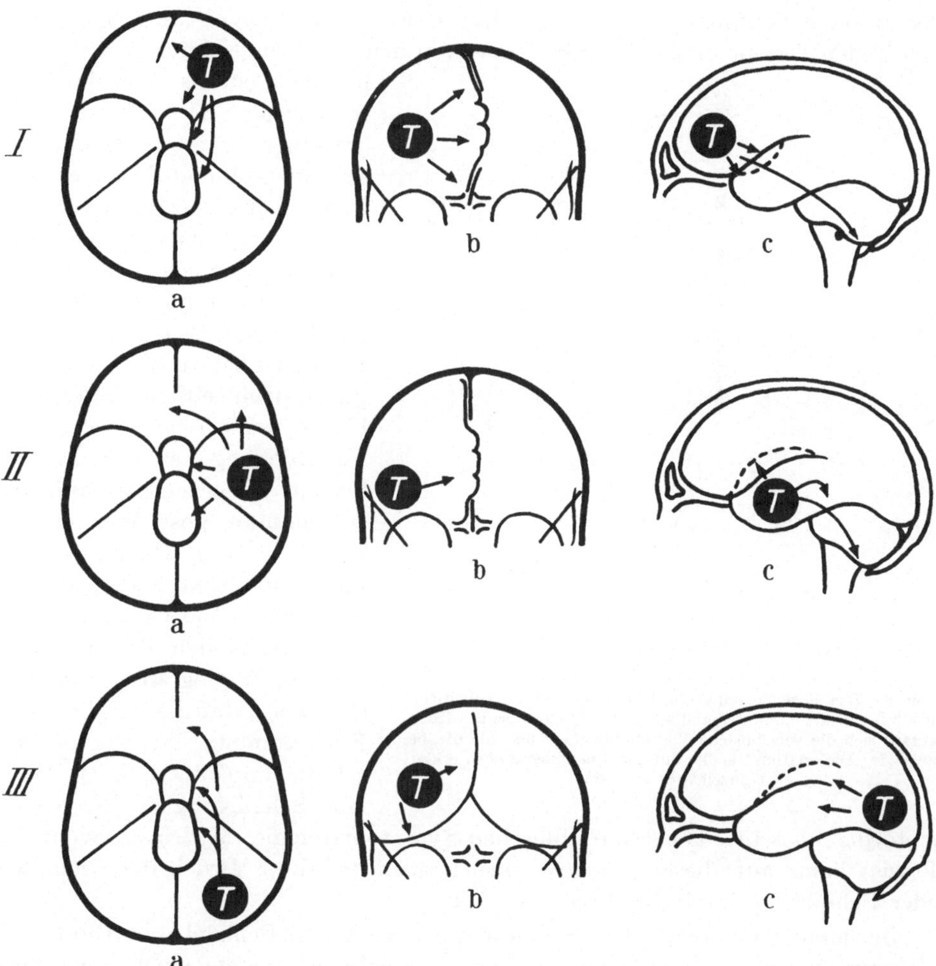

Abb. 7. Schema der wichtigsten Massenverschiebungen bei *I* frontalen, *II* temporalen und *III* occipitalen Tumoren.

(Abb. 7). Zunächst wird die ganze Fissura Sylvii einschließlich der Gefäße nach oben, dann auch nach vorne gegen den Frontallappen zu verlagert. Gleichzeitig findet eine Seitenverschiebung der dem 3. Ventrikel anliegenden Hirnteile statt. Verständlicherweise wird dieser daher stärker zur Gegenseite verlagert, als das fernab liegende Gebiet um das vordere Septum (s. Abb. 8 und S. 67ff.), das von dem Verschiebungsvorgang erst sekundär erfaßt wird. Das spielt im Luftbild eine große Rolle. Durch Vordrängen des Thalamus gegen die beiden Foramina Monroi bzw. der Prolapse (s. unten) gegen den

Aquädukt wird es auch verständlich, daß Schläfenlappenprozesse häufig einen kontra-lateralen Hydrocephalus hervorrufen (s. S. 76).

Charakteristisch für diesen Verschiebungsvorgang ist weiter die nahezu horizontale Lage des Balkens, wobei die sonst übliche Herabdrängung des Balkenmassivs fehlt. Das erklärt sich ohne weiteres aus der vorwiegend horizontalen Druckrichtung der temporalen Prozesse auf die medialen Hirnteile unterhalb des unteren Falxrandes. Schließlich haben wir noch die typische Verlagerung von Teilen des medialen Temporallappens in den Tentoriumschlitz, den Prolaps in die Cisterna basalis (sog. temporaler Druckkonus) zu erwähnen. Ist der Tumor besonders groß und dehnt er sich weiter parietooccipital aus, so reicht der Prolaps auch in die Cisterna ambiens. Im ersten Falle werden im wesentlichen die Hirnschenkel, im zweiten Hirnschenkel und Vierhügelplatte nach seitlich, unten und hinten verschoben. Bei dieser Verschiebung kann die in den beiden Zisternen verlaufende A. commun. post. bzw. A. cer. post. von dem Prolaps erfaßt und herabgedrückt werden (s. S. 167). Die Gefäßverschiebung durch den Prolaps kann sich im Angiogramm abbilden und weist auf die Gefahr einer Einklemmung im Tentoriumschlitz hin (ZÜLCH, PIA). Auch eine Schädigung des N. oculomotorius mit seiner typischen klinischen Symptomatologie (Mydriasis, eventuell Ptosis) kann auf diesen Prolaps zurückgehen (direkter Druck des Prolapses oder Schnürung durch die A. cerebri post.

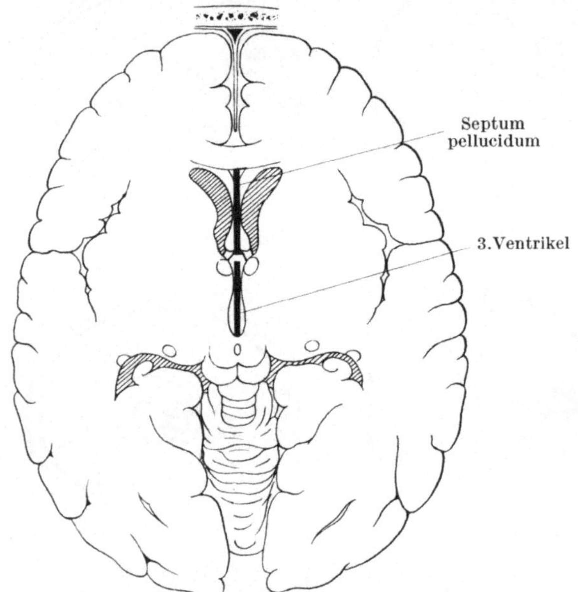

Abb. 8. Das Schema zeigt die Lage von Septum pelludicum und 3. Ventrikel „hintereinander" in der Längsachse des Hirns, woraus sich die verschiedene Verschieblichkeit und die oft bestehende „Dissoziation" beider auf den Pneumogrammen erklärt (Einzelheiten s. Text).

Occipitale Tumoren. Der Occipitallappen liegt von Schädel und Dura umschlossen in einem kegelförmigen Raum, dessen zwei ausschließlich von Dura gebildete Wände (Falx, Tentorium) nur einem länger dauernden und sehr erheblichen örtlichen Druck etwas nachgeben können (Abb. 7, *III*). Um das Volumen eines raumfordernden Prozesses zu kompensieren, müssen daher zunächst Hirnmassen nach rostral (parietal, temporal) verlagert werden, bevor sie von dort aus zum Massenausgleich über die Mittellinie treten können. Diese rostrale Verschiebung verlagert das Trigonum und Hinterhorn in charakteristischer Weise nach vorne, während kleinere raumfordernde Prozesse sich nur örtlich am Hinterhorn auswirken. Ähnlich wie beim Temporallappenprozeß wird verständlicherweise der 3. Ventrikel — weil näher gelegen — stärker nach seitlich verlagert, als die Gegend um das Septum (s. S. 68).

Raumfordernde Prozesse in den Ventrikeln und im Hirnstammbereich.

Tumoren der Stammganglien und der Seitenventrikel. Raumfordernde Prozesse in den *Stammganglien* (besonders im Thalamus) nehmen eine Mittelstellung zwischen der eben beschriebenen Gruppe der Hemisphärenprozesse und den später erwähnten Prozessen ein, die die mediale Liquorbahn blockieren. Es dringt der aufgetriebene Thalamus nach lateral oben gegen das Trigonum vor und wölbt dieses bogenförmig aus. Auch verschiebt er das Balkensplenium nach oben und drängt den 3. Ventrikel nach medial, so daß dieser sich um den Tumor herumlagert. Durch Beengung des 3. Ventrikels und Verlagerung des Aquäduktes entsteht ein Hydrocephalus der Seitenkammern, eventuell auch des vorderen 3. Ventrikels.

Auch die Tumoren der *Seitenventrikel* nehmen eine Sonderstellung ein. Sie können sich eine beträchtliche Zeit innerhalb des Ventrikelraumes entwickeln und führen erst dann durch seitliche Verlagerung und Beengung des 3. Ventrikels bzw. Aquäduktes (bei Lage im Trigonum bzw. Unterhorn) oder durch Abscherung der Foramina Monroi (bei Lage im Vorderhorn) zum partiellen oder totalen, meist asymmetrischen Hydrocephalus der Seitenkammern (s. S. 82ff.).

Blockaden der Liquorbahn in der Mittellinie. Blockaden zwischen Foramen Monroi und Foramen Magendi führen (wie S. 11 gezeigt) stets zum symmetrischen Hydrocephalus der vorliegenden Kammerteile. Die Blockade kann anfangs „relativ" oder „ventilartig" sein, dann braucht der Hydrocephalus längere Zeit zur Ausbildung. Tritt ein totaler Block akut auf, so kann sich der Hydrocephalus bereits in kürzester Zeit ausbilden, da das Hirn sozusagen von innen her „aufgeblasen" wird, wobei die gesamten äußeren Liquorräume ausgepreßt werden. Bei Verschwinden des Blockes kehrt das Hirn — wohl infolge der Elastizität seiner Innenstrukturen — sehr schnell in die normale Form zurück. Daraus erklärt sich die oft bestehende Diskrepanz zwischen dem Luftbild im Leben und dem autoptischen Befund nach einer operativen Beseitigung des Blockes bzw. auch mit Vergleichsencephalographien zu einem späteren Zeitpunkt.

Einige Phasen des asymmetrischen Hydrocephalus occlusus verdienen noch eine eingehende Erörterung. Wenn sich die Seitenkammern erweitern, so drängen sie ihr „Dach" (den Balken) nach oben, bis er gegen den unteren Falxrand stößt. Das ist parietal viel früher als frontal der Fall (s. S. 12, 13). Auch die Verschlußhydrocephali sind daher, wie die atrophischen Formen, an den Vorderhörnern stärker ausgebildet. Während dieser Phase bildet die geschwungene Form der A. cer. ant. im Seitenbild die Kontur des unteren Falxrandes ab (Abb. 127). In der Schlußphase des Hydrocephalus occlusus erweitern sich die Kammern allerdings weit über dieses Niveau hinaus und steigen beiderseits der Falx in die Höhe. Während also auf dem Frontalschnitt bei mäßigem Hydrocephalus der Balkenwinkel zwischen den Ventrikeldächern stumpf ist (Abb. 61), wird er bei weiterer Zunahme des Hydrocephalus immer spitzer und ist zum Schluß nahezu 0° (Abb 60). Da der Balken hierbei immer weiter angehoben wird, zerreißt schließlich das daran hängende Septum, und beide Kammern kommunizieren frei miteinander. Ist der 3. Ventrikel am Hydrocephalus beteiligt, so stülpt er sich ballonförmig nach vorne und unten aus und bildet eine später papierdünne Blase, die von oben her wie ein Tumor gegen das Chiasma und die Sella drückt und eine entsprechende Symptomatologie der beteiligten Regionen hervorrufen kann.

Beim Hydrocephalus der ersten drei Ventrikel infolge primären Aquäduktverschlusses kann sich der Recessus suprapinealis bis zu Kastaniengröße ausweiten. Er dringt dann gegen den Oberwurm in den Tentoriumschlitz vor und hinterläßt hier eine entsprechende Impression. (Beim Kleinhirntumor ist das nicht möglich, da hier der Prolaps „nach oben" den Eintritt in den Tentoriumschlitz verwehrt!) Gelegentlich ist auch eine sackförmige artefizielle „Meningocele" in Richtung auf die Zirbel beobachtet worden, die bei langdauernden kindlichen Hydrocephali infolge Aquäduktverschluß nach Perforation der Hirnmasse an der medialen Trigonumwand entstanden war (RIESSNER und ZÜLCH).

Blockaden im 3. Ventrikel. Raumfordernde Prozesse mit *primärer* Lage im vorderen Teil des 3. Ventrikels führen zur Blockade der Foramina Monroi. Besonders typisch zeigen diesen Verschluß die kirschgroßen Ependymcysten zwischen den beiden Foramina und unterhalb der Fornices. Die eigentlichen Tumoren hingegen pflegen größer zu sein. Auch die unterhalb des 3. Ventrikels wachsenden Geschwülste (des Sellagebietes) können schließlich *sekundär* zum Block der Foramina Monroi führen. Unter diesen stehen an erster Stelle die Craniopharyngeome, die oft in den 3. Ventrikel „einbrechen" und sich dort weiter entwickeln. Über ihnen pflegt lange eine schmale Liquorbahn am Oberrande des früheren 3. Ventrikels zu persistieren. Die von unten kommenden Tumoren heben verständlicherweise — im Gegensatz zu den primären Geschwülsten des 3. Ventrikels — den Anfangsteil der A. cer. ant. an (Abb. 112, *2*), was für die Differentialdiagnose Bedeutung hat.

Blockaden im Aquädukt und Mittelhirn. Tumoren der Mittelhirnplatte bzw. der Zirbel oder des hinteren Anteils des 3. Ventrikels drücken auf den Aquädukt und blockieren ihn. Weiter verschieben sie die Vena magna Galeni nach oben (bzw. seitlich oben) und die A. basilaris nach vorne unten (Angiogramm!). Sie verlagern auch die Zirbel je nach dem Ausgangspunkt des raumfordernden Prozesses, was bei Kalkeinlagerung im Röntgenbild sichtbar wird.

Primäre Aquäduktverschlüsse blockieren meist die Liquorbahn, ohne wesentliche örtliche Massenverschiebungen hervorzurufen. Kleine Geschwülste, Ependymmembranen und Entzündungsnarben verlegen das Lumen, ohne daß aber nach eigenen Erfahrungen Sitz und Form des Blockes im Röntgenbild uns *sicher* Aufschluß über die Art des Verschlusses geben können.

Blockaden im 4. Ventrikel und Kleinhirnbereich. Alle raumfordernden Prozesse der hinteren Schädelgrube führen früher oder später zur Liquorblockade und damit zu einer erheblichen Erweiterung der ersten drei Kammern. Charakteristisch ist für alle raumfordernden Prozesse der hinteren Schädelgrube eine Verformung des Aquäduktes. Diese kann von einer reinen Dorsalverlagerung bis hin zu einer ausgesprochenen „Basalknickung" gehen. Liegt der raumfordernde Prozeß vorwiegend im Oberwurm, so werden die am Tentoriumschlitz liegenden Vorderlappenteile des Kleinhirns gegen das Mittelhirn zu verschoben, wobei der Aquädukt gestaucht wird und die stärkste „Basalknickung" erfährt. Im Gegensatz dazu bewirken Tumoren im hinteren Anteil des 4. Ventrikels nur eine mäßige Biegung des Aquäduktes. Je näher also der raumfordernde Prozeß dem Tentorium liegt, desto stärker ist der Aquädukt geknickt, je näher dem Foramen Magendi, desto sanfter ist der Bogen des Aquäduktes. Auch ist der Aquädukt bei den Wurmtumoren bereits etwa 1 cm nach dem Knick verlegt, bei den Tumoren im hinteren Teil des 4. Ventrikels hingegen ist der Anfangsteil des

4. Ventrikels von Tumormassen frei und deshalb ebenfalls hydrocephal. Liegt der Prozeß mehr lateral, so wird der Aquädukt ebenfalls weniger gestaucht und der Anfangsteil des komprimierten 4. Ventrikels ist oft noch dargestellt. Dann erfolgt der Druck gegen Mittelhirn und Aquädukt vorwiegend von schräg unten und der Aquädukt und 4. Ventrikel weichen zur Gegenseite aus, was im Ventrikulogramm dargestellt werden kann [Aquäduktzeichen (QUARTI und COLUMELLA), s. S. 97]. Auch wird bei lateralen Tumoren die herdseitige Tonsille stärker herabgepreßt (,,Tonsillenzeichen" bei der Operation). Liegt der Prozeß im Brückenwinkel (extracerebellär), so ist sowohl die Verschiebung des Aquädukts wie auch die des 4. Ventrikels durch Druck von basolateral nur mäßig. Auch ist die Blockade meist nicht vollständig, sondern nur ,,relativ". Doch werden die benachbarten Gefäße (A. basilaris, A. cerebell. inf. ant.) häufig verschoben (Abb. 128) und die Cisterna pontocerebellaris tamponiert (s. S. 103). Brückentumoren verschieben den Aquädukt nur in sanfter Rundung nach dorsal und wandeln den 4. Ventrikel in eine schmale Platte um.

Bei der Verschiebung von Kleinhirnmassen durch den Tentoriumschlitz (Prolaps ,,nach oben") wird unter Umständen die A. cer. post erfaßt und nach oben verlagert, bei Verschiebung der Tonsillen nach unten (Kleinhirndruckkonus) die A. cerebelli inf. post. oft in die große Zisterne bzw. den Spinalkanal herabgeschoben (Angiogramm!).

III. Massenverschiebungen bei schrumpfenden Prozessen.

Als schrumpfende Prozesse bezeichnen wir alle jene Krankheitsvorgänge am Hirn, bei denen es zum Verlust von Gewebe kommt. Ihre Abbildung mit Kontrastmitteln vermag

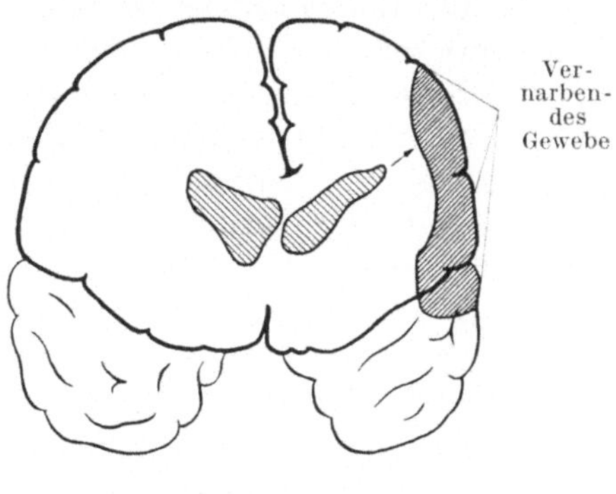

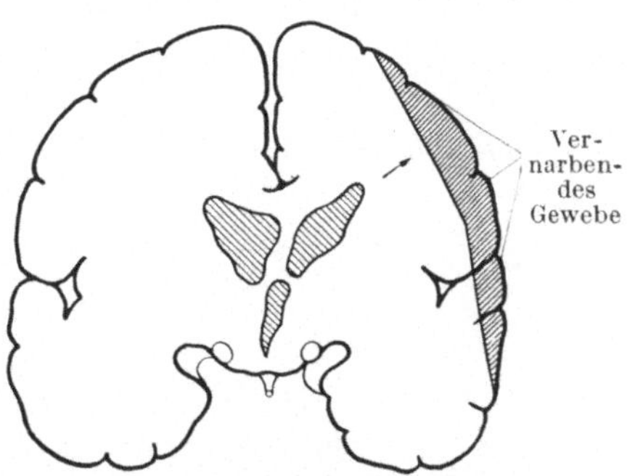

Abb. 9. Halbschematische Abbildung des anatomischen Präparates einer flächenhaften Hirnkontusion (schwarz schraffiert) mit Schrumpfung und ,,Ventrikelwanderung". Ein ähnlicher Vorgang kann sich bei der Erweichung nach Gefäßverschluß (Carotisverlegung) abspielen.

nur in sehr bescheidenem Maße anzuzeigen, *auf welche Weise* der Substanzverlust entsteht. Die Folgen von Traumen, primären Gefäßprozessen (meist Gefäßverengungen oder -verschlüssen) und Infektionen können röntgenologisch gleich erscheinen. Nur die örtliche Verteilung des Defektes kann bis zu einem gewissen Grade auf die Pathogenese hinweisen. Dabei durchlaufen auch hier die krankhaften Prozesse mehrere Phasen. Sie beginnen fast alle mit einer Raumbeengung durch Hirnödem und -schwellung, Hyperämie oder Blutung. Während dieser Zeit verhält sich der Prozeß nach den im vorigen Kapitel für die Massenverschiebungen bei raumfordernden Prozessen gegebenen Regeln.

Erst nach Abklingen dieser Volumensvermehrung und nach Abbau und Abtransport des dadurch geschädigten Gewebes beginnt die Phase des Substanzverlustes, d. h. der ,,Schrumpfung".

Wie beim raumfordernden Prozeß der „Zuwachs", so muß jetzt beim narbig-atrophischen der „Verlust" an Gewebe gedeckt werden, was durch Ausweitung der äußeren und inneren Liquorräume möglich ist. Ob im Einzelfall mehr die Arachnoidalräume oder die Ventrikel zur Kompensation einspringen, hängt von der Art und dem Sitz des Prozesses ab. Beim „offenen" und nicht selten auch beim „gedeckten" Hirntrauma kommt es zu einer Hirnduranarbe mit Verwachsungen zwischen den beiden Hirnhäuten (s. auch subdurale Luftfüllung S. 36). Ein Substanzverlust kann hier nur durch Ausweitung des benachbarten Ventrikelteiles ausgeglichen werden. Wahrscheinlich kann die *schrumpfende* Narbe sogar einen gewissen Zug an der Kammerwand ausüben.

Nach größeren flächenhaften Zerstörungen kommt es sogar zur Wanderung des ganzen Ventrikelsystems in Richtung auf die Narbenseite (s. Abb. 9). Wird aber das Hirngewebe nicht durch eine Narbe an die Dura gefesselt (Zangen-schädigungen, Kontusionsherde ohne Zerstörung der Arachnoidea, gefäßbedingte Erweichungen), so kann sich auch an und *über* dem Zerstörungsherd eine Cyste bilden, die breit mit den Arachnoidalräumen kommuniziert. Dies ist nach Gefäßverschlüssen die Regel. Ernährungsstörungen des Hirns (Altersatrophie, Arteriosklerose) und die Folgen von diffusem Ödem oder Schwellungszuständen führen zur gleichmäßigen Erweiterung der inneren und äußeren Liquorräume (Hydrocephalus externus und internus). Bildet sich in einem derart atrophischen Hirn ein raumbeengender Prozeß, so stößt die Diagnose und Lokalisation oft auf Schwierigkeiten, da der Volumenzuwachs lange Zeit von den erweiterten äußeren Liquorräumen kompensiert wird (s. S. 104 ff).

B. Die cerebrale Pneumographie.

I. Geschichte.

LUCKETT scheint als erster 1913 auf einer *Röntgen*aufnahme *Luft in den Ventrikeln* des *Lebenden* gesehen zu haben (es handelte sich um einen Patienten mit Aerocele nach Schädelfraktur). Zahlreiche Verfasser bestätigten später diesen Befund. Der Nachweis von Luft in den Hirnventrikeln der *Leiche* geht allerdings schon auf CHIARI (1884) zurück. Zu den verschiedensten Zwecken, zur Sprengung von Verwachsungen (SHARP), beim Versuch der intralumbalen Narkose (PAYR) und bei anderen Behandlungsversuchen (JACOBÄUS) wurden Gase in die Liquorräume des Rückenmarks eingebracht, ohne daß dabei aber die Möglichkeit einer röntgenologischen Abbildung untersucht wurde. Erst SCHÜLLER u. a. (s. KRUSE) versuchten, systematisch die luftgefüllten Liquorräume am Tier röntgenologisch abzubilden; sie kamen aber nicht zu einem befriedigenden Ergebnis. DANDY gebührt daher das Verdienst, die Ventrikelfüllung mit Luft zu einer sicheren Methode entwickelt zu haben. Er konnte im Juli 1918 über die Luftdarstellung der Ventrikel durch direkte Punktion an der Fontanelle bzw. durch Bohrlöcher im Knochen berichten („Ventrikulographie", „Pneumoventrikulographie", später auch „cerebrale Pneumographie"). Er wies auch im Oktober 1918 erstmals auf die Möglichkeit einer Luftfüllung der Liquorräume von lumbal her hin.

Auf DANDYS Ergebnissen fußend, versuchte WIEDERÖE Rückenmarkstumoren durch Lufteinblasung in den Spinalkanal abzubilden. Dabei sah er — sozusagen als Nebenbefund — die Luft auch in die Ventrikel und Zisternen vordringen. Unabhängig von DANDY und WIEDERÖE entdeckte dann BINGEL 1920 „ein neues Verfahren zur röntgenologischen Darstellung des Gehirns" und beschrieb die lumbale Luftfüllung der Ventrikel, die er „Encephalographie" bzw. „Pneumoencephalographie" nannte. Er hat in der Folge die lumbale Füllung systematisch zur brauchbaren diagnostischen Methode ausgebaut, und unter dem Namen „Encephalographie" hat sich diese unblutige Luftdarstellung der Liquorräume überall durchgesetzt. Für die operative Luftfüllung durch Hirnpunktion hingegen wurde der Name „Ventrikulographie" geläufig.

Der „zisternale" Weg zur Ventrikelfüllung bürgerte sich auf Empfehlung von SCHALTENBRAND (1932) u. a. ein. Als besonders schonende Methode schlug er die „kleine Encephalographie" vor, die meist zur Diagnose bereits ausreichte. Er betonte als Vorzug der zisternalen Füllung das *spontane Ansaugen* der Luft.

Neben den „negativen" Kontrastmitteln — Austausch des Liquors mit Luft — hat man zeitweilig auch zu „positiven" Substanzen gegriffen, indem man strahlen*undurchlässige* Mittel in die Liquorräume einbrachte. Meist handelte es sich um Jodabkömmlinge, das wasserlösliche *Abrodil* und die wasserunlöslichen Jodöle *Jodipin* bzw. *Lipiodol* (SICARD und FORESTIER, BALADO). Diese werden aber heute nur noch für die Myelographie verwandt, da sie in den intrakranialen Liquorräumen zu schweren entzündlichen Reizerscheinungen, eventuell mit anschließender Narben- bzw. Granulombildung führen. Man hat eine Reihe verschiedener Gase auf ihre Brauchbarkeit als Kontrastmittel untersucht, benutzt aber routinemäßig nur Luft, allenfalls Sauerstoff, der gewisse Vorzüge hat (s. S. 34 ff.). In der letzten Zeit ist es gelungen, die Luft bei der Encephalographie wahlweise in die inneren und äußeren Liquorräume zu steuern (ROBERTSON, BELLONI, LINDGREN, BECKER und RADTKE, SHAPIRO und ROBINSON).

Unsere Kenntnisse des normalen und pathologischen Encephalogramms fußen besonders auf den Arbeiten von DANDY, BINGEL, HEIDRICH, DENK, GOETTE, O. FOERSTER, WARTENBERG, FAY, GRANT, PANCOAST, PENDERGRASS, FLÜGEL, KRUSE, B. SCHLESINGER, DAVIDOFF und DYKE, G. ROBERTSON u. a.

Schließlich haben sich LYSHOLM und seine Schule (LINDGREN) um die systematische Analyse des Ventrikulogramms beim raumbeengenden Prozeß besonders verdient gemacht.

In Deutschland haben sich in den letzten Jahren besonders Tönnis, Dyes, Schiersmann, Sorgo, Lorenz, Kehrer, Bronisch, Jantz, Klaue und Zülch mit der Röntgendiagnostik der Liquorräume befaßt.

II. Technik.

In der geschichtlichen Einleitung stellten wir fest, daß es grundsätzlich zwei Möglichkeiten zur Luftfüllung der Liquorräume gibt: die Punktion der äußeren Liquorräume: suboccipitale oder lumbale *Encephalographie*, oder die operative Punktion der Seitenventrikel mit Lufteinblasung: *Ventrikulographie*.

1. Technik der Encephalographie.

Bisher hatte sich in Deutschland überwiegend die Pneumoencephalographie nach *suboccipitaler* Punktion eingebürgert, da diese Methode gegenüber den früher angewandten Luftfüllungen den Vorteil der geringeren Beschwerden des Patienten und einer größeren Sicherheit in der Luftfüllung der Ventrikel zu bieten schien.

Zwar forderte die suboccipitale Punktion eine größere Übung, doch war sie die vorwiegend gebrauchte Methode zur diagnostischen Liquorgewinnung und daher dem Neurologen und Neurochirurgen technisch geläufig. Immerhin gab es einige Gegenindikationen: Bei Patienten mit einer hochgradigen Arteriosklerose der Hirngefäße bestand die Gefahr der Verletzung der A. cerebel. inf. post. und damit der arteriellen Blutung. Weiter ließ sich der Eingriff bei frischen Furunkeln und eventuell bei alten verhärteten Narben nicht ausführen. Auch war die Zisternalpunktion schwierig bei erheblicher Unruhe des Patienten (Kinder und Geisteskranke) und konnte in den seltenen Fällen technisch nicht ausgeführt werden, wenn eine Atlasocciputsynostose vorlag (drei eigene röntgenologisch kontrollierte Beobachtungen).

Nun hat sich in den letzten Jahren besonders unter Führung von Robertson, Lindgren, Belloni, Becker und Radtke und Lombardi eine Modifikation der lumbalen Technik entwickelt, die so erhebliche Vorzüge vor der zisternalen Füllung bietet, daß wir heute im allgemeinen wieder den lumbalen Weg empfehlen müssen. Mit dieser neuen Technik kann man mit großer Sicherheit und unter Umständen *wahlweise* Luft in die einzelnen inneren und äußeren Liquorräume „steuern" und das Fortschreiten der Füllung während der Aufnahme gefahrlos kontrollieren, so daß dieser Weg mit einem Minimum an eingebrachter Luft die größtmögliche Sicherheit der Füllung bringt. Die „moderne" Technik der lumbalen Füllung erfordert aber gewisse Voraussetzungen (senkrecht stehende Blenden, gute Neigungsmöglichkeit der Röhren usw.). Auch beansprucht sie mehr *Zeit*. Es hieße daher die praktischen Verhältnisse verkennen, wenn wir uns allein auf die Beschreibung der lumbalen Füllung beschränken würden. Technische Verhältnisse und die Organisation der Röntgenabteilung werden auch heute noch den Kliniker oft zu dem Kompromiß der zisternalen Füllung zwingen. Die zahlreichen Varianten, die von verschiedenen Autoren für jeden der beiden Wege vorgeschlagen wurden, haben wir bewußt hier nicht im einzelnen beschrieben. Es würde nur verwirren, wenn man alle diese Möglichkeiten zur Auswahl vorlegen würde. Es wird im folgenden nur eine Technik geschildert, die sich uns an einer sehr großen Patientenzahl und unter Berücksichtigung der verschiedenen Methoden als am zweckmäßigsten erwiesen hat. Überflüssig scheint es zu betonen, daß auch bei der besten Verträglichkeit einer Methode die Encephalographie in jedem Falle ein *klinischer* Eingriff bleibt, d. h. nicht ambulant ausgeführt werden darf.

Die suboccipitale (zisternale) Encephalographie. Für die zisternale Luftfüllung können wir das folgende Vorgehen empfehlen: Der Patient erhält am Vorabend Schlafmittel. Er bleibt morgens nüchtern. $^1/_2$ Std vor Beginn gibt man (je nach Art der Läsion) 1 cm³ Scopolamin-Eucodal-Ephetonin (SEE) schwach subcutan oder auch 2 cm³ Dolantin bzw. Megaphen oder dgl. (Bei Tumorverdacht wird man von einer länger wirkenden Medikation absehen, um eine postencephalographische Verschlechterung nicht zu übersehen!) Der Nacken wird bis zur Protuberanz ausrasiert. Der Patient sitzt mit dem Rükken zum Arzt, aufrecht und mit hohlem Kreuz, gut angelehnt auf einem Stuhl. Dieser sollte möglichst mit festen Armlehnen versehen sein, die der Patient mit den Händen umfassen kann. Sein Hals ist zunächst gerade aufgerichtet. Man sucht den Punkt des Einstiches, indem man mit dem Zeigefinger der linken Hand den Dorn des Epistropheus tastet und diesen Punkt markiert bzw. den Finger darauf beläßt. Direkt *über*

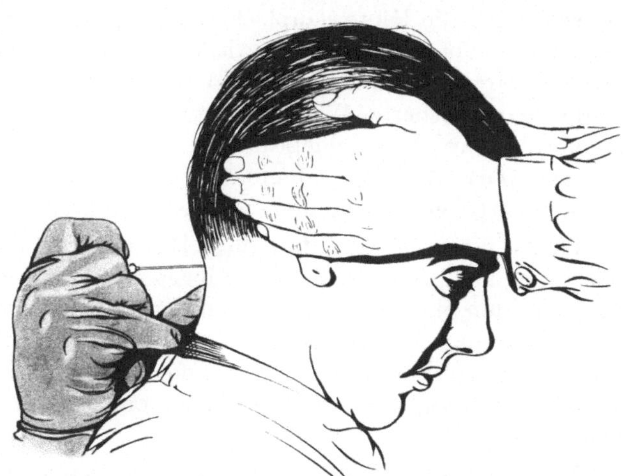

Abb. 10. Situation des Patienten, des Operateurs und des Assistenten bei der Suboccipitalpunktion.

diesem liegt die spätere Punktionsstelle. Nunmehr soll der Patient das Kinn stark anziehen (Abb. 10), wobei meist das Lig. longitud. aus der Halskontur als Wulst hervortritt. In dieser Stellung wird der Kopf von einem Gehilfen festgehalten, der zwischen den gespreizten Beinen des Patienten steht. Er legt seine Handteller auf die Schläfengegend, die Fingerspitzen auf den Hinterkopf, fixiert den Kopf und unterstützt das Anziehen des Kinns. Hierauf reibt man die Haut der Einstichstelle mit Alkohol oder einem anderen Desinfiziens gut ab (möglichst bis zur Hyperämie, s. S. 35) und setzt eventuell eine Hautquaddel mit 0,2 cm³ einer 1—2%igen Novocainlösung. Nun sticht man eine dünne Kanüle in Richtung auf eine *Verbindungslinie beider Mastoidspitzen ein.* Die Kanüle wird locker aus dem Handgelenk geführt und am besten mit Daumen, Zeige- und Mittelfinger gehalten. Die Hand stützt sich dabei mit dem Handgelenk auf den Nacken des Patienten (Abb. 10). Man führt die Nadel jetzt weiter in die Tiefe, aber *nicht mit einem Ruck* gleich bis in die Zisterne, sondern überwindet tastend die verschiedenen Gewebsschichten. Die Dura erkennt man gewöhnlich an einem federnden Widerstand. Man durchbohrt sie unter langsamem Vordringen, wodurch bei älteren Menschen gelegentlich ein knirschendes Geräusch entsteht. Hat die Nadel die Dura durchbohrt, so wird sie von ihr festgehalten. Wenn man daher die Nadel jetzt losläßt, so bildet sich an der Einstichstelle in der Nackenhaut *ein eingezogener Trichter*. Ein leichtes Hin- und Herschieben der Nadel, wie in den oberen Gewebsschichten, ist nicht mehr möglich. Dies alles zeigt mit einiger Sicherheit an, daß man die Dura bereits durchstochen hat. Nunmehr schiebt man die Kanüle langsam und vorsichtig noch 2—3 mm vor. Beim Herausziehen des Mandrins tropft meist Liquor ab.

Man sollte bei der Encephalographie diese „direkte" Punktion der Zisterne nur dann anwenden, wenn man die Methode bereits sicher beherrscht. Für den Anfänger oder bei Eintreten von Schwierigkeiten empfehlen wir die „indirekte" Punktion nach AYER und ESKUCHEN. Dabei senkt man nach dem Einstechen in die Haut den Nadelgriff, so daß die Spitze nach schräg oben gerichtet ist. Man führt sie dann so weit gegen die Hinterhauptschuppe vor, bis die Spitze eben Knochenfühlung hat. Dann hebt man den Griff wieder an und tastet sich am Knochen vorsichtig nach abwärts, bis man den Rand des Foramen occipitale magnum erreicht, worauf der knöcherne Widerstand plötzlich aufhört und ein elastischer Widerstand erscheint. Jetzt schiebt man die Kanüle vorsichtig in die Tiefe, bis man die mit der Dura vereinigte Membrana atlanto-occipitalis durchstochen hat. Das weitere Vorgehen gleicht dem bei der „direkten" Punktion der Zisterne.

Fließt kein Liquor spontan ab, so läßt man den Patienten pressen oder husten oder man komprimiert die Jugularvenen. Tropft auch dann kein Liquor, so versucht man, mit der Spritze abzusaugen. Bleibt auch dies ergebnislos, so muß man die Punktion wiederholen, wobei die Nadel in den oberflächlichen Hautschichten verbleiben kann. Man kontrolliert aber die Kopfstellung jetzt besonders sorgfältig und punktiert dann ein zweites Mal in der oben beschriebenen Weise.

Nach geglückter Punktion der Zisterne kann der Patient den Nacken entspannen und den Kopf in eine bequeme Mittelstellung bringen, so daß die Augen-Ohrlinie nach vorne um 15⁰ zur Horizontalen geneigt ist.

Zum Absaugen des Liquors benutzt man eine 5- bzw. 10-cm³-Spritze. Nachdem man etwa 5 cm³ Liquor entfernt hat, braucht man bei diesem Vorgehen meist keine Luft „einzublasen", sondern sie dringt nach der Abnahme der Spritze spontan „schlürfend" in die Nadel. Das spontane Ansaugen von Luft kann durch tiefes Atmen des Patienten verstärkt werden: er wird jetzt regelmäßig dazu aufgefordert. Dann wird jeweils 5 cm³ Liquor entfernt. Man wartet aber mit dem erneuten Absaugen des Liquors, bis keine Luft mehr in die Kanüle eindringt und erneut Liquor abtropft.

Da es während der Luftfüllung teils durch die Erwartung der „Operation", teils als direkte „organische" Reaktion von seiten der vegetativen Zentren leicht zu vasomotorischen Reaktionen bis zum Kollaps (s. S. 34 ff.) kommen kann, empfiehlt es sich, den Patienten ständig durch ein Gespräch von dem ärztlichen Eingriff abzulenken.

Bei der „kleinen Encephalographie" entfernt man etwa 25—30 cm³ Liquor; man kann diese Menge aber auch steigern. Insbesondere erhöht sie sich beim Hydrocephalus internus unter Umständen auf 70—100 cm³. Das Einblasen von Luft mit der Spritze wird bei diesem Vorgehen nicht empfohlen. Es ist nur in den seltenen Fällen notwendig, wenn die Luft nicht spontan angesaugt wird.

Die modernen Methoden der „Überdruckfüllung" lassen sich auch bei suboccipitaler Punktion anwenden, obwohl die Nadel später bei der Röntgenaufnahme die freie Beweglichkeit des Kopfes behindert und auch einen unerwünschten Schatten auf den Sagittalprojektionen hinterläßt. In diesem Falle beginnt man die Füllung nach sicherer Punktion des Liquorraumes mit einer Injektion von 2—3 cm³ Luft und verfährt von da ab sinngemäß, wie bei der lumbalen Encephalographie (s. unten). Selten kommt es bereits beim Herausziehen des Mandrins aus der Kanüle zum schlürfenden Eindringen von Luft. In diesen Fällen besteht ein *Unterdruck* im Intrakranialraum. Man kann trotzdem die Luftfüllung nach der beschriebenen Methode fortsetzen.

Aspiriert man bei der Punktion *blutigen Liquor,* so wird das Blut meist aus einer kleinen Vene oder dem Randsinus stammen. Man darf dann weiter absaugen und wird nach kurzer Zeit wieder klaren Liquor erhalten. Anderenfalls empfiehlt es sich, die Nadel ganz vorsichtig 1—2 mm tiefer einzuführen. Läßt die Blutung aber nicht nach, so unterbreche man sogleich, lege den Patienten hin und gebe vorsichtshalber koagulierende Mittel. Man beachte außerdem den Zustand des Patienten. Verschlechtert er sich, so punktiert man lumbal und versucht festzustellen, ob es weiter blutet. Wird der Patient aber nackensteif oder sogar bewußtseinsgetrübt, so besteht *unter Umständen die Anzeige zur sofortigen neurochirurgischen Freilegung und Versorgung des blutenden Gefäßes.* Es wird glücklicherweise nur in Ausnahmefällen soweit kommen.

Eine „trockene Zisterne" bei der Punktion muß uns — die richtige Lage der Nadel vorausgesetzt und nach Ausschluß anderer Fehlerquellen — zur Vorsicht mahnen. Es kann sich um die Ausfüllung der großen Zisterne mit den Kleinhirntonsillen, um den „Kleinhirndruckkonus" handeln (s. S. 8), der einen Liquorabfluß verhindert. Man bricht besser die Luftfüllung ab. Eine Fortsetzung von Punktionsversuchen kann leicht zur Verletzung des Gehirns oder infolge Absinken des spinalen Druckes zu einer tödlichen Einklemmung führen. In diesen Fällen der „trockenen Zisterne" kommt also nur die Ventrikelpunktion in Frage, denn auch die lumbale Füllung unter Überdruck kann man bei eingeklemmten Tonsillen *nicht als ungefährlich* ansehen. Sie wird auch in diesen Fällen wahrscheinlich nicht zur Luftfüllung der Kammern führen. Tritt während der Luftfüllung ein Anfall auf, so beendet man selbstverständlich sofort die Punktion.

Die lumbale Encephalographie. Durch die Arbeiten von ROBERTSON, LINDGREN, BECKER und RADTKE, DYKE und DAVIDOFF und LOMBARDI ist in den letzten Jahren die Technik der lumbalen Encephalographie verbessert worden. Das Wesentliche an dieser Verbesserung sind die folgenden vier Punkte:

Füllung unter leichtem *Überdruck, geeignete Kopfstellung, langsame Zuführung* der Luft und *Röntgenkontrolle während* der Aufnahme. Neu ist also der Vorschlag, nicht mehr mit „negativem" Druck im Liquorsystem zu arbeiten, sondern von Beginn an mit einem leichten *Überdruck.* Dadurch wird anscheinend ein Zusammenfallen der Arachnoidalräume verhindert, die Möglichkeit zur Luftfüllung der Kammern verbessert und durch das Fehlen einer Druckdifferenz werden die Beschwerden des Patienten verringert.

Bei den lumbalen Encephalographien war früher der Hundertsatz der Luftfüllung der Kammern immer geringer als bei der zisternalen Füllung. ROBERTSON
hat zuerst gezeigt (1941), daß der Weg der Luft in den Liquorräumen von der
Kopfstellung abhängig ist. Wir können also bei einer mittleren Neigung der
Kopfachse die Luft in die Ventrikel, bei stärkerer Neigung über die Dorsalfläche
des Kleinhirns in die Cisterna ambiens dirigieren und, wie besonders BELLONI und
LOMBARDI gezeigt haben, bei geringer Kopfneigung bzw. Rückwärtsbeugung die

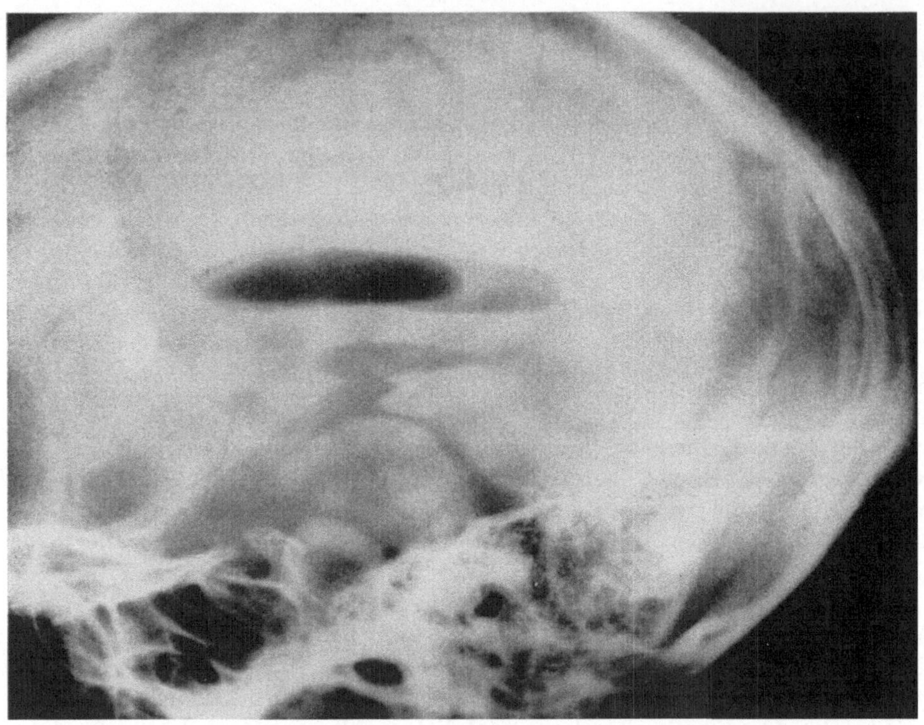

Abb. 11. Kontrollaufnahme während der Encephalographie: Bei richtiger Kopfstellung ist die Luft
im 4. Ventrikel und Aquädukt, in Teilen des 3. Ventrikels und der Seitenventrikel sichtbar.

Luft auch an der Basis ventralwärts aufsteigen lassen. Dann verteilt sie sich
über den Medianspalt und die Konvexität (Abb. 12, 31 und 32).

Auch das *Tempo* der Luftzufuhr ist wichtig, wie besonders BECKER und
RADTKE nachgewiesen haben. In der Zeiteinheit tritt nur eine bestimmte Menge
an Luft aus der Zisterne in das Foramen Magendi ein: Bei übergroßem Angebot
an Luft strömt der Überschuß an der „Verteilerstelle" der großen Zisterne in
die äußeren Liquorwege über. Zur Kontrolle des Verbleibs der Luft während der
Einblasung dienen Röntgenaufnahmen während der Punktion.

Unter Verwertung dieser Angaben kann man heute das folgende Vorgehen
für eine lumbale Luftfüllung empfehlen:

Der Patient wird ähnlich vorbereitet wie zur Zisternenpunktion (s. S. 21).
Er sitzt auf einem Hocker vor einem Röntgengerät, die Röhre steht horizontal,
eine Kasette liegt dem Kopf seitlich an.

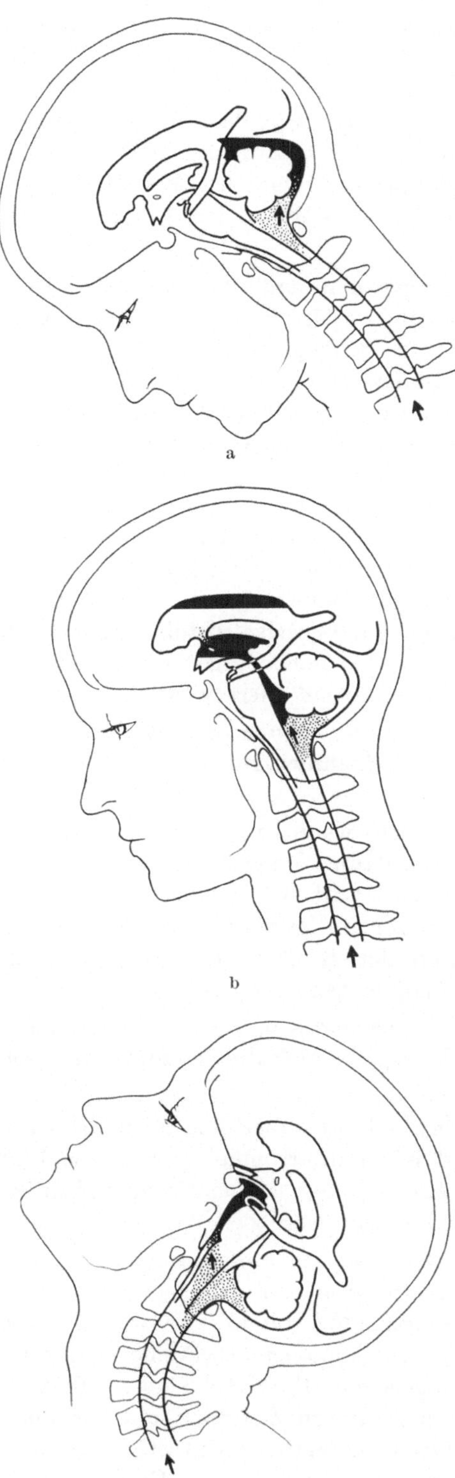

a

b

c

Abb. 12a—c. Der Weg der Luft bei der lumbalen Füllung je nach der verschiedenen Stellung des Kopfes: a Bei zu starker Beugung zur Kleinhirnoberfläche. b Bei mittlerer Stellung ins Ventrikelsystem. c Bei Streckung in die basalen Zisternen.

Man führt die Lumbalpunktion wie üblich aus, läßt aber nur wenige Tropfen Liquor ab und verschließt dann sogleich die Nadel durch eine mit Luft gefüllte 10—20-cm³-Spritze. Ein 2- oder 3-Wegehahn an der Kanüle erleichtert das weitere Vorgehen bei der Luftfüllung. Dieses ist verschieden, je nachdem welche Teile abgebildet werden sollen. Meist ist eine *Ventrikel*füllung erwünscht.

Der Kopf des Patienten wird dann in der Halswirbelsäule leicht nach vorne gebeugt, bis die Augen-Ohrenlinie etwa 15° zur Horizontalen geneigt ist (Abb. 12; Stellung b); richtig ist die Kopfneigung etwa, wenn auf der Seitenaufnahme die Orbitaldächer „waagerecht" stehen, dann werden langsam 8—10 cm³ Luft eingeblasen. Es wird sogleich eine Seitenaufnahme angefertigt, um den Verbleib der Luft festzustellen. Gewöhnlich liegt die Luft in der hinteren Schädelgrube, füllt die große Zisterne aus und ist meist gerade in den 4. Ventrikel bzw. auch den Aquädukt und hinteren oberen Teil des 3. Ventrikels eingedrungen. Gelegentlich sind auch jetzt schon Luftkappen in den Cellae mediae bzw. Trigona sichtbar (Abb. 11). Ist eine Ventrikelfüllung vorhanden, so folgt eventuell als zweite Aufnahme des Bildpaares die halbaxiale pa-Aufnahme (s. Technik, S. 42).

Wichtig ist es, immer etwas mit Überdruck zu arbeiten und immer nur so viel Liquor in die Spritze abzulassen, als bei lockerem Stempel von selbst eindringt. Man soll die Luft sehr *langsam* injizieren (etwa 3 cm³ in der Minute), da sie nur dann in die Ventrikel eindringt. Auch kann ein rasch gesetzter Überdruck Kopfschmerzen verursachen.

Ist die Luft in die Ventrikel eingedrungen, so war die Kopfneigung richtig; andernfalls muß sie korrigiert werden. Man versucht dazu auf den Probeaufnahmen festzustellen, wohin die Luft gelangt ist. Grundsätzlich gibt es dafür zwei Möglichkeiten: Entweder die Luft liegt *über dem Kleinhirn*, weil der Kopf entsprechend Stellung a zu stark gebeugt war, dann richtet man — ohne zunächst weiter Luft einzublasen — den Kopf langsam nach *dorsal* bis in die Stellung c auf. Dabei wird zwangsläufig die erwünschte Mittelstellung b durchlaufen und es gelingt dabei oft noch, die Luft in den 4. Ventrikel zu dirigieren.

Oder aber es ist die andere Möglichkeit eingetreten, daß die Luft entsprechend der Stellung c in die *basalen Zisternen* gelangt ist. Das bedeutet, daß der Kopf bei der ersten Einblasung zu wenig nach vorne gebeugt war. Man flektiert ihn dann stärker *ventral* und wiederholt die Füllung. (Das gleiche ist ratsam, wenn auf den Aufnahmen gar keine Luft zu sehen war.) Bei dieser neuerlichen Injektion in stärkerer Ventralflexion strömt die Luft nun entweder wirklich in das Ventrikelsystem oder über das Kleinhirn (Stellung b oder a), wovon man sich bei der nochmaligen Kontrollaufnahme überzeugt. Ist die Luft jetzt immer noch nicht in das Ventrikelsystem, sondern über das Kleinhirn gelangt, muß man sie durch eine langsame nachträgliche Dorsalflexion (von Stellung a—c, wie oben beschrieben) in den Ventrikel zu leiten versuchen, ohne weiter Luft einzublasen. Sieht man auf den Probeaufnahmen, daß nur ein Ventrikel gefüllt ist, so kann durch Neigung des Kopfes zur gefüllten Seite bei nochmaliger Einblasung die Abbildung der bis dahin nicht gefüllten Kammer gefördert werden.

Sind die Ventrikel gut gefüllt, so kann man die Füllung nach Einblasen von 20—35 cm³ Luft abbrechen und die weiteren Aufnahmen auf dem Tisch machen (s. Röntgentechnik, S. 42).

Zisternographien. Das Vorgehen ändert sich, wenn es auf eine Darstellung der *basalen Zisternen* ankommt. Man injiziert dann — meist nachdem die Ventrikel ausreichend gefüllt sind — etwa 10 cm³ Luft bei starker Dorsalflexion des Kopfes (Stellung c). Für die Abbildung der am häufigsten interessierenden Kleinhirnbrückenwinkel-Zisternen wird nun der Kopf in maximale Ventralflexion gebracht und eine halbaxiale Aufnahme gemacht (Abb. 79, 80).

Die Cisterna basalis, interpeduncularis, chiasmatis und fossae Sylvii kann man nach Entfernung der Punktionsnadel durch Aufnahmen auf dem Tisch abbilden (s. S. 54 ff.).

Interessiert das Aussehen des *Kleinhirns*, d. h. der über dem Kleinhirnwurm liegenden Zisterne (z. B. bei Verdacht auf Kleinhirnatrophie), so muß die Luft gleich bei starker Ventralflexion des Kopfes (Stellung a) eingeblasen und in der gleichen Stellung eine Röntgenaufnahme gemacht werden.

Nach einem Vorschlag von LOMBARDI kann man auch *alle Zisternen* in einem Verfahren darstellen. Es ist dazu allerdings eine größere Luftmenge erforderlich. LOMBARDI stellt den Kopf zunächst in einer Beugung von 45° zur Waagerechten (Stellung a) ein. Dann werden 15 cm³ Luft nach dem oben beschriebenen Verfahren eingeblasen und entsprechend Liquor abgelassen. Es folgt die erste halbaxiale Aufnahme und die Seitenaufnahme, die die gesamten Zisternen um das Foramen magnum, um die Brücke und den Brückenwinkel sowie die Cisterna ambiens abbilden. Auch eine etwaige Kleinhirnatrophie stellt sich dar. Dann folgt ein weiterer Liquorluftaustausch in der gleichen Position bis zur Einblasung von 25—30 cm³ Luft. Nach dieser 2. Phase nimmt man erneut ein Bildpaar auf: Jetzt ist auch die Cisterna basalis gut gefüllt (Abb. 31, 32).

In der 3. Phase wird der Kopf nunmehr in starke Streckung gebracht (Stellung c) und durch Seitenaufnahmen das Aufsteigen der Luft durch die basalen Zisternen an der medialen Fläche des Frontalhirns und in die Cisterna interhemispherica verfolgt. Auf diesem Wege lassen sich besonders gut auch die Cisterna chiasmatis und laminae terminalis darstellen. Die Luftfüllung der Kammern ist bei diesem Verfahren nur sehr gering. Die Bewegungsveränderungen des Kopfes erfolgen in der unteren Halswirbelsäule.

Nach den Aufnahmen wird der Patient ins Bett gebracht und flach gelagert. Man kann das Auftreten von vegetativen Spätreaktionen verringern, wenn man zu tiefem Atmen anhält bzw. auch Sauerstoff atmen läßt.

Wie groß soll der Liquor-Luftaustausch sein? Zwei Gesichtspunkte streiten miteinander bei der Entscheidung der Frage, wieviel Liquor man entnehmen soll: Je mehr Luft man einfüllt, desto vollständiger und ausgedehnter wird meist die Kontrastdarstellung, desto stärker sind im allgemeinen aber auch die vegetativen Sofort- und Spätreaktionen. Man kommt bei der modernen Technik der lumbalen Encephalographie übrigens meist mit weniger Luft aus, als bei zisternaler Füllung.

Die Wahl der Methode: Es wurde oben (s. S. 20) schon auf die Vor- und Nachteile der verschiedenen Methoden hingewiesen. Voraussichtlich wird die Entwicklung in Zukunft auf die Einführung der verbesserten Lumbalfüllung hingehen. Allerdings machen sich die Vorzüge nur bemerkbar, wenn man die Angaben (s. S. 23ff.) auch korrekt berücksichtigt.

Die Ursache der Nichtfüllung der Ventrikel: Das Fehlen der Ventrikelfüllung scheint hauptsächlich von der angewandten Methode der Luftfüllung, und zwar besonders von der Stellung des Kopfes während des Luftangebotes abhängig zu sein. Auch erhöht eine allgemeine Narkose nach DYKE und DAVIDOFF die Zahl der Nichtfüllungen.

Die Methode von BECKER und RADTKE führte nach persönlicher Mitteilung von ZILLIG nur in 2% zur Nichtfüllung der Kammern (vorwiegend Krankengut mit atrophischen Prozessen?). O. FOERSTER hatte mit der traditionellen Technik der lumbalen Füllung noch in 30% eine Nichtfüllung der Kammern angegeben. Die Durchschnittsangaben des Schrifttums über den Hundertsatz der Nichtfüllungen schwanken um 8—12%. EDERLE hat aber darauf hingewiesen, daß sich in seinem Gut von 595 Patienten in der Hälfte der Fälle von Nichtfüllung bei einem zweiten Füllungsversuch die Ventrikel noch füllen ließen. FALK (1953) hatte etwa 5% Nichtfüllungen, dabei konnte bei 2,5% keine Erklärung angegeben werden.

Aber auch gewisse *Eigenarten des krankhaften Prozesses* spielen bei der Nichtfüllung der Ventrikel sicher eine Rolle. Im eigenen Erfahrungsgut an einer Serie von 550 Fällen mit offenen und gedeckten Schädeltraumen lag die Zahl der Nichtfüllungen bei korrekter suboccipitaler Technik immer um 16%. Da sich auch im Schrifttum mehrfach Angaben über Füllungsschwierigkeiten nach gedeckten Schädeltraumen finden (FLÜGEL, RIECHERT, GEILE und UDVARHELYI) scheint es, daß in der Tat ein vorheriges Trauma, insbesondere das Überstehen einer meningealen Reizung bzw. Blutung, die Luftfüllung der Kammern erschwert.

In jedem Falle empfiehlt sich bei der Nichtfüllung ein erneuter Versuch einige Tage später (EDERLE). Man sollte den Patienten inzwischen einige Tage entwässern und mit Pendiomid behandeln, um durch Volumenverminderung des Hirns die Füllungschance zu vergrößern.

Halbseitige Füllung: Füllt sich nur ein Seitenventrikel, aber in normaler Größe und Lage, so kann das von belanglosen technischen Umständen abhängen und darf zunächst noch nicht als krankhaft bewertet werden. Man muß vielmehr versuchen, durch Lagerung des Patienten mit der gefüllten Seite nach unten doch noch eine Füllung der Gegenseite zu erreichen. Durch Kontrollaufnahmen nach 10 min stellt man fest, ob diese Füllung schon eingetreten ist, andernfalls muß man die Umlagerung des Patienten fortsetzen, den Kopf dabei mehrfach vorsichtig schütteln, ehe man eine *Nichtfüllung* der betreffenden Seite als pathologischen Befund wertet. Diese kann in seltenen Fällen wahrscheinlich auch einmal durch eine ventilartige (narbige) Verengung des Foramen Monroi bedingt sein. Denn ein echter Verschluß oder auch nur eine relative Beengung wird im allgemeinen zum Hydrocephalus der abgeschlossenen Teile führen. Anders ist es bei raumbeengenden Prozessen, wo bei nur halbseitiger Füllung infolge Monroiverschlusses die betreffende Kammer immer seitlich verschoben ist. Hier kann die andere Seite durch Punktion des Ventrikels nachgefüllt bzw. die Angiographie zur Vervollständigung der Diagnose herangezogen werden.

Meist beruht also eine halbseitige Kammerfüllung oder das völlige Fehlen einer Ventrikeldarstellung auf technischen Momenten. Das ist für die Bewertung im Gutachten *ausdrücklich festzustellen.*

Das 24 Std-Encephalogramm: Bei Wiederholung der Röntgenaufnahmen 24 Std nach Luftfüllung haben SCHATZKY, BAXTER und TROLAND sowie auch BRONISCH sehr eigenartige Beobachtungen gemacht: sie fanden, daß in manchen Fällen die Ventrikel größer erschienen als auf der Erstaufnahme sogleich nach der Füllung. Für viele Fälle sind diese Angaben wohl nicht zu bezweifeln, wenn auch einige der vorgewiesenen Abbildungen nicht beweisend sind. Die angebliche Vergrößerung ist hier nämlich nur eine „scheinbare", da die Luftspiegel in den Seitenkammern verschieden tief reichen oder die Aufnahmen schief bzw. bei den beiden Aufnahmen *verschieden* projiziert sind. Merkwürdigerweise findet sich beim 24 Std-Encephalogramm manchmal Luft in den Ventrikeln, obwohl bei einer Aufnahme sogleich nach der Füllung nur die Arachnoidalräume gefüllt waren. Umgekehrt können sich arachnoidale Cysten auch erst bei der Aufnahme nach 24 Std abbilden.

2. Die Ventrikulographie.

Es gibt eine Reihe von Methoden der Ventrikulographie, die sich durch die Art des Kontrastmittels und durch die Art seiner Einführung in die Hirnkammern unterscheiden. Man hat verschiedene Kontrastmittel auf ihre Brauchbarkeit geprüft, solche, die dichter, und solche, die für Röntgenstrahlen weniger dicht sind als die Gewebe des Kopfes: Perabrodil, Lipiodol, Jodipin, Sauerstoff,

Luft, Helium. Die ersten beiden — jodhaltigen — Mittel führen zu einer Reizung der Ventrikelwand, so daß ihre Verwendung den Patienten beträchtlich gefährdet. Sie werden deshalb so gut wie gar nicht mehr gebraucht. Die Anwendung von Sauerstoff bei der Ventrikulographie hat sich als kein wesentlicher Vorteil erwiesen. Ebenso zeigte es sich, daß die — anfänglich versuchte — Sterilisierung der gasförmigen Kontrastmittel überflüssig ist. Es wird deshalb zur Zeit von allen Hirnchirurgen gewöhnliche atmosphärische *Luft* zur Kontrastabbildung der Hirnkammern verwandt.

Auch sind verschiedene Methoden und verschiedene *Punktionsstellen* für die Füllung vorgeschlagen worden. Als Routinemethode hat sich die Punktion des *Ventrikeldreiecks* von der Parieto-occipital-Gegend her durchgesetzt. Sie hat den Vorzug, den weitesten Ventrikelabschnitt zu treffen und durch relativ stumme Hirnregionen zu führen.

Im einzelnen spielt sich der Eingriff folgendermaßen ab: Der Patient ist nüchtern. Eine medikamentöse Vorbereitung ist nicht erforderlich. Gegen eine Verabreichung von etwas analgetischen Mitteln, Dolantin-Megaphen oder Scopol-amin-Eukodal-Ephetonin ist nichts einzuwenden, wenn der vermutete cere-brale Prozeß eine solche Medikation nicht ungünstig erscheinen läßt. Der Hinter-kopf wird am Abend vorher oder am Morgen des für den Eingriff bestimmten Tages caudal von einer Linie, die von einem Ohr über die Scheitelhöhe zum anderen Ohr führt, rasiert. Wir pflegen die Patienten im Sitzen zu operieren. Der Kopf wird von einer Schwester, die dem Patienten gegenüber steht, gehalten. (Man kann den Patienten jedoch auch auf dem Rücken liegend operieren und dabei den Hals durch eine Nackenstütze stark nach ventral beugen.)

Nach sorgfältiger Sterilisierung der Haut werden mit einem Skalpell Marken für die beabsichtigten Hautschnitte in die Haut gekratzt, und zwar beiderseits 2 Fingerbreiten lateral der Mittellinie in einer Höhe, daß die Mitte des etwa 3 cm langen Schnittes etwa auf die Lambdanaht fällt. Man kann die Lambdanaht ja meist gut tasten oder sogar sehen. Andernfalls kann man auch 4 Fingerbreiten von der Protuberantia occipitalis externa nach aufwärts messen (Abb. 13).

Nun werden die beiden markierten Stellen mit etwa je 10 cm³ $^{1}/_{2}$—1%iger Novocainlösung anaesthesiert. Hierauf klebt man ein steriles Lochtuch von ent-sprechender Größe mit Mastisol um die beiden anaesthesierten Stellen und ver-vollständigt die Abdeckung mit einem weiteren größeren Tuch.

Nunmehr wird die Kopfschwarte einschließlich des Periostes gespalten und der Schädelknochen durch Abschieben des Periostes mittels eines gebogenen Raspatoriums freigelegt. Die Wunde wird beiderseits mit je einem eigens für diesen Zweck bestimmten Sperrer (Abb. 14) gespreizt. Danach steht im all-gemeinen jede Weichteilblutung, eventuell kann ein blutendes Gefäß mit dem Diathermiestrom verschorft werden. Gewöhnlich sieht man die Lambdanaht das Operationsfeld durchqueren. Mit dem automatischen Bohrer nach DE MARTEL (Abb. 14) oder einem gewöhnlichen elektrischen oder sogar einem Handbohrer wird nun beiderseits etwas über der Lambdanaht ein Trepanationsloch von 1 cm Durchmesser angelegt. Man achte darauf, ob die freigelegte Dura pulsiert oder nicht, was gegen oder für gesteigerten Schädelinnendruck spricht. Dann wird die Dura mit dem Diathermiestrom verschorft und eventuell gleich eine kleine Längsincision angelegt. Man kann die Incision jedoch auch mit dem gewöhnlichen

Skalpell ausführen oder man kann sie damit vervollständigen oder schließlich auch auf den Längsschnitt einen kleinen Querschnitt setzen. Dadurch erscheint ein kleines Feld der Hirnrinde mit den sie bedeckenden weichen Hirnhäuten. Man beachte wiederum die Druckverhältnisse. Nicht selten preßt sich sofort Hirngewebe in den Duraschlitz, was auf einen stark erhöhten Hirndruck hinweist.

Es ist zweckmäßig, jetzt eine möglichst gefäßfreie Stelle der weichen Hirnhäute mit einer feinen Pinzette, an die — wie üblich — der Diathermiestrom angelegt ist, zu durchtrennen, da die Meningen der stumpfen Punktionskanüle

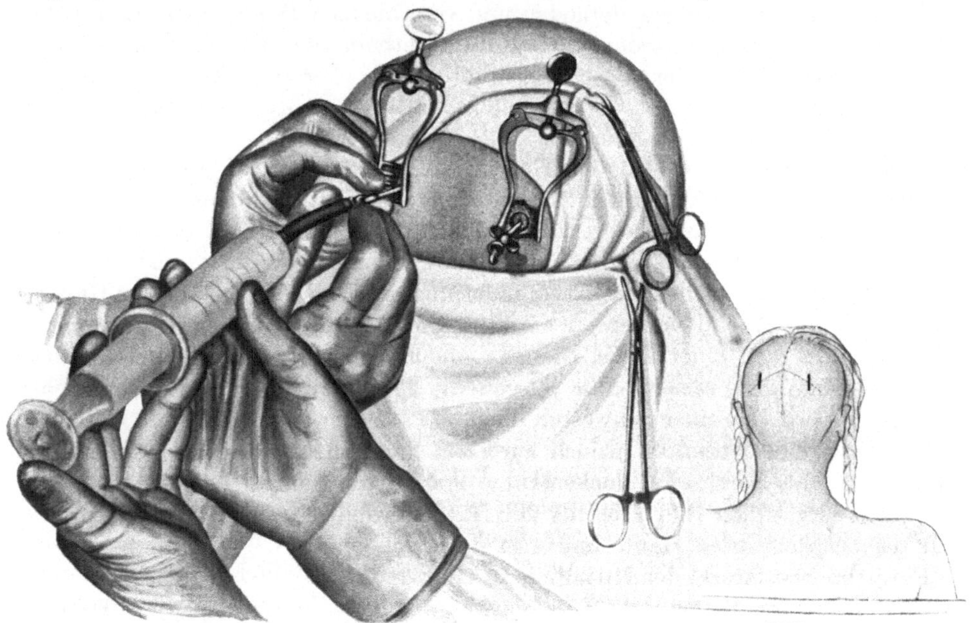

Abb. 13. Operationssituation bei der Ventrikulographie. Links wird gerade Luft eingeblasen, rechts fließt Liquor ab.

sonst einen beträchtlichen Widerstand entgegensetzen. Liegt eine größere Vene im Wege, muß sie verschorft oder umgangen werden.

Zur Punktion werden die stumpfen, aus Leichtmetall angefertigten Kanülen nach Cushing verwandt. Sie sind vorne geschlossen, haben mehrere seitliche Öffnungen und einen Mandrin (Abb. 14). Wenn das Operationsfeld ganz bluttrocken ist, kann die Punktion ausgeführt werden. Ob man eine Seite nach der anderen oder beide Seiten mit beiden Händen gleichzeitig punktiert, ist gleichgültig. Im ersten Fall soll man bei dem Verdacht auf einen Großhirn-Hemisphärenprozeß stets die als krank angesehene Seite zuerst punktieren. Anderenfalls kann nämlich beim Abfließen des Liquors aus dem — häufig erweiterten — kontralateralen Ventrikel der enge homolaterale ganz kollabieren und ist dann nicht mehr zu treffen. Auch kommt es vor, daß man einen parietal oder occipital liegenden Tumor sofort mit der Kanüle trifft, was natürlich einen beträchtlichen Fortschritt in der Diagnose bedeutet. Die Punktionskanülen werden genau in einer Sagittalebene vorsichtig tastend so eingeführt, daß sie etwa auf die Augenbrauen zielen. Unmittelbar vor Erreichen des Ventrikels empfindet man infolge der etwas resistenteren subependymären Glia oft einen leichten Widerstand.

Nachdem er überwunden ist, erscheint häufig trotz des Mandrins an der Kanülenöffnung bereits ein Tropfen Liquor und zeigt die richtige Nadellage an.

Manche Operateure legen die Bohrlöcher etwas tiefer an, um die Hinterhornspitze mit der Punktionskanüle zu erreichen; dann muß die Punktionsnadel auf die Stirnhöcker zielen.

Man fixiert die Kanüle durch einige kleine Wattetupfer, die man rund um sie in das Trepanationsloch stopft, und beläßt den Mandrin, bis man auch die andere Seite punktiert hat. Hat man den Ventrikel nicht erreicht, so zieht man die Kanüle wieder ganz zurück und wiederholt die Punktion in ein wenig veränderter Richtung, indem man die Kanüle etwas mehr nach kranial oder caudal vorschiebt. Besonders auf der kranken Seite kann der Ventrikel auch durch den Tumor ein wenig nach medial verlagert sein. Bei entsprechender Vorsicht kann man ruhig mehrere Punktionsversuche machen. Einige Tropfen Blut, die neben der Kanüle oder durch ihr Lumen austreten, oder ein etwas blutiggefärbter Liquor sind kein Grund zur Sorge; der Liquor wird meist rasch wieder klar. Fließt auf beiden Seiten Liquor, so werden beide Mandrins entfernt.

Jetzt folgt das Einblasen der Luft, wozu man eine

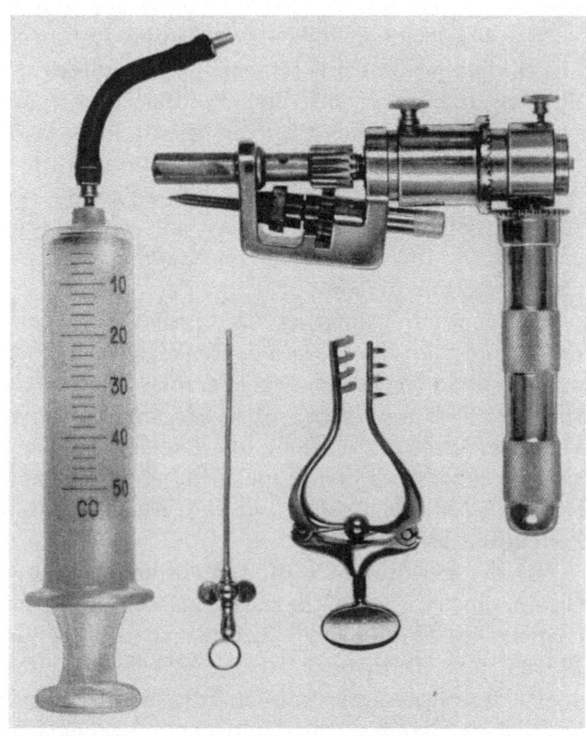

Abb. 14. Instrumentarium für die Ventrikulographie: Glasspritze mit Verbindungsschlauch, Bohrer nach DE MARTEL, Punktionsnadel nach CUSHING und automatischer Wundsperrer.

leicht bewegliche 50 cm³-Ganzglasspritze verwendet, auf die ein etwa 10 cm messender Gummischlauch mit einer konischen Metallspitze aufgesetzt ist (Abb. 14). Der Operateur fixiert mit der linken Hand die eine Kanüle (wieder zuerst die der Tumorseite) und setzt mit der rechten den Konus des Spritzensystems auf, das die rechts von ihm stehende Schwester hält. Hierauf bläst die Schwester aus der Spritze langsam Luft ein, sofern sie dabei keinen Widerstand empfindet. Bei freier Kommunikation der beiden Seitenventrikel tropft bzw. fließt aus der anderen Kanüle nun lebhaft Liquor ab. Man bläst im allgemeinen solange Luft ein, bis aus der anderen Nadel Luft statt Liquor austritt. Zweckmäßig ist es, sowohl in die rechte wie in die linke Kanüle abwechselnd Luft einzublasen. Um einen möglichst vollkommenen Liquor-Luftaustausch zu erreichen, kann man zusätzlich den Kopf vorsichtig erst nach vorne beugen und dann über eine Seitenneigung nach hinten kreisen lassen; man tut dies sowohl nach rechts wie nach links. So gelingt es, noch etwas mehr Liquor zum

Abfließen zu bringen und eine vollkommenere Füllung zu erreichen. Damit soll nicht gesagt sein, daß man wahllos in jedem Fall möglichst allen Liquor durch Luft ersetzen soll. Bei stark erweiterten Ventrikeln, besonders bei Kindern, ist dies vielmehr sehr gefährlich. Die Gefahr wird auch durch das Wiederauffüllen der Hirnkammern mit physiologischer Kochsalzlösung — oder mit Mischlösungen, die der Zusammensetzung des Liquors noch besser entsprechen — unserer Ansicht nach nicht genügend gemindert.

Wir beschränken daher den Liquor-Luftaustausch in derartigen Fällen auf ein Maximum von etwa 150 cm³. Oft begnügen wir uns sogar mit viel geringeren Mengen, d. h. etwa 30—50 cm³. Bei entsprechender Aufnahmetechnik gelingt es, mit dieser geringeren Luftmenge oft sogar bessere Bilder des Aquäduktes (auf den es ja so häufig ankommt) zu erzielen, da die Überlagerung durch die Seitenventrikel auf den Seitenaufnahmen wegfällt. Zeigt sich hingegen die Füllung als doch nicht ausreichend, so ist es bei solchen Hydrocephalusfällen eine Kleinigkeit, durch die genähte Wunde nachzupunktieren und eine zusätzliche Luftmenge einzublasen.

Gelegentlich gelingt es nur, *einen* Ventrikel mit der Kanüle zu erreichen. Dann muß man den Kopf ein wenig nach der punktierten Seite neigen und nun wiederholt kleine Luftmengen einblasen und dazwischen immer wieder Liquor abfließen lassen. Ebenso aber ist doppelseitig zu verfahren, wenn zwar beide Ventrikel erreicht wurden, die Passage jedoch sowohl von rechts nach links wie von links nach rechts nicht frei ist. Auf das Bestehen einer eindeutig freien Passage ist stets zu achten, da dies für das weitere therapeutische Vorgehen von Bedeutung sein kann.

Ist der gewünschte Luft-Liquoraustausch erreicht, so setzt man die Spritze ab, um einen Druckausgleich zuzulassen, und zieht dann bei leichter Rückwärtsneigung des Kopfes beide Kanülen heraus. Eine etwa noch vorhandene kleine Blutung aus Dura oder Hirnoberfläche wird durch Diathermie oder Auflegen von Wasserstoffsuperoxyd-Tupfern gestillt und hierauf die Wunde beiderseits geschlossen. Kopfschwartenblutungen brauchen nicht eigens versorgt zu werden, sie stehen durch die Wundnaht. Wir pflegen 1—2 subcutane und 3 Hautnähte zu legen. Nun wird das Operationsfeld mit einem leichten Druckverband versehen und der Patient in den Röntgenraum gebracht.

Es gibt seltene Fälle, bei denen man z. B. bei der Vermutung eines occipitalen Prozesses die Ventrikelpunktion aus dieser Gegend vermeiden will, oder solche, bei denen es auf dem beschriebenen Wege nicht gelingt, eine Ventrikelfüllung zu erreichen. Dann kann man auch die *Vorderhörner* punktieren. Das Verfahren ist im Prinzip das gleiche. Der Patient wird mit erhöhtem Kopf in Bauchlage gebracht und die Bohrlöcher werden etwas hinter der Haargrenze vor der Kranznaht angelegt. Sie können etwas medialer liegen als in der Parietooccipitalregion, da die Vorderhörner weniger lateral ausladen als das Ventrikeldreieck und die Hinterhörner (s. Abb. 20). Die Punktionskanüle zielt hier gegen den äußeren Gehörgang.

Eine von diesem Vorgehen völlig abweichende Methode hat Dogliotti beschrieben. Er macht beiderseits in das Oberlid knapp unterhalb der Mitte des oberen Orbitalrandes eine Stichincision, durchschlägt von unten das dünne Orbitaldach mit einem spitzen Meißel und punktiert nun von hier schräg aufwärts die Vorderhörner. Unseres Wissens hat sich die Methode jedoch nicht durchgesetzt.

Komplikationen des operativen Eingriffes der Ventrikulographie selbst sind selten und meist ohne ernste Bedeutung. Auf die Gefahren der Anwesenheit von Luft in den Liquorräumen bei gesteigertem Hirndruck wird an anderer Stelle eingegangen (s. S. 36).

Immerhin kommen während der Durchführung der Ventrikulographie gelegentlich Kollapszustände vor. Man begegnet ihnen am besten, indem man das erhöhte Kopfende des Patienten senkt und eventuell einige Kubikzentimeter Coramin oder andere Kreislaufmittel verabreicht. Auch momentane Hirndrucksteigerungen können durch zu häufiges Punktieren auftreten. Sie verschwinden sofort, wenn man den Ventrikel erreicht und wieder Liquor abgelassen hat. Schließlich provoziert die Ventrikulographie ab und zu einen epileptischen Anfall. Man vermeidet einen solchen am besten dadurch, daß man Patienten mit Anfällen in der Anamnese nur unter krampfhemmender Behandlung punktiert. Meist kann man, wenn trotzdem ein Anfall eingetreten ist, die Ventrikelfüllung nach Abklingen des Zwischenfalls fortführen.

Schließlich muß noch die sog. *postventrikulographische Amaurose* genannt werden. Es kommt hier und da — wenn auch sehr selten — vor, daß ventrikulographierte Patienten für wenige Stunden oder Tage total erblinden. Offenbar handelt es sich um einen gefäßreflektorischen Vorgang von den Punktionskanälen aus. Ganz geklärt ist die Entstehung dieser prognostisch stets günstig verlaufenden Komplikation aber nicht.

3. Die Ventrikelschätzung.

Die von DANDY eingeführte Methode der Ventrikelschätzung hat im wesentlichen nur mehr historisches Interesse. Sie besteht darin, daß man wie bei der Ventrikulographie beide Ventrikel punktiert und die in ihnen enthaltene Liquormenge mißt bzw. schätzt. Enthält jeder der beiden Ventrikel mehr als 25—30 cm³ Liquor, so schließt man auf einen Hydrocephalus occlusus der Seitenventrikel, d. h. bei entsprechender klinischer Symptomatologie auf einen Tumor des 3. oder 4. Ventrikels oder des Aquädukts. Fließt nur aus einem Ventrikel mehr als etwa 25 cm³ ab und aus dem anderen weniger als dies, so wird ein Großhirnhemisphärentumor auf der Seite des engen Ventrikels wahrscheinlich. Die Methode ist heute, vor allem durch die Arteriographie, so gut wie ganz verdrängt.

4. Methoden zur Messung des intrakranialen Druckes.

Der intrakraniale Druck kann bei allen Eingriffen gemessen werden, bei denen eine Kanüle in irgendeinen Teil des Liquorraumes eingeführt wird, — vorausgesetzt, daß die Liquorpassage frei ist. Daneben haben sich in letzter Zeit GERLACH sowie RIECHERT und HEINES mit der besonderen Methode der epiduralen Druckmessung befaßt, d. h. mit der Anbringung eines Tonometers im Bereich von bestehenden oder eigens dafür angelegten Knochendefekten, z. B. eines Ventrikelbohrloches. Es gelingt auf diese Art, Hirnpulskurven zu schreiben, aus denen interessante Schlüsse auf den Hirndruck zu ziehen sind. Für die praktische Diagnostik ist das Verfahren jedoch zur Zeit noch nicht geeignet.

III. Die Gasresorption nach Pneumographien.

Die Resorption des eingeführten Gases hängt von Art und Sitz des pathologischen Prozesses, dem besonderen Resorptionsquotienten des Gases und den jeweiligen individuellen Bedingungen ab. Die Resorptionszeit schwankt zwischen einigen Stunden und mehreren Wochen (O. FOERSTER, R. LORENZ, BRONISCH u. a.). Wartet man mehrere Stunden mit den Aufnahmen, so kann unter Umständen ein guter Teil der Luft schon resorbiert sein.

Die Patienten können meist selbst die Luft in den Kammern — solange sie vorhanden ist — an einem „gluckernden" Geräusch beim Kopfschütteln feststellen. Gewöhnlich schwindet zuerst die Arachnoidalluft (DAVIDOFF und DYKE). Es gibt aber Fälle, wo gerade umgekehrt eine arachnoidale Cystenbildung erst auf dem 24 Std-Encephalogramm (s. S. 28) erkannt wird (BRONISCH, DAVIDOFF und DYKE).

Nach 24 Std ist gewöhnlich die Hälfte der eingeführten Luft resorbiert. Nach Ablassen von etwa 40—60 cm³ Liquor kann die Resorption bis zu 4—6 Tagen dauern (R. LORENZ). Bei Tumoren und entzündlichen Erkrankungen verlängert sich diese Zeit unter Umständen bis auf 3 Wochen. Spezialgase werden wesentlich rascher resorbiert als Luft: So sollen 100 cm³ Luft etwa in 48—72 Std, 100 cm³ Sauerstoff hingegen bereits in 12 Std resorbiert sein (SÄKER). Dabei ist nach 1 Std bereits die Hälfte, nach 4 Std bereits $^3/_4$ des eingeführten Sauerstoffes verschwunden (ROBERTSON). Man nimmt als Ort der Resorption hauptsächlich die Arachnoidalräume an, doch zeigen Fälle mit Hydrocephalus occlusus, daß auch von der Ventrikelwand Gas resorbiert werden kann.

IV. Die vegetativen Reaktionen nach Pneumographien.

Wir unterscheiden bei den vegetativen Reaktionen nach Luftfüllung die *Früh*- und *Spät*reaktionen. Die *Früh*reaktionen bei der Pneumographie entstehen wahrscheinlich durch die Änderung des intrakranialen Druckes und den Reiz der eingeführten Gase. Bei Verfahren ohne große Druckdifferenz sind daher diese Störungen auch geringer. Ob die vegetativen Störungen auf den direkten Reiz der Gase auf die diencephalen Strukturen in den Zisternen zurückgehen oder auf reflektorische Vorgänge von den Meningen aus, ist ungeklärt (KAUTZKY, 3). Reine Kammerfüllungen werden meist ohne Beschwerden vertragen. Doch entstehen auch hier feinste Regulationsstörungen, die allerdings nur bei Belastung nachgewiesen werden können.

Neben der Druckdifferenz hängen Art und Stärke der vegetativen Frühreaktionen, besonders von Menge und Strömungsgeschwindigkeit der eingeführten Gase ab. Bei den neuen lumbalen Verfahren mit langsamer Füllung treten sie daher nur noch bei einem Drittel der Patienten in nennenswertem Maß auf. Auch ist für Art und Stärke der Frühreaktion die Grundkrankheit von einer gewissen Bedeutung. Schließlich wirkt sich die vegetative Struktur des Patienten und seine augenblickliche Verfassung — d. h. besonders seine psychologische Situation — erheblich aus. Es ist daher wichtig — wie oben betont — den Patienten vor dem Eingriff zu beruhigen und ihn während der Punktion ständig durch Unterhaltung abzulenken. Tiefes Atmen während der Luftfüllung erleichtert anscheinend nicht nur das Eindringen der Luft in die Liquorräume durch Entlastung des Venensystems, sondern stabilisiert auch eine labile vegetative Reaktionslage. Der Brechreiz wird besonders durch Beatmung mit reinem Sauerstoff nach der Füllung vermindert.

Die Frühreaktionen. Bei der Luftfüllung der Liquorräume können auftreten: Kopfschmerzen, Übelkeit bis zu Erbrechen[1], Blässe und Kühle der Haut, Schweißausbruch, Frösteln, Pulsverlangsamung, sehr bald gefolgt von einer Tachykardie, eventuell mit peripherem Kollaps und Ohnmacht (BINGEL, JANZEN, SCHÖPE, WEISS, WILD, BERNSMEIER, s. auch BORSCHEL). Den Beginn der vegetativen Störungen erkennt man am besten an der beginnenden Blässe der Haut. Man beobachte also bei der Luftfüllung die Hyperämie der Einstichstelle, sowie Gesicht, Hals und Hinterfläche der Ohren.

Gleichzeitig treten häufig Kopfschmerzen auf. Sie entstehen wahrscheinlich durch Luftreiz an den weichen Häuten bzw. den durchziehenden Gefäßen. Sie werden von den Patienten meist an ganz umschriebenen Stellen empfunden: dies Phänomen weist auf den Angriffspunkt der Luft hin! *Nacken*kopfschmerz zeigt eine Überfüllung der Cisterna magna an (BECKER und RADTKE), *Schläfen*kopfschmerz eine Füllung der basalen Zisternen einschließlich der Liquorräume an der Cisterna fissura Sylvii. Eine Kammerfüllung soll sich am ehesten durch einen Kopfschmerz in der *Scheitel*gegend anzeigen (TÖNNIS).

Bei den neueren Methoden mit einer geringen Druckdifferenz sind die Kopfschmerzen gewöhnlich geringer oder fehlen ganz. Ein schwerer Kollaps zwingt zum Abbrechen der Luftfüllung, ist aber nicht beunruhigend. Durch dieses vegetative Versagen kommt es *niemals zu ernsten Zwischenfällen*! Der Patient wird aber flach gelagert und erholt sich dann gewöhnlich rasch. Die meisten der oben genannten Frühreaktionen lassen sich durch die erwähnte medikamentöse Vorbereitung, durch langsame schonende Füllung und durch ausreichende psychologische Führung vermeiden.

Die Spätreaktionen. Nach Abschluß der Luftfüllung können in einer zweiten Phase erneut vegetative Reaktionen auftreten bzw. aus der ersten Phase weiter bestehen. Auf ihre Stärke wirkt sich anscheinend besonders die Verweildauer des Gases in den äußeren und inneren Liquorräumen aus: rasch resorbierte Gase, wie Sauerstoff, machen wesentlich weniger Beschwerden und Veränderungen. Es ist also auch die Resorptionsgeschwindigkeit von Bedeutung.

Gewöhnlich kommt es jetzt zu einer Art von vegetativer Gegenregulation: zum Temperaturanstieg, Röte und Wärme der Haut und zur Grundumsatzsteigerung. Der Puls kann frequent sein, ist aber gut gefüllt. In der 5.—6. Std nach der Füllung kann die Temperatur 38,5° erreichen, steigt aber nur selten auf höhere Werte. Sie kehrt gewöhnlich am gleichen Tage zur Norm zurück. Selten sind ähnliche Temperaturanstiege am 2. oder gar noch bis zum 3. und 4. Tage. Bei Benutzung von Sauerstoff fehlt gewöhnlich bereits der 2. Gipfel.

Auch die Kopfschmerzen können am 1. Tag weiter bestehen, werden aber durch Medikamente leicht beherrscht. Zu den vegetativen Störungen der 2. Phase gehören eine Reihe von „zentralen" vegetativen Reaktionen (FROWEIN und HARRER), von denen die Veränderungen des Blutbildes (F. HOFF, SCHÖPE, BORSCHEL) am besten studiert sind: In der 1.—5. Std kommt es zu einer neutrophilen Leukocytose mit Linksverschiebung, die nach der 7.—10. Std abklingt. Gelegentlich findet man Hyperglykämien, selten Glykosurien. Die Blutzuckerbelastung nach STAUB-TRAUGOTT zeigt oft mangelhafte Regulationen (BORSCHEL).

---

[1] Durch das Erbrechen wird gelegentlich Luft aus den Ventrikeln in die Arachnoidalräume gepreßt.

Punktiert man einen Patienten nach einer Encephalographie, so findet man von der 3. Std an *Liquorveränderungen* (HERMANN). Die Zellvermehrung übersteigt nur in einem Teil der Fälle 50—300/3 Zellen (ROBERTSON). Dann tritt neben dem Fieber auch ein mäßiger Meningismus auf. Die Leukocytose erreicht ihr Maximum nach 10—12 Std (PETTE). Nach 24 Std ist die Zellzahl bereits wieder um 50% abgesunken.

V. Gefahren der Pneumographie.

Die Gefahren der zisternalen Punktion selbst wurden oben besprochen (s. S. 23). Durch den Austausch von *Luft und Liquor*, d. h. durch die eigentliche Pneumographie sind alle Patienten gefährdet, bei denen ein erhöhter *Hirndruck* besteht. Drei Gefahren drohen besonders: die Einklemmung der Tonsillen bei der Punktion, die Liquorrhoe (auf den Luftreiz) nach der Punktion und das reaktive Ödem als Folge der Druckentlastung.

Der Mechanismus der „*Einklemmungen*" (s. S. 8 ff.), die immer dann eintreten können, wenn ein spinaler Unterdruck bei der Liquorpunktion entsteht, wurde bereits früher beschrieben. Diese Gefahr gilt für jeden Fall von Hydrocephalus occlusus und verstärkt sich noch bei den schweren kindlichen Hydrocephali. Man achte daher besonders auf die Einklemmungungserscheinungen in der Vorgeschichte (TÖNNIS, RIESSNER und ZÜLCH, SORGO: Nackensteifigkeit, Parästhesien in Schultern und Armen bei bestimmten Kopfstellungen bzw. bei Schädelinnendruckerhöhungen, z. B. durch Husten, Niesen und Pressen, Pupillendifferenz).

Eine weitere Gefahr bringt die Luftfüllung bei den Patienten mit großem Hydrocephalus occlusus mit sich. Durch den Luftreiz kommt es anscheinend nicht so selten zu einer *Hyperliquorrhoe* mit nachfolgender zusätzlicher Hirndrucksteigerung. Die Gefahr betrifft also auch die Patienten, die durch direkte Ventrikelpunktion gefüllt wurden. Man hat daher geraten, gerade bei den riesigen kindlichen Hydrocephali die Luft anschließend wieder durch den entfernten Liquor oder durch physiologische Kochsalzlösung zu ersetzen. Wahrscheinlich sind in diesen Fällen als Folge der hydrocephalen Veränderungen des Zwischenhirns auch die zentralen Regulationen besonders labil, was erklärt, daß diese Kinder oft trotz der obigen Maßnahmen innerhalb von Tagen oder Stunden an Atem- und Kreislaufstörungen und an einer Hyperthermie sterben.

Eine letzte Komplikation kann nach der Luftfüllung bei den raumfordernden Prozessen entstehen, die eine besondere Bereitschaft zur Ödembildung haben (Glioblastom, Metastase, Absceß). Hier kommt es bei direkter oder indirekter Luftfüllung zu einem sekundären Hirndruck durch die *Verstärkung von Ödem und Hirnschwellung*, die man nur durch sofortige hirndrucksenkende Maßnahmen beherrschen kann, d. h. durch energische Entwässerung mit Traubenzucker, Euphyllin und Salyrgan, unterstützt durch Pendiomidgaben und am besten durch die sofortige operative Entfernung des raumfordernden Prozesses.

VI. Die Subdurographie.

Das Gehirn mit seiner Leptomenix ist von der Dura mater durch den (virtuellen) Subduralraum, einen capillären Spalt, getrennt. Die Verhältnisse ähneln denen anderer großer Körperhöhlen (Pleura, Peritonaeum). Die beiden Wände stehen allerdings an einigen Stellen auch in geweblicher Verbindung (Durchtrittsstellen der Gefäße, Hirnnerven usw.): Hier haften sie also *fest* aneinander, während sie sonst nur durch *Capillarwirkung* verbunden sind.

Als Folge von Entzündungen kann es zu örtlichen oder flächenhaften Verklebungen oder Verwachsungen der beiden Blätter kommen. Diese Adhäsionen

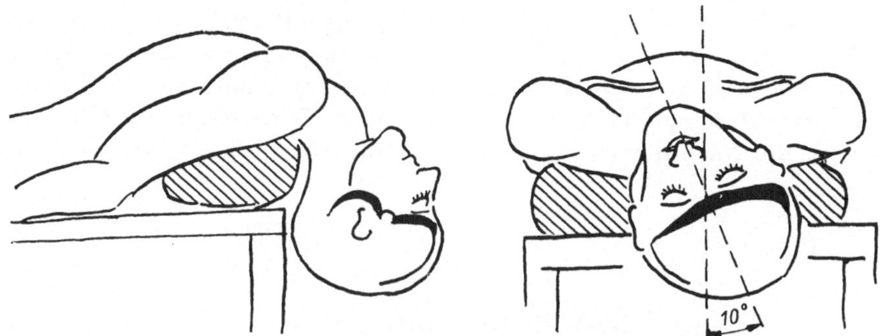

Abb. 15. Lagerung des Patienten zur Darstellung des Subduralraumes der vorderen und mittleren Schädelbasis. (Aus TÖNNIS und LOEW.)

lassen sich nur bei künstlicher Luftfüllung des Subduralraumes abbilden. Voraussetzung dafür ist, daß man das Hirn zum Zusammenfallen bringt, also ausreichend Liquor abläßt. Die Adhäsionen erscheinen dann als Aussparungen in den Luftdepots des Subduralraumes oder können aus dem Fehlen des

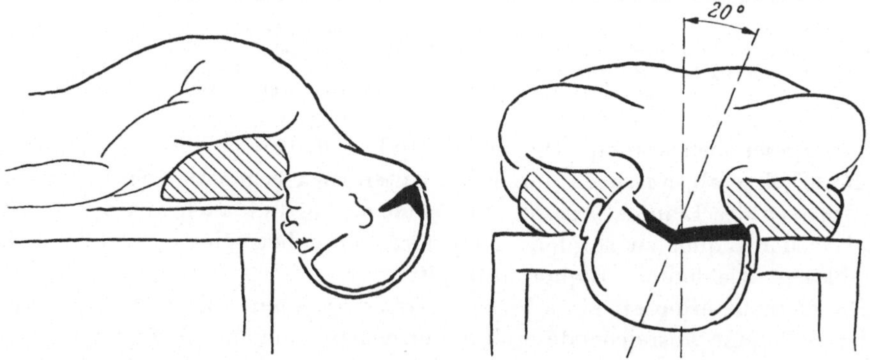

Abb. 16. Lagerung des Patienten zur Darstellung des Subduralraumes über dem Tentorium. (Aus TÖNNIS und LOEW.)

Subduralraumes — mangelhaftes Zurücksinken der Hirnoberfläche — oder schließlich aus einer zipfelförmigen Verformung der Hirnoberfläche erschlossen werden.

Man kann den Subduralraum mit Luft entweder operativ von einem Bohrloch aus oder durch eine Abänderung der üblichen spinalen Luftfüllung erreichen. Das heute übliche Vorgehen leitet sich ab von dem Verfahren von PENFIELD und NORCROSS, die versuchten, durch Füllung des Subduralraumes Verwachsungen zu sprengen. LINDGREN hatte diese Methode für die Diagnostik übernommen und ausgebaut und TÖNNIS und LOEW haben sie weiter verbessert.

Man wird immer versuchen, die Luftfüllung des Subduralraumes zunächst auf *unblutigem* Wege zu erreichen. Dafür kann das folgende Vorgehen (Tönnis und Loew) empfohlen werden:

Der Patient wird in Narkose im Sitzen lumbalpunktiert. Man läßt so lange Liquor ablaufen, bis er nur noch langsam tropft. Dann wird mit einer kurz angeschliffenen Nadel suboccipital eingestochen, jedoch nur bis zum Erreichen der Dura. Jetzt wird der Mandrin entfernt und eine luftgefüllte Spritze angesetzt. Man durchbohrt die Dura nunmehr behutsam durch Druck auf den Spritzenstempel. Während vor dem Erreichen des Subduralraumes keine Luft in das Gewebe gepreßt werden konnte, verschwindet der Widerstand sofort nach dem Eindringen der Nadelspitze in den Subduralraum: der Spritzenkolben kann jetzt

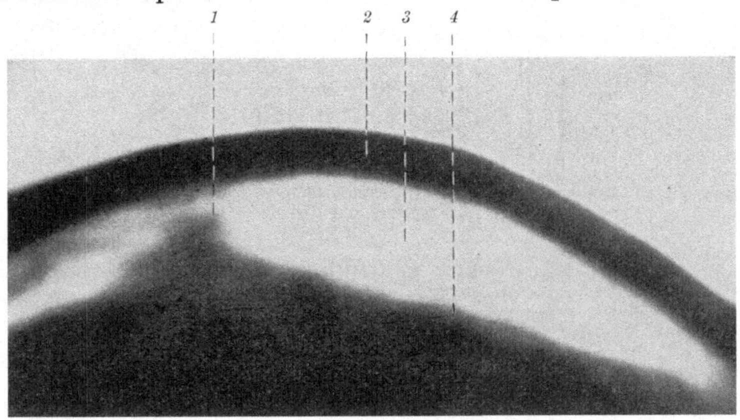

Abb. 17. M. Str. 39 Jahre alt. Beispiel einer einzelnen strangförmigen Narbe links temporal nach Schlag gegen die linke Schläfe vor 20 Jahren. 10 Jahre später Auftreten von generalisierten Krampfanfällen. Ventrikelsystem geringgradig diffus erweitert, links mehr als rechts. *1* Narbe; *2* Schädelkapsel; *3* Subduralraum; *4* Oberfläche des Temporallappens. (Aus Tönnis und Loew.)

leicht vorgeschoben werden. Die eindringende Luft drängt die Arachnoidea von der Nadelspitze ab, was noch durch den Unterdruck begünstigt wird, der durch das Ablassen des Liquors besteht. Von jetzt an beginnt auch aus der Lumbalnadel wieder Liquor zu tropfen. Nun wird von suboccipital aus so lange Luft eingeblasen, wie lumbal Liquor abtropft.

Die Methode erfordert ein sehr behutsames Arbeiten, aber man wird in etwa $^4/_5$ der Fälle eine ausreichende Füllung erreichen können. Gelingt die Füllung nicht bereits beim ersten Mal, so kann man oft durch Wiederholung am gleichen oder folgenden Tage doch noch zu einem positiven Ergebnis kommen.

Hat man den Eindruck, daß die Füllung des Subduralraumes gelungen ist, so wird der Schädel zuerst *durchleuchtet*, um festzustellen, ob der Subduralraum sich wirklich abbildet. Mit den *Aufnahmen* wartet man besser etwa 8 Std, bis der Patient wieder völlig wach ist und eventuell nur noch unter Wirkung eines leichten Narkoticums steht ($^1/_2$—1 Amp. Scopolamin-Ephetonin-Eukodal schwach intravenös). Er kann dann bei den verschiedenen Aufnahmen besser geleitet werden. Vielleicht werden sich für die Subdurographie auch die ,,Winterschlafmittel" gut eignen.

Zur Abbildung etwaiger Veränderungen im Subduralraum nimmt man jeweils bestimmte Grundstellungen auf, die im Einzelfall von der Vermutungsdiagnose abhängig sind.

Für die Beurteilung von Traumafolgen sind die Aufnahmen von *zwei Partien* besonders wichtig: des Subduralraumes an der *Stirn* und an der *occipitalen* Basis. Der Patient liegt für die erste Aufnahme mit hängendem Kopf auf dem Rücken (s. Abb. 15), damit die *temporale* und *frontale* Basis zu den höchsten Punkten des Schädels werden. Der Kopf soll für die Aufnahmen jeder Seite etwa 10⁰ nach lateral gegen die Röhre gedreht werden, um die in gleichem Winkel geneigten Orbitaldächer strahlenorthograd projizieren zu können. Für die Aufnahme des Raumes an der *occipitalen* Basis liegt der Patient auf dem Bauch, wiederum mit hängendem Kopf (s. Abb. 16), der um 20⁰ gegen die Röhre zu gedreht ist, um das oberhalb des Tentoriums liegende Luftkissen orthograd abzubilden. Nach diesen beiden Aufnahmen wird schließlich die Konvexität mit tangentialem Strahlengang durchleuchtet und nach Veränderungen abgesucht. Diese werden dann eventuell abgebildet (s. Abb. 17).

VII. Die Röntgentechnik.

Die Röntgenaufnahmen der Hirnkammern nach Luftfüllung ließen sich dann sehr vereinfachen, wenn der Luft-Liquoraustausch in jedem Falle *vollständig* wäre. Zwar sind gelegentlich im Schrifttum fast vollständige Kammerfüllungen auch beim Lebenden abgebildet worden (KRUSE), doch entspricht das Maß der Luftfüllung gewöhnlich einem Kompromiß zwischen den diagnostischen Erfordernissen und der Rücksicht auf den Patienten. Für die *praktische Diagnostik* reichen auch *Teil*füllungen aus, wenn man nur die einzelnen Kammerteile, wenn schon nicht *gleichzeitig* auf *einem* Bild, so *nacheinander* auf *verschiedenen* Aufnahmen abbildet. Man muß nur durch verschiedene Lagerung des Patienten die Luft der Reihe nach in alle Abschnitte des Kammersystems bringen. So läßt sich das Bild der gesamten Kammern aus den einzelnen Teilen — wie aus den Steinen eines Mosaiks — zusammensetzen, wobei man es entweder in der Vorstellung entstehen läßt oder durch eine Kombinationsskizze nachzeichnet.

Bestimmte „normalisierte" Aufnahmen haben sich für das Routinevorgehen am brauchbarsten erwiesen, da sie „in geringster Zahl die größte Ausbeute an Darstellung der erfahrungsgemäß vorkommenden Veränderungen zeigen" (E. G. MAYER). Sie sind also aus der unendlichen Zahl möglicher Projektionen nach dem Gesichtspunkte der Brauchbarkeit ausgesucht. Nur wenn man diese „Grundbilder" herstellt, kann man die pathologischen Veränderungen leicht durch Vergleich mit den „Normalbildern" gleich alter gesunder Menschen erkennen, die man im Schrifttum vorfindet oder im Gedächtnis auf Grund eigener Erfahrungen verankert hat. Wir werden im folgenden die Aufnahmetechnik einer derartigen röntgenologischen Routineuntersuchung beschreiben. Der Ausdruck „Routinetechnik" darf aber keineswegs bedeuten, daß die empfohlenen Aufnahmen *in jedem Falle stereotyp* vom Hilfspersonal angefertigt werden, worauf der Patient in sein Bett zurückgebracht wird. Vielmehr hat der *verantwortliche Arzt* das Fortschreiten der Untersuchung an Hand der entwickelten Aufnahmen *selbst* zu kontrollieren und das weitere Vorgehen je nach den Befunden zu variieren und zu ergänzen.

Muß man zwischen Füllung und Aufnahme aus organisatorischen Gründen eine Pause einlegen, so darf diese keineswegs mehrere Stunden betragen, da sonst die Luftfüllung infolge der Gasresorption zurückgeht (s. S. 33. 34).

Zur Normalisierung der Aufnahme wird empfohlen: 1. ein gleichbleibender „Röhren"- (d. h. Brennfleck-Film-) Abstand von 80—100 cm, 2. ein Halteband um den Schädel, wie beim Lysholm-Tisch, 3. eine Filmgröße von 24×30 cm (allenfalls 18×24 cm), 4. eine gleichbleibende Aufnahmetechnik entsprechend den elektrischen Leistungen des Röntgenapparates.

Die Lagerung des Patienten und Einstellung des Gerätes während der Aufnahme. Bei der lumbalen Methode werden die ersten Aufnahmen bereits *während* der Füllung am sitzenden Patienten angefertigt (s. S. 25). Auf dem Röntgentisch werden anschließend bei allen Patienten die folgenden Aufnahmen ausgeführt (Abb. 18):

1. ein Bildpaar in Hinterhauptslage (Rückenlage des Patienten)

a) anteroposteriorer Strahlengang — *„ap-Bild"*.

Das Hinterhaupt liegt der Kassette auf. Die Augen-Ohrlinie[1] steht senkrecht, ebenso die Röhre. Der Zentralstrahl zielt auf die Nasenwurzel (Abb. 19).

b) Seitlicher Strahlengang — *„Vorderhornseitenbild"*.

Gleiche Lage des Patienten (die Stellung des Kopfes darf zwischen den beiden Aufnahmen nicht geändert werden!) Die Kassette liegt dem Kopf seitlich an (am besten der vermutlichen Herdseite!). Horizontaler Röhrenstand. Der Zentralstrahl zielt auf den oberen Ohransatz.

2. Ein Bildpaar in Vorderhauptslage (Bauchlage des Patienten)

a) postero-anteriorer Strahlengang — *„pa-Bild"*.

Stirn und Nase des Patienten liegen der Kassette auf. Die Augen-Ohrlinie steht senkrecht, ebenso die Röhre. Der Zentralstrahl zielt auf die Protuberantia occipitalis externa (Abb. 19).

b) Seitlicher Strahlengang — *„Hinterhornseitenbild"*.

Gleiche Lage des Patienten, wie bei der „pa-Aufnahme". (Wiederum darf die Kopfstellung zwischen den Aufnahmen nicht verändert werden!) Die Röhre steht horizontal, die Kassette liegt dem Kopf seitlich an, der Zentralstrahl verläuft horizontal und zielt auf den oberen Ohransatz.

3. Ein Bildpaar bei Seitenlage des Kopfes.

a) Linkes Seitenbild".

Die linke Kopfseite liegt der Kassette auf. (Für den Patienten ergibt sich die bequemste Lage, wenn er auf dem Bauch liegt, die rechte Schulter durch Kissen gestützt und angehoben ist, so daß er vorwiegend auf der linken Schulter ruht. Die rechte Hand des Patienten kann sich auf den Tisch stützen.) Die Röhre steht senkrecht, die Augen-Ohrlinie liegt streng horizontal, ebenso die sagittale Schädelachse. Der Zentralstrahl zielt auf den oberen Ohransatz.

b) „Rechtes Seitenbild".

Die rechte Gesichtshälfte liegt der Kassette auf. Die Lage des Patienten und die technischen Bedingungen entsprechen denen der vorhergehenden Aufnahme, aber mit sinngemäßer Seitenveränderung.

Zu diesen 6 Routineaufnahmen können je nach dem Ziel der Untersuchung weitere Spezialaufnahmen angefertigt werden.

---

[1] Die „Augen-Ohrlinie" (Aurikulo-Orbitallinie) verbindet den lateralen Augenwinkel mit dem äußeren Gehörgang. Diese Linie entspricht praktisch der „Deutschen Horizontalen" bzw. läuft parallel mit der „Frankfurter Horizontalen", die als Standardlinien in der Röntgenologie festgelegt sind.

Unterhornaufnahmen. Kommt es auf die sichere Darstellung eines Unterhorns an, so erreicht man diese durch das folgende Vorgehen:

Man läßt bei dem Patienten in Rückenlage den *Kopf* zunächst überhängen, dreht ihn dann aber so weit zur Seite, daß das fragliche Unterhorn oben liegt. Dann stehen auch die beiden

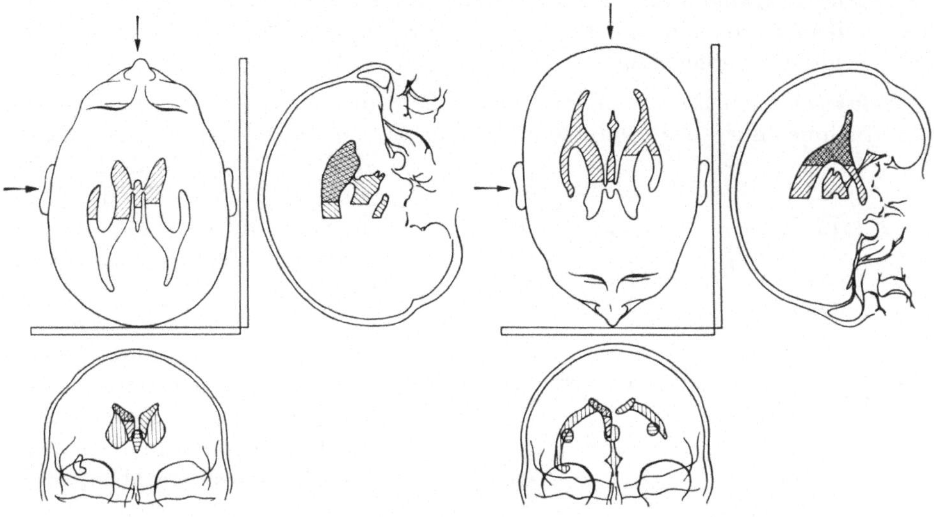

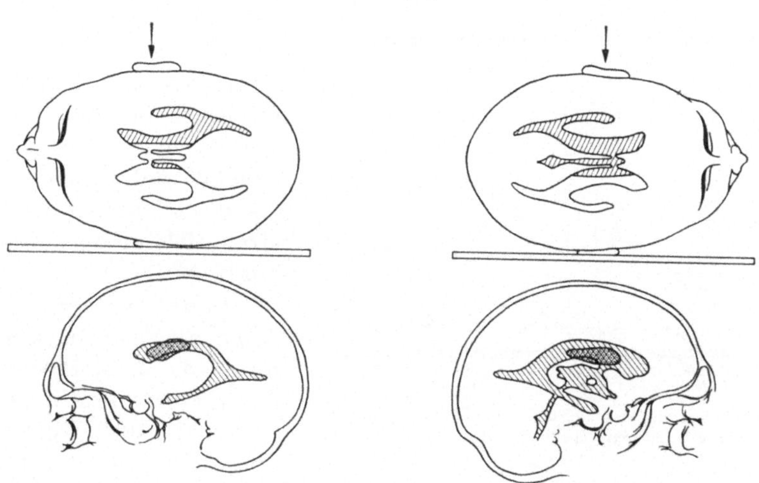

Abb. 18. Das kombinierte Bild zeigt die 6 Grundaufnahmen und insbesondere die Aufnahme des Vorderhorn- und Hinterhorn-Seitenbildes.

Foramina Monroi übereinander und es dringt die letzte Luft aus dem filmnahen Ventrikel in die filmferne Kammer. Jetzt wird der Patient selbst langsam in Bauchlage gedreht, wobei das fragliche Unterhorn stets oben bleibt. Der Patient nimmt dann die übliche Lage für die Seitenaufnahme ein. — Zeigt diese eine gute Luftfüllung, so kann man jetzt den

Patienten langsam entsprechend wieder in die Rückenlage zurückdrehen und eine ap-Aufnahme anschließen. Man kann das Vorgehen sinnentsprechend für die andere Seite wiederholen.

Zusätzlich empfehlen sich gegebenenfalls die folgenden Aufnahmen:

Halbaxiale Aufnahmen. Die halbaxialen Projektionen unterscheiden sich von den vertikalen (ap- und pa-) Bildern nur durch den halbaxialen, d. h. um etwa 30° geneigten Strahlengang.

Halbaxiale Aufnahme der Vorderhörner. Lage des Patienten, wie zur normalen ap-Aufnahme, aber das Röhrenende ist um ca. 30° nach *kopfwärts* geneigt, so daß der Zentralstrahl fußwärts zielt. Er tritt etwa bei der Stirn-Haargrenze ein und an dem Foramen occipitale magnum aus (Abb. 19).

Halbaxiale Aufnahme der Hinterhörner. Lage des Patienten, wie zur normalen pa-Aufnahme, aber die Röhre ist um ca. 30° nach *fußwärts* so geneigt, daß der Zentralstrahl kopfwärts zielt. Er tritt am Foramen occipitale magnum ein und etwa an der Stirn-Haargrenze aus (Abb. 19).

Aufnahme im Sitzen. Seitenaufnahme zur Abbildung der Oberkante der Cella media. Der Patient sitzt, die Kassette liegt dem Schädel seitlich an, Röhrenstand horizontal, der Zentralstrahl zielt auf den oberen Ohransatz.

Aufnahmen am hängenden Kopf. Als Varianten des Vorderhorn- und Hinterhornseitenbildes werden die Aufnahmen am herabhängenden Kopf gemacht. Die Kassette liegt dem Schädel seitlich an, Röhrenstand horizontal, der Zentralstrahl zielt auf den oberen Ohransatz (Abbildung des vorderen und hinteren 3. Ventrikels.)

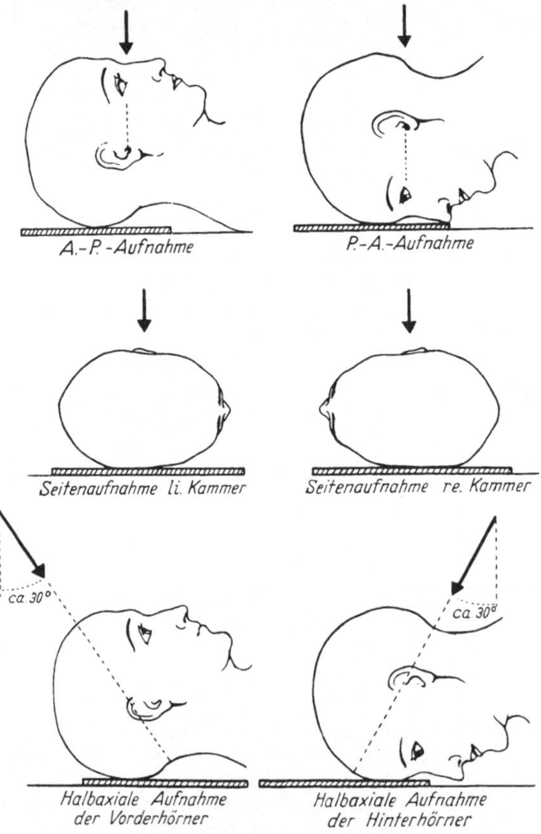

Abb. 19. Die Lagerung des Schädels und die Richtung des Zentralstrahls bei den verschiedenen Aufnahmen.

Stereoaufnahmen. Im allgemeinen werden Stereoaufnahmen bei der Pneumographie nicht verwandt, zumal man aus den Aufnahmen in zwei Ebenen das Kammersystem raummäßig konstruieren kann.

Schichtaufnahmen. Gelegentlich kann man mit Schichtaufnahmen der Ventrikel bestimmte Formveränderungen aufklären, die sonst infolge Überlagerung mehrerer Kammerteile oder durch Knochenstrukturen nicht sicher zu erkennen sind (JANKER, ZIEDSES DES PLANTES, KUHLENDAHL und VIETEN).

Durchleuchtungen. Einige Verfasser empfehlen die Durchleuchtung, statt einer Probeaufnahme um den Fortgang der Ventrikelfüllung bei der Punktion zu verfolgen. Sie wird regelmäßig jedoch nur nach der Füllung des Subduralraumes, und zwar *vor* jeder Aufnahme ausgeführt.

VIII. Das normale Pneumogramm.

Man kann die *krankhaften* Veränderungen im Kontrastbild nur erkennen und verstehen, wenn man die *normale* Gestalt der Liquorräume und ihrer physiologischen Varianten beherrscht. Daher muß die Beschreibung der *normalen* Kammerformen der des *pathologischen* Kammerbildes vorausgehen. Auf unseren Bildern bestimmen Füllungsgrad, Lage des Schädels und Röntgenprojektion die Abbildung der Liquorräume. Diese erscheinen — wie wir gesehen haben — so gut wie nie auf *einer* Aufnahme *vollständig*, sondern lassen sich nur aus einzelnen Teilabschnitten zusammensetzen, die auf verschiedenen Aufnahmen abgebildet sind. Daher ist es angebracht, in jedem Falle zu beschreiben, wie die einzelnen Bilder bei einer bestimmten Strahlenprojektion sich aus den anatomischen Formen erklären. Wir beschreiben und deuten daher im folgenden die einzelnen Aufnahmen der Reihe nach so, wie sie in Rücken-, Bauch- und Seitenlage des Patienten entstanden sind. Da man sich eine räumliche Vorstellung vom Kammersystem nur machen kann, wenn man die Aufnahmen in zwei Ebenen — d. h. als „Bildpaar" — gleichwertig zu Rate zieht, besprechen wir beide Aufnahmen *unmittelbar nacheinander*. Bei der Betrachtung am Röntgenschirm hängt man sie zu diesem Zwecke am besten übereinander. Ohne die Aufnahme in der zweiten Ebene kann man nur aus der Stärke einer Aufhellung und aus der Form eines abgebildeten Querschnittes eine gewisse Vorstellung von der „Tiefe" der Luftfüllung gewinnen, denn die Dichtigkeit des Schattens hängt von der Länge der Luftsäule ab.

Herkömmlicherweise werden die Liquorräume in *innere* und *äußere* unterteilt. Diese Einteilung empfiehlt sich auch auf dem Encephalogramm.

1. Die inneren Liquorräume: Hirnventrikel.

Das Ventrikelsystem besteht aus den beiden Seitenkammern mit dem Foramen Monroi, dem 3. Ventrikel, Aquädukt und 4. Ventrikel (Abb. 6 und 20). Die Seitenkammern unterteilt die deskriptive Anatomie in Vorder-, Hinter- und Unterhorn, manche Autoren unterscheiden auch noch eine Pars parietalis. Für die röntgenologische Untersuchung hat sich aber bewährt, das Vorderhorn weiterhin in zwei Abschnitte zu unterteilen und auch den Raum zwichen Vorderhorn und Hinterhorn wieder in 2 Teile, nämlich als Cella media und schließlich als Ventrikeldreieck zu bezeichnen. Wir unterscheiden also entsprechend dem Vorschlag von Torkildsen und Penfield an jeder Seitenkammer sechs Einzelabschnitte (Abb. 20 unten).

1. die *Vorderhornspitze* (VHS) (Abb. 20 oben). Sie reicht von der Ventrikelspitze bis an die Vordergrenze des Nucleus caudatus. 2. den *Vorderhornhauptteil* (VHH), der von dort bis zum Hinterrand der Foramina Monroi reicht. 3. die *Cella media* (CM, früher auch Pars centralis genannt), von dort bis zum Vorderrand des Trigonums. 4. das *Trigonum* (Trig.), als Ventrikeldreieck, von

dessen Ecken Cella media, Hinter- und Unterhorn entspringen. 5. das *Hinter-horn* (HH). 6. das *Unterhorn* (UH).

Die Einteilung der Seitenkammern von DAVIDOFF und DYKE unterscheidet sich von der unserigen. Die Verfasser teilen das Vorderhorn in drei gleichmäßig lange Teile („die drei Drittel") und in das „hintere Drittel des Ventrikelkörpers" ein. Das letzte entspricht nur ungefähr dem Trigonum. Leider stimmt diese Einteilung nicht mit den bei Normalprojektionen tatsächlich abgebildeten Ventrikelteilen (Abschnitt 1—6) von TORKILDSEN und PENFIELD überein. Die Einteilung dieser Verfasser hat ihre Bedeutung durch *die Übereinstimmung von anatomischen und röntgenologischen Grenzen.*

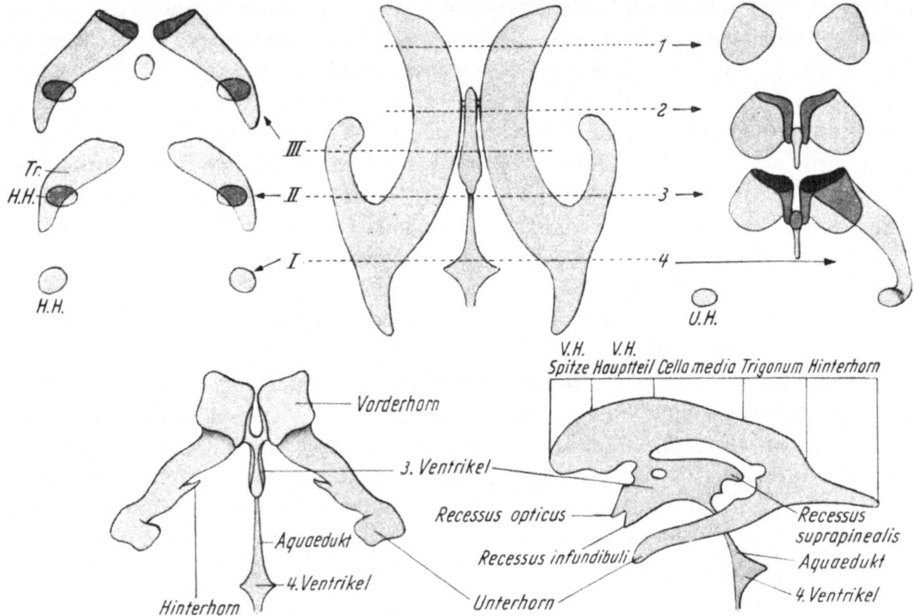

Abb. 20. Vorder- und Seitenansicht sowie Aufsicht des Ventrikelsystems mit seinen Unterabschnitten. Oben rechts und links sind schematisch die Pneumogramme bei verschiedenen Füllungstiefen in ap-Projektion (rechts) und pa-Projektion (links) gezeigt.

a) Das Ventrikelbild in Rückenlage.

(Antero-posteriore Aufnahme und Vorderhornseitenbild.)

Die Vorderhornspitze. Wenn das *ap-Bild* bei ausreichender Luftfüllung aufgenommen wurde, so ist das ganze Vorderhorn und die Cella media abgebildet. Wir erkennen die Abschnitte 1—3 unserer Skizze (Abb. 20). Ist aber die Luftfüllung gering, so bilden sich nur die Vorderhörner oder sogar nur die beiden Vorderhornspitzen als zwei schildförmige oder rundliche Aufhellungen ab (Abschnitt 1), die beidseits der Mittellinie etwa 1—2 cm voneinander entfernt liegen. Sind nur die äußersten Spitzenteile gefüllt, so sind die Aufhellungen noch kleiner als in der Skizze und sehr zart. Auch wächst dann ihr seitlicher Abstand auf 2—3 cm. Die Vorderhornspitzen werden überhaupt bei schwacher Luftfüllung gelegentlich übersehen! Der Abstand der beiden Aufhellungen erklärt sich aus dem Auseinanderstreben der Vorderhornspitzen, weil sich das Balkenknie zwischen sie einschiebt[1]. Der Raum zwischen

---

[1] Da die Röntgenaufnahme mit Kontrastmitteln nichts anderes ist als eine Projektion der Anatomie mit besonderen Abbildungsgesetzen, ist eine genaue Kenntnis der Morphologie die Voraussetzung jeder erfolgreichen Bildanalyse.

den medialen Vorderhornwänden entspricht weiter hinten dem Septum pellucidum. Unten medial streben die Vorderhornspitzen etwas stärker auseinander. Die Aussparung entsteht durch das Rostrum des Balkens. Lateral wird die Vorderhornspitze vom Markweiß, vorne und oben vom Balken begrenzt. Hinter der Vorderhornspitze liegt der Schweifkernkopf, der zugleich ihre hintere

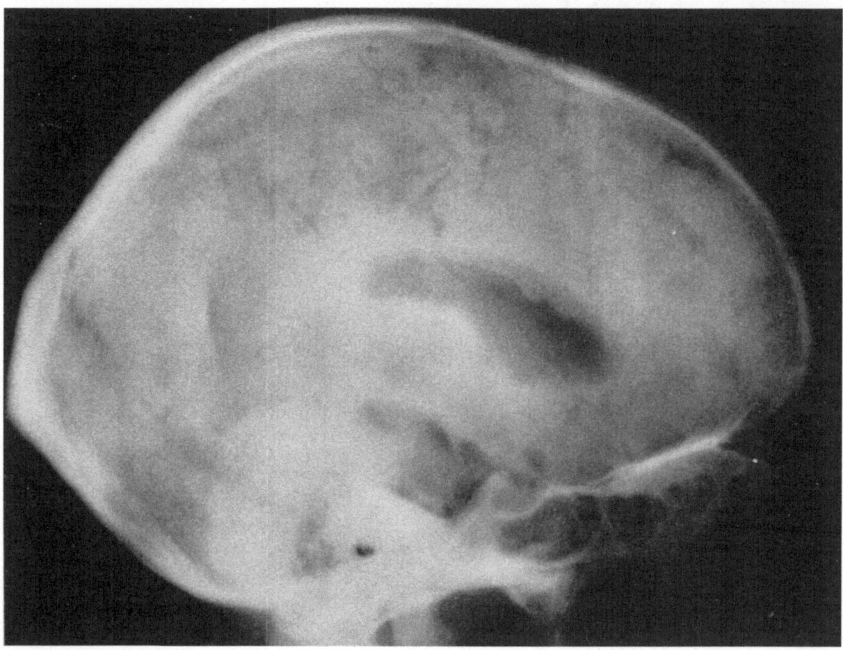

Abb. 21. Vorderhornseitenbild: Nasenartige Einkerbung am Dach des Vorderhorn-Hauptteils. Es handelt sich um eine physiologische Variante, die von den Veränderungen beim Balkentumor (s. Abb. 52) unterschieden werden muß.

Grenzfläche bildet. Er springt von seitlich her breit gegen das Vorderhornlumen vor.

Auf dem *Vorderhornseitenbild* zeichnet sich die Vorderhornspitze als ein fingerendgliedartiges, nach oben und vorne leicht konvexes Gebilde ab. Die Abgrenzung gegen den Vorderhorn-*Hauptteil* erlaubt eine von der Basis etwas vorspringende Kerbe, die durch die Bildung des Schweifkernkopfes entsteht (Abb. 20). Nicht so selten findet sich am Oberrand des Vorderhornes als eine normale Variante ein kleiner nasenartiger Vorsprung in der Vorderhornkontur (LYSHOLM). Er entsteht durch die Anordnung der Radiatio corporis callosi. Man darf ihn nicht mit einer echten Einschnürung des Vorderhorns durch das Einwachsen von Tumorteilen verwechseln (Abb. 21 und 52).

Der Vorderhornhauptteil. Ist das Vorderhorn bis zum Foramen Monroi mit Luft gefüllt, so bildet sich auch der zweite Abschnitt, der sog. *Hauptteil* des Vorderhornes ab. Im *ap-Bild* projiziert er sich medial auf den eben beschriebenen schwachen Schatten der Spitze als ein rechtwinkeliges Dreieck, dessen rechter Winkel nach medial und dorsal zeigt (Abb. 20). Die Aufhellung durch den Vorderhornhauptteil ist infolgedessen stärker als die der Vorderhornspitze. Die Seitenwand (die Hypothenuse) ragt beim Jugendlichen konvex nach medial in das

Die cerebrale Pneumographie.

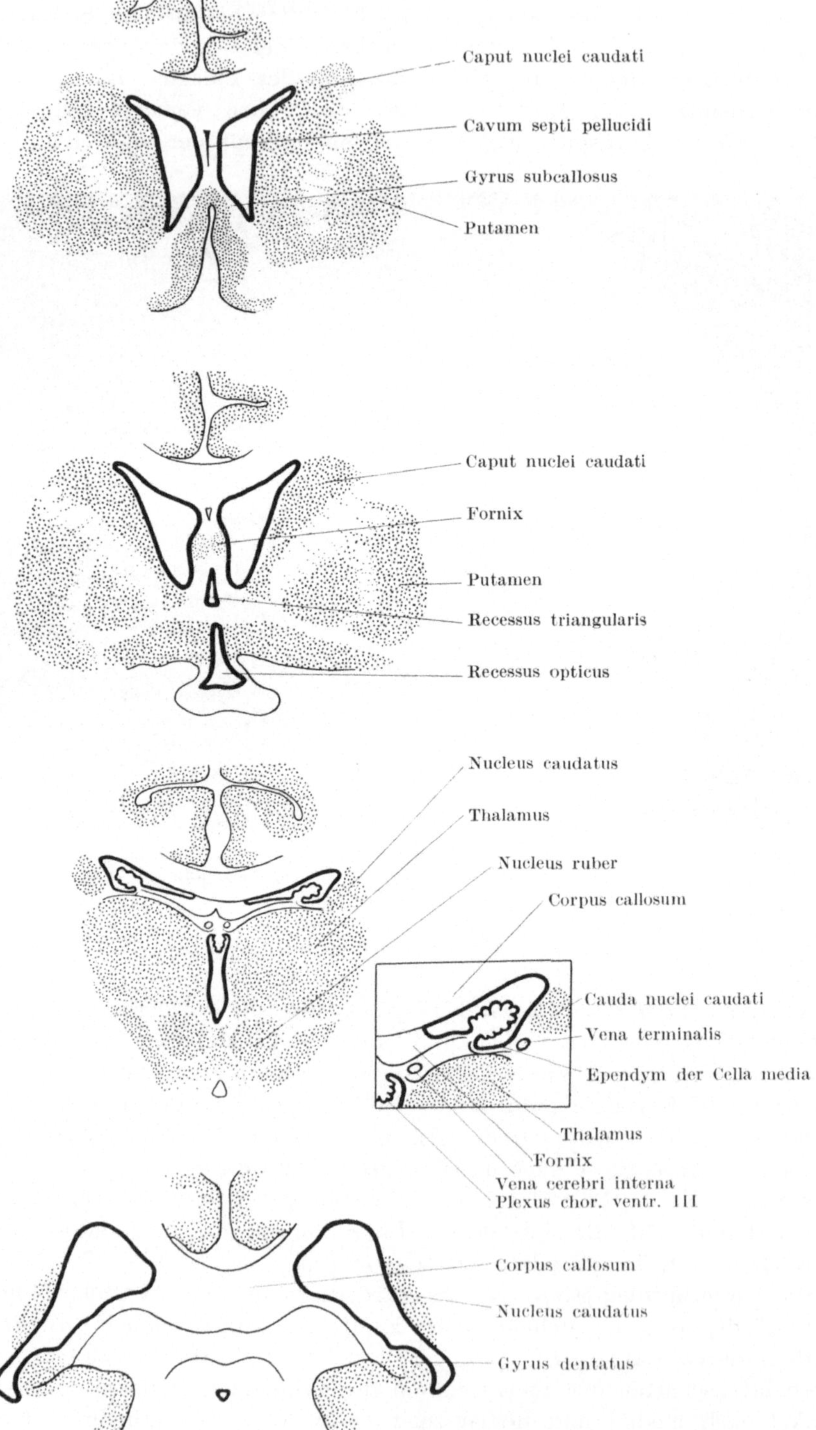

Abb. 22. Die topographische Begrenzung der Ventrikelabschnitte auf den verschiedenen Frontalschnitten.

Ventrikellumen vor. Die seitliche Spitze des Dreiecks (die sog. Ventrikelkante) ist bei Kindern oft spitz ausgezogen (Abb. 38). Das Septum — d. h. der Abstand der beiden Vorderhornhauptteile — bildet in dieser Höhe nur einen schmalen Spalt (Abb. 22).

Im *Seitenbild* entspricht der Spitze und dem Hauptteil zusammen eine fingerförmige, nach der Basis konkav begrenzte Aufhellung, an die sich hinten-unten das Foramen Monroi anschließt. Der Vorderhornhauptteil verjüngt sich im Seitenbild nach occipital. Er wird anatomisch in der Mitte vom Septum, seitlich

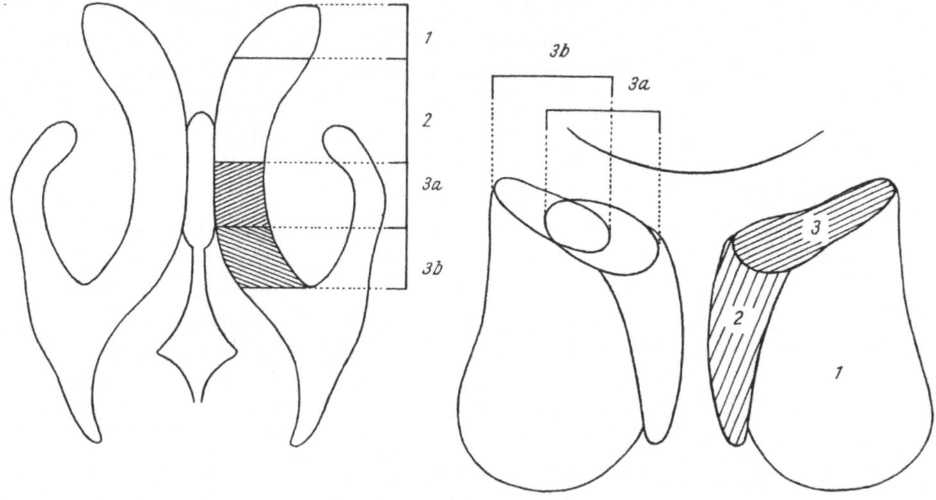

Abb. 23. Die Cella media (*3a* und *3b*) erscheint bei der ap-Röntgen-Projektion zwar als eine einheitliche Aufhellung, ist aber in Wirklichkeit durch Übereinanderprojektion von zumindest zwei Teilen entstanden, von denen der hintere (*3b*) stark nach seitlich abweicht. Ist daher auf der einen Seite nur *3a*, auf der anderen aber *3a* und *3b* gefüllt, so wird eine Verbreiterung nach lateral („Vergrößerung") der entsprechenden Cella media vorgetäuscht.

Die Cella media. Ist die Luftfüllung reichlich, so bildet sich nun auch die Cella media (Abschnitt 3, s. Abb. 20) ab. Sie hat in der *ap-Projektion* den stärksten Kontrast, da sich hier drei Abschnitte übereinander projizieren. In dieser Projektion erscheint sie als breitspindeliges Gebilde mit etwas abgerundeten Ecken, das medial etwas breiter als lateral ist.

Die Cella media wird oben vom Balken begrenzt, lateral vom Schweifkern und laterobasal und basal vom Thalamus. Zwischen beiden liegt der Ansatz des Plexus chorioideus, den man oft als eine kleine Aussparung auch im Röntgenbild sehen kann (Abb. 22). Die mediale Grenzfläche der Cella media wird nicht mehr vom Septum, sondern von den besonders in den hinteren Teilen divergierenden Schenkeln der beiden Fornices gebildet (Abb. 22 und 23). Die rostralen Teile der Cella media liegen infolgedessen näher zusammen als die occipitalen, die Längsachse der Cella media steht also schräg zur Medianachse des Hirns (Abb. 23). Das zu beachten, ist zur Vermeidung bestimmter Deutungsfehler bei der Beurteilung des ap-Bildes sehr wichtig (s. S. 63ff.). Ist eine Seite weiter nach occipital („tiefer") mit Luft gefüllt als die andere, so reicht die Aufhellung bei ap-Projektion auf dieser Seite mehr nach lateral (s. Abb. 23) als auf der anderen. Berücksichtigt man diesen Umstand nicht genügend, so wird eine halbseitige „Verbreiterung" des Kammersystems vorgetäuscht. Um diese Fehldeutung zu vermeiden, muß man also die „Tiefe" der Luftfüllung beider Seiten auf dem Vorderhornseitenbild kontrollieren.

Die Abrundung der lateralen Ventrikelkanten mit zunehmendem Alter wird auf S. 64 ff. beschrieben.

Im *Vorderhornseitenbild* erscheint die Cella media als Fortsetzung des Vorderhornhauptteiles und bildet mit diesem ein kommaförmiges Gebilde, das sich nach occipitalwärts weiter verjüngt.

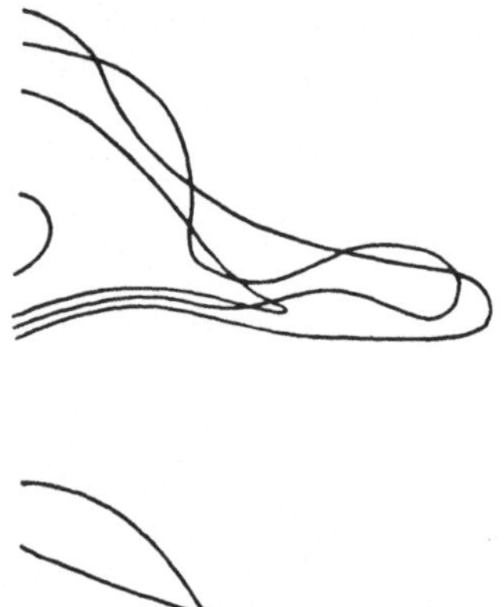

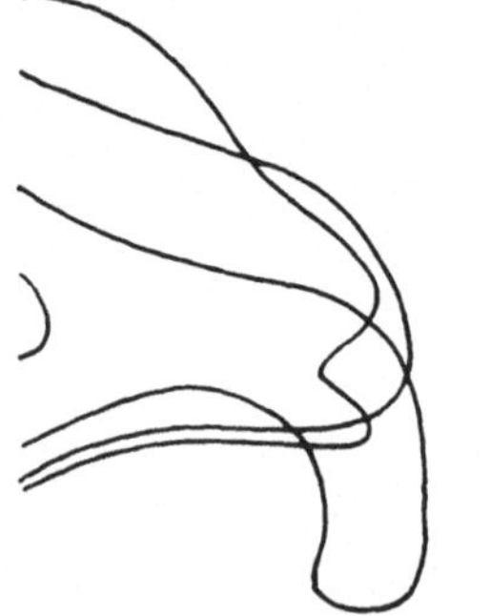

Abb. 24. Verschiedene Formen von Hinterhörnern, die an teilweise erweiterten Kammern gefunden wurden. Alle diese und weitere ähnliche Formen kommen vor, ohne daß ein krankhafter Befund vorläge. (Aus DYES.)

Gleichzeitig mit der Cella media bildet sich im ap-Bild und im Vorderhornseitenbild im allgemeinen auch der vordere Teil des 3. Ventrikels ab. Er erscheint im ap-Bild als ein schmal ovales Gebilde zwischen und unter den Vorderhornhauptteilen. Er wird auf S. 51 ff. genauer beschrieben. Auch können auf Bildern in Rückenlage des Patienten die Unterhornspitzen erscheinen. Sie projizieren sich auf dem ap-Bild als mondsichel- oder hakenförmige Gebilde in die beiden Orbitae. Auf dem Seitenbild erscheinen sie als stäbchenförmige, gewöhnlich nach unten konkav gekrümmte oder hakenförmig abgebogene Aufhellungen oberhalb und hinter der Sella (genauere Beschreibung s. S. 51).

b) Das Ventrikelbild in Bauchlage (pa-Bild und Hinterhornseitenbild).

Das Hinterhorn. Die in Bauchlage des Patienten aufgenommenen Pneumogramme sind ebenfalls je nach der „Tiefe" der eingedrungenen Luftsäule verschieden. Bei der geringsten Füllung sammelt sich die Luft nur in den Hinterhörnern — wenn diese ausgebildet sind — und in den Trigona an. Die Hinterhörner sind von allen Ventrikelteilen am stärksten Variationen unterworfen: sie können spornförmig-spitz oder mit einer kolbigen Enderweiterung oder hakenförmig nach oben oder besonders unten abgewinkelt sein. Sie können gelegentlich auch als ein dünnes fingerförmiges Gebilde fast bis an den Occipitalpol reichen (Abb. 24). Die Hinterhörner beider Seiten sind oft unterschiedlich geformt, und auffälligerweise ist dabei das linke besonders häufig lang ausgezogen. Die Hinterhörner können aber auch fast ganz fehlen.

Auf dem *pa-Bild* werden sie fast strahlenorthograd getroffen und erscheinen daher nur als rundliche oder ovale, etwa pfennigstückgroße Aufhellungen von wechselnder Stärke[1] etwas medial vom Trigonum (Abb. 20). Sie überlappen dies zum Teil. Auf dem *Hinterhornseitenbild* aber erkennt man ihre oben beschriebene tatsächliche Form. Die Vielfältigkeit der Anlage der Hinterhörner führt recht

---

[1] Die Wahrnehmung der Schatten hängt sehr weitgehend von der Helligkeit der Beleuchtung ab (BERGERHOFF).

häufig zu einer Mißdeutung dieser normalen Varianten. Kommt es besonders auf die Abbildung der Hinterhörner an, so kann man die strahlenorthograde pa-Aufnahme durch halbaxialen Strahlengang entzerren (Abb. 35). Anatomisch werden die Hinterhörner überall von Markmassen des Occipitallappens umgeben.

Das Ventrikeldreieck (Trigonum). Das Ventrikeldreieck zeigt sich auf dem ap-Bild nur selten (bei sehr großem Liquor-Luftaustausch!) (Abb. 86). Es er-

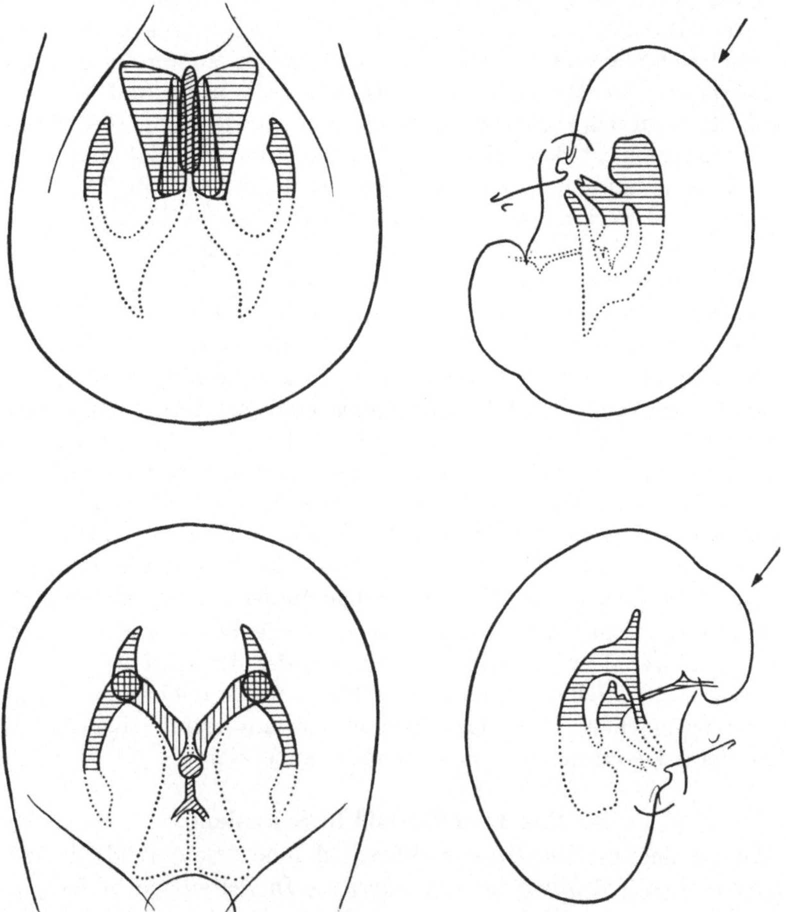

Abb. 25. Schematische Skizze der Pneumogramme der vorderen und hinteren Ventrikelteile bei „halbaxialer" Projektion in Bauch- und Rückenlage. Vgl. Abb. 19. (Gewöhnlich betrachtet man die halbaxiale Vorderhornaufnahme um 180° gedreht.)

scheint regelmäßig auf der *pa-Aufnahme* und bildet beiderseits der Mittellinie je eine schräggestellte fingerförmige Aufhellung, die in der Mitte etwas zur Basis abgeknickt ist. Die Konturen der beiden Dreiecke divergieren bei pa-Projektion von dorsal nach basal und bilden mit der Schädelbasis etwa einen Winkel von 60°. Die medialen Kanten der Trigona sind oben etwa 2—3 cm voneinander entfernt. Etwas medial und unterhalb des beschriebenen leichten Knicks projiziert sich gewöhnlich der Hinterhornschatten (Abb. 20). Etwas oberhalb des Knicks erscheint häufig eine Aussparung in der medialen Begrenzung der Aufhellung:

dort bildet sich das hypertrophierte bzw. durch Cystenbildung vergrößerte Glomus des Plexus chorioideus ab, das nicht selten verkalkt ist.

Auf dem *Hinterhornseitenbild* erscheint das Trigonum in der charakteristischen Dreiecksform. Die Ventrikelhörner bzw. die Cella media finden an den drei Ecken den Anschluß. Wichtig ist der Hinweis auf zwei Varianten: Am Übergang von der Cella media ins Trigonum springt oft ein „knotiger Defekt" von vorne in die Aufhellung vor, der dem bereits erwähnten Glomus entspricht (SAHLSTEDT) (Abb. 20). Am Übergang vom Ventrikeldreieck in das Hinterhorn aber zeichnet sich ebenfalls häufig ein buckelförmiger Vorsprung von basal- und occipitalwärts ab, der der Eminentia collateralis entspricht und besonders dann stark auffällt, wenn das Hinterhorn aplastisch ist. Beide dürfen nicht fehlgedeutet werden. Anatomisch ist das Trigonum vom Splenium (medial und oben), vom Fornix und Hippokampus (medial und unten) begrenzt (Abb. 22). Die laterale Wand besteht aus Markmassen, die besonders aus der Radiatio optica bzw. dem unteren Längsbündel bestehen. Auch ist hier ein kleiner Anteil des hinteren Bogens des Schweifkernschwanzes mit enthalten.

Auf der pa-Aufnahme bilden sich häufig auch die hinteren Teile der beiden Cellae mediae als zwei ovale Aufhellungen ab, die mehrere Zentimeter voneinander entfernt sind (s. S. 47). Zwischen und etwas unterhalb von ihnen erscheint häufig der hintere Teil des 3. Ventrikels als eine fast kreisförmige Aufhellung (s. S. 51 ff.). Auf dem Hinterhornseitenbild sind hintere Teile des 3. Ventrikels und Aquädukt oft besonders gut abgebildet. Der 4. Ventrikel hingegen kann von Knochenkonturen überdeckt sein. Gelegentlich sind auch die Anfangsteile der Unterhörner abgebildet (s. S. 51). Interessiert auf der pa-Aufnahme besonders die Abbildung von 3. Ventrikel und Aquädukt, so kann man sie in der halbaxialen Strahlenrichtung über die Schädelbasis frei projizieren (Abb. 25).

Die Ventrikel bei halbaxialer Projektion in Vorderhaupt- und Hinterhauptlage. Die Abbildung der Vorderhörner bei halbaxialer Projektion ist leicht verständlich (Abb. 25). Schwieriger ist es, sich das Bild der hinteren Ventrikelteile verständlich zu machen. Man versucht auch hier am besten, sich die Projektion an einem Ventrikelausguß in einem Schädel zu erklären.

c) Das Ventrikelbild in Seitenlage.

Die Aufnahmen in *Seitenlage* (rechtes und linkes Seitenbild) dienen hauptsächlich *zur vollen Abbildung der Unterhörner.* In Seitenlage bildet jeweils das filmferne Unterhorn den höchsten Teil des Kammersystems (Abb.18) weil es am meisten lateral ausladet (was auf den meisten sog. „Ventrikelausgüssen" nicht richtig dargestellt wird). In Seitenlage füllt also die vorhandene Luft zuerst das filmferne Unterhorn, bei stärkerer Füllung auch das Trigonum dieser Seite (Abb. 26). Erst wenn die Luftfüllung erheblich ist, sind auch Teile von Vorderhorn und Cella media beider Ventrikel gefüllt. Das erklärt sich aus folgendem Tatbestand: In Seitenlage des Patienten müßte an sich alle Luft in den filmfernen Seitenventrikel übertreten. Es geschieht aber nur zum größeren Teil, da das Foramen Monroi eng ist und die mediale Wand des filmnahen Seitenventrikel etwas höher liegt als das Foramen Monroi. Hier in der filmnahen Cella media bleibt also häufig eine dünne Luftschicht hängen, die Teile der medialen Ventrikelwand abbildet. Das geschieht sogar bei einem Füllungsgrad, bei dem auch der filmferne

Ventrikel noch nicht *vollständig* luftgefüllt ist. Man findet vielmehr oft im Gebiet der Cella media „Füllungsdefekte", die aber auf rein technische Momente der Luftspiegelbildung zurückgehen. Dadurch kommen sehr komplizierte Überlagerungsbilder zustande. Der filmferne Seitenventrikel, dessen laterale — oben liegende — Teile gefüllt sind, erscheint als ein fingerförmiger Luftstreifen, der bei ungenügender Füllung in der Mitte unterbrochen sein kann. Der filmnahe Ventrikel wird etwas mehr basal als breite, kommaförmige Aufhellung abgebildet. Diese letzte Aufhellung kann aber auch fehlen. An der Stelle, wo die beiden Aufhellungen sich überlappen, ist der Kontrast verständlicherweise besonders stark (Abb. 26).

Das Unterhorn. Im Seitenbild projiziert sich das Unterhorn als ein schmales vom Unterrand des Trigonums aus gegen die Basis verlaufendes Aufhellungsband, das an den Rändern meist kontrastschwächer ist als im Mittelstreifen (JANTZ). Es ist in seinem trigonumnahen Teil meist leicht konvex, in seinem Endteil meist leicht konkav — zur Basis — gebogen. An seiner Spitze findet man oft einen hakenförmigen Fortsatz nach abwärts, der verschieden stark ausgebildet sein kann. Das Unterhorn kann im ganzen sehr variabel geformt sein und auch sehr verschieden weit gegen den Temporalpol reichen (normaler Abstand vom Pol 2—3 cm).

Auf den übrigen Aufnahmen (ap- und pa-Bild sowie Vorderhorn- und Hinterhornseitenbild) werden die Unterhörner gewöhnlich nur partiell dargestellt. Wir sahen oben schon, daß in ap-Projektion die Unterhornspitzen weitgehend orthograd in die Orbitae projiziert werden. Sie bilden sich dort mit einer nach medial konkaven hakenförmigen Aufhellung ab (Abb. 20). Diese Form entsteht an der Unterhornspitze, wenn sie sich nach medialwärts wendet, wobei sie über den Hippokampus hinweggleitet und die Digitationes hippocampi von oben her umgreift.

Anatomisch ist das Unterhorn nach oben zu von den Markmassen des Temporallappens, medial-oben von dem Schwanz des Schweifkerns, nach unten und medial vom Hippokampus, nach lateral vom Temporallappenmark begrenzt.

Die Foramina Monroi und der 3. Ventrikel. Wir haben Teilbilder des 3. Ventrikels und die Foramina Monroi schon auf dem ap- und pa- bzw. auf dem Vorderhorn- und Hinterhornseitenbild erwähnt. Soweit sie hier abgebildet waren, waren sie auch prall mit Luft gefüllt und die Grenzen der dargestellten Teile gaben die tatsächlichen anatomischen Verhältnisse korrekt wieder. In Seitenlage hingegen bildet sich zwar oft der ganze 3. Ventrikel ab, man ist sich aber der vollständigen Füllung niemals ganz sicher. Es können unvollkommene Bilder entstehen, wenn z. B. nur die filmferne Wand durch eine Luftschale abgebildet wird. Auch kann man nicht mit Sicherheit erwarten, daß sich der Aquädukt in Seitenlage darstellt.

Ist die Luftfüllung ausreichend, so erscheinen im *Seitenbild* die *Foramina Monroi* als eine kurze halsartige Verbindung zum 3. Ventrikel. Man kann sie übrigens mit der halbaxialen ap-Aufnahme oft selektiv und gut von den anliegenden Kammerteilen getrennt abbilden. Der *vordere Teil des 3. Ventrikels* erscheint — wie schon gezeigt — auf dem ap-Bild als eine *birnenförmige*, d. h. oben etwas breitere Aufhellung zwischen und unterhalb der Hauptteile der Vorderhörner (Abb. 20). Bildet sich der vordere Teil des 3. Ventrikels rund ab, so muß er als erweitert gelten. Man muß sich jedoch vor einer Verwechslung mit

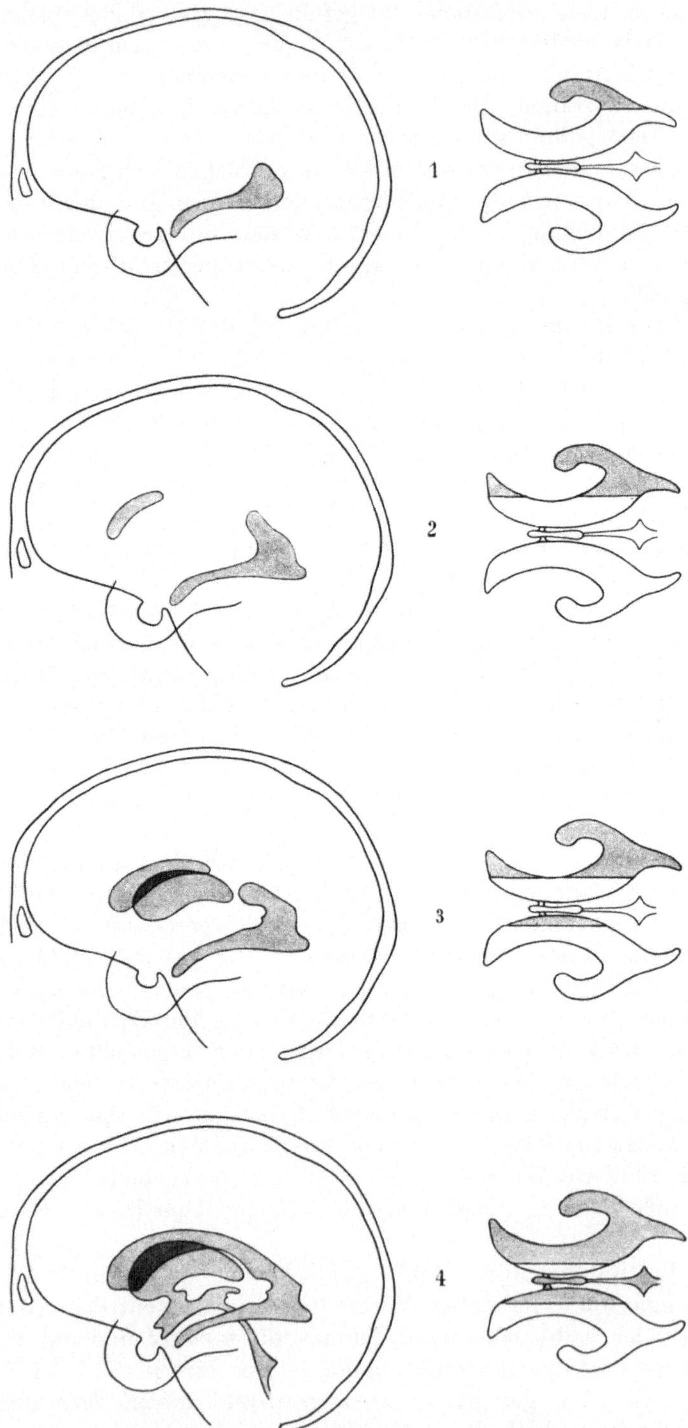

Abb. 26. Schematische Skizze der Pneumogramme bei verschiedenem Füllungsgrad der Ventrikel in Seitenlage.

einer anderen, meist weniger glatt begrenzten und etwas tiefer projizierten schmalen Aufhellungskontur hüten, die durch die Abbildung der Cisterna laminae terminalis im Medianspalt entsteht (Abb. 33).

Der *hintere Teil* des 3. Ventrikels erscheint im pa-Bild fast in Kreisform. Bei mangelhafter Luftfüllung sieht man hier überhaupt nur eine kleinere runde Aufhellung, nämlich den Recessus suprapinealis des 3. Ventrikels. Manchmal projiziert sich die Zirbel in die Aufhellung des 3. Ventrikels und unterteilt sie in zwei übereinander liegende Hälften.

Auf dem *Seitenbild* erscheint der 3. Ventrikel als ein längliches, fast rhombusartiges Gebilde (Abb. 30). Am vorderen unteren Abschnitt liegen zwei tütenförmige Fortsätze, die gegen die Sella gerichtet sind und die bekannte „Fischmaul"-Figur bedingen (Recessus opticus und infundibularis). Beide sind getrennt durch die Kontur des Chiasmas (Abb. 20).

Die Vorderwand des 3. Ventrikels wird von der Lamina terminalis gebildet, in der sich gelegentlich die vordere Commissur als ein kleiner Vorsprung direkt unter dem Foramen Monroi abzeichnen kann (Abb. 27). Etwas vor der Halbierungslinie des 3. Ventrikels liegt in $^4/_5$, der Fälle die Massa intermedia, die meist als rundliche oder ovale Aussparung verschieden groß im Luftbild erscheint, bei mangelhafter Luftfüllung des 3. Ventrikels aber auch als ein breiter Defekt vom Dach her in das Lumen vorragen kann. Auch die Corpora mamillaria können sich als eine Einbuchtung ins Lumen von unten her abzeichnen.

Wir halten es für richtig, hier noch einmal auf die Lage des hinteren basalen Abschnittes des 3. Ventrikels zwischen Infundibulum und Aquädukt hinzuweisen: sie entfernt sich infolge der massiven Ausbildung der Brücke und der vor ihr liegenden Hirnschenkel recht erheblich vom Clivus (Abb. 30).

An der Hinterwand des 3. Ventrikels heben sich meist ebenfalls zwei Fortsätze ab: der längere — gelegentlich einige Zentimeter lange — Recessus suprapinealis und der kurze Recessus glandulae pinealis, beide getrennt durch die Commissura habenularum. Am unteren Rand des Recesses pinealis liegt die hintere Commissur und unter dieser senkt sich der Aquädukt in die hintere Schädelgrube (Abb. 30).

d) Das Ventrikelbild im Sitzen.

Der Aquädukt und der 4. Ventrikel stellen sich mit größter Sicherheit *während* der lumbalen Füllung des Kammersystems dar und werden hier durch eine Seitenaufnahme abgebildet (Abb. 11). Auch auf dem Hinterhornseitenbild bzw. dem Seitenbild findet man sie häufig dargestellt (Abb. 18). Man sucht den Abgang des *Aquädukts* am besten am basocaudalen Teil des 3. Ventrikels (s. oben). Er entspringt knapp unterhalb des Zirbelschattens mit einem leicht nach der Basis konkav geschwungenen Bogen — gelegentlich auch mit leichtem Knick (LINDGREN) — ist etwa 1,5—2 cm lang und 1—3 mm breit. Normalerweise läuft er parallel zum Clivus in einer Entfernung von 3,2—4 cm (Abb. 30).

Die sog. LYSHOLMsche Linie gibt einen Anhalt, wo der Aquädukt zu suchen ist: Sie verläuft als Senkrechte auf den Clivus von den hinteren Sellafortsätzen gegen die Tabula interna des Parietalschädels. Der Aquädukt kreuzt etwa den basisnahen Drittelpunkt.

Da der Aquädukt gelegentlich schwer zu erkennen ist, weil sich die Knorpel der Ohrmuschel an der gleichen Stelle abbilden (mit deren Rand er verwechselt werden kann!), so empfiehlt es sich, bei allen Aufnahmen, wo es auf die Darstellung des Aquädukts ankommt, die Ohren nach vorne umzuklappen und mit Pflaster oder Mastisol festzukleben. Während sich der Aquädukt bei den seitlichen Projektionen meist gut und sicher abbildet, gelingt es bei sagittalen Aufnahmen nur im pa-Bild, bei halbaxialem Strahlengang ihn über die Schädelbasis zu projizieren (Abb. 25).

Die Aufhellung des *4. Ventrikels* kann im Seitenbild bei starker Ausbildung der Warzenfortsätze fast völlig vom Knochenschatten zugedeckt werden. Zeichnet er sich dagegen gut ab, so erscheint er als ein fast gleichschenkeliges Dreieck, dessen Basis zum Clivus parallel läuft und dessen Spitze gegen die Protuberantia occipitalis interna gerichtet ist. Seine Längsachse mißt etwa 3 cm, seine Höhe etwa 1,5 cm. Er liegt auf dem Halbierungspunkt der TWININGschen Linie: Tuberculum sellae → Prot. occ. interna. Da die Luft im 4. Ventrikel meist nur kurze Zeit haften bleibt — falls man nicht die seitliche Aufnahme *während* der lumbalen Füllung vornimmt (s. Abb. 11) — kann man sein Fehlen auf den übrigen Aufnahmen nicht als pathologisch werten, wenn er sich bei der Füllung als *durchgängig* erwiesen hat. Man kann ihn oft zusammen mit dem Aquädukt bei *halbaxialer* Projektion mit einer *pa-Aufnahme* über die Basis projizieren.

Die übrigen Aufnahmen im Sitzen. Kommt es bei der Untersuchung des Kammersystems besonders auf die Abbildung des Daches der Seitenventrikel an, die — wie wir auf S. 50ff. gesehen haben — sich bei vielen Projektionen nur unvollständig darstellen, so fertigt man nach der Kammerfüllung Aufnahmen im Sitzen an. Hier ist die vorhandene Luft direkt unter dem Ventrikeldach (d. h. unterhalb des Balkens) gelagert und bildet dieses sicher ab. Durch Neigung des Kopfes mehr nach vorne oder hinten kann man so auf mehreren Aufnahmen das Kammerdach sicher und in seiner ganzen Länge zur Ansicht bringen. Die Seitenaufnahme *während* der lumbalen Füllung bildet gewöhnlich ebenfalls Teile der Kammerdächer ab (Abb. 11).

2. Die äußeren Liquorräume.

Für die Analyse der Luftbilder der äußeren Liquorräume müssen wir uns zunächst noch einmal den Verlauf der äußeren Liquorstrombahn (s. KEY und RETZIUS) ins Gedächtnis rufen: Von der Cisterna magna führt der eine Hauptliquorstrom an der Vorderseite des verlängerten Markes über die Cisterna medullae et pontis zur Cisterna interpeduncularis, zu den Cisternae basales und dann beiderseits in die Cisternae fissurae Sylvii (Abb. 27, 29). Von hier aus dringt der Liquor an die Konvexität vor.

In die Cisterna pontis führt ein Nebenweg aus dem 4. Ventrikel über die Recessus laterales und die Cisternae pontocerebellares. Von den Cisternae basales zweigt eine Bahn nach seitlich ab, die beiderseits den Hirnstamm umgreift und den Cisternae ambientes bis zur Zirbel folgt, wo sie sich vereinigen. Der gleiche Punkt wird aber auch über die äußeren Liquorräume des Wurmes von der Cisterna magna aus erreicht (Abb. 27). Schließlich führt von den Cisternae basales aus ein Weg nach vorn über die Cisterna chiasmatis und Cisterna laminae terminalis zur Cisterna interhemisphaerica und nunmehr dem Balken entlang ebenfalls bis hin zur Zirbel (Abb. 27).

Die Cisterna magna cerebellomedullaris. — Die Cisterna pontomedullaris. Die Cisterna *magna* liegt am Ausgang des Foramen Magendi hinter und unter den Tonsillen und über dem verlängerten Mark. Bei der Luftfüllung ist sie die erste große Verteilungsstelle und bildet sich daher auch auf der ersten Kontrollaufnahme (s. Abb. 11) bereits ab. Sie erscheint auf dem Seitenbild als eine dreieckige Aufhellung von etwa 2×3 cm Größe am Unterrand des Kleinhirns zwischen Medulla oblongata und Hinterhauptsschuppe. Auf dem pa-Sagittalbild wird sie dagegen bei der üblichen halbaxialen Projektion gewöhnlich nur als ein schmaler Schatten in der Mittellinie und unterhalb des 4. Ventrikels abgebildet, da nur der tiefere Mittelteil (Vallecula) die nötigen Kontraste liefert (Abb. 28).

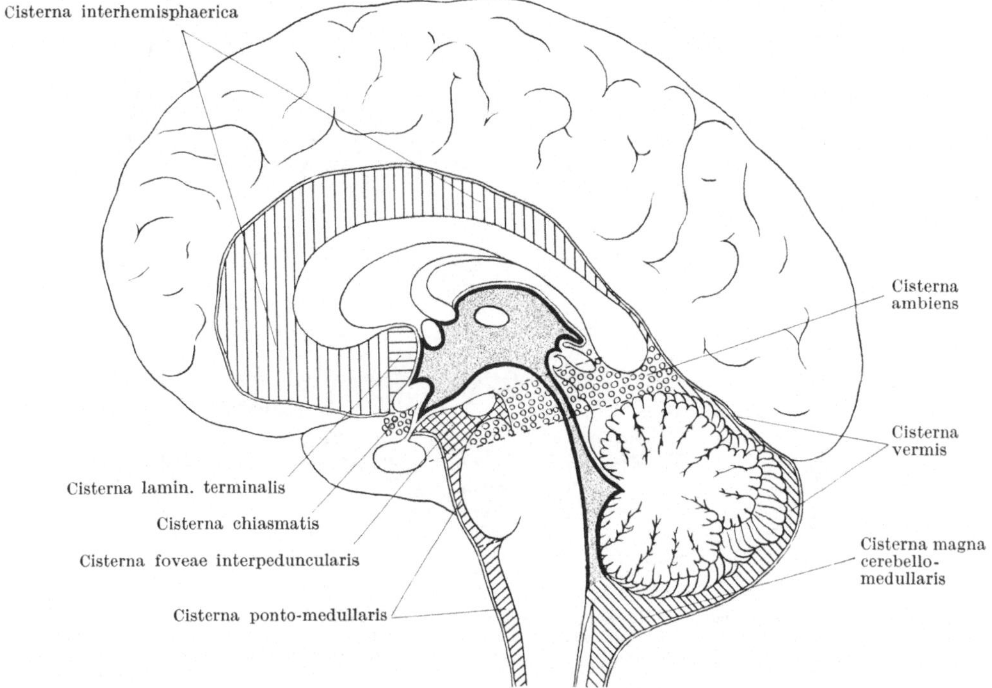

Abb. 27. Die Hauptzisternen des Hirns auf einem Medianschnitt.

Von der Cisterna magna strömt die Luft bei reichlichem Angebot und geeigneter Kopfstellung (s. S. 23/24, 26) in die Cisterna *pontomedullaris* über. Die Zisterne besteht aus einem unteren Teil am Vorderrand des verlängerten Markes (Cisterna medullae oblongatae) und einem oberen am vorderen Brückenrande (Cisterna pontis). Von diesem Teil aus führen zwei seitliche Fortsätze in die Brückenwinkel (Cisternae pontocerebellares). Im Seitenbild zeichnet sich die Cisterna pontis oft sehr klar als eine schmale Luftschale ab, als deren Hinterrand man die Brückenkontur erkennt. In einzelnen Fällen ist die A. basilaris aus dem Luftdepot ausgespart (Abb. 30). An ihrem Oberrand bilden sich strahlenorthograd getroffen, gelegentlich die Anfangsabschnitte der A. cerebri posterior ab. Auf dem halbaxialen pa-Bild erscheint die ringförmige Aufhellung der Cisterna pontemedullaris mit ihren seitlichen Ausläufern, den Brückenwinkelzisternen, meist sehr deutlich (Abb 28). Die Abbildung der letzten (der Cisternae pontocerebellares) im halbaxialen pa-Bild ist unter Umständen für die Diagnostik der Brückenwinkelprozesse wichtig (s. Abb. 79, 80). Auf der Seitenaufnahme sind sie jedoch von Knochenstrukturen überlagert.

Die Cisterna pontis mündet oben fließend in das zentrale Bassin der Fovea *interpeduncularis* (Cisterna interpeduncularis): wir treten ein in das große System der *basalen Zisternen*. Sie bestehen aus folgenden Einzelteilen: in der Mitte liegt die Cisterna interpeduncularis vor den Hirnschenkeln bis an den hinteren Rand des Hypophysenstiels. Beidseits von ihr dehnen sich lateral die „Cisternae basales" (im engeren Sinne) aus, in die von seitlich die beiden Unci hereinreichen.

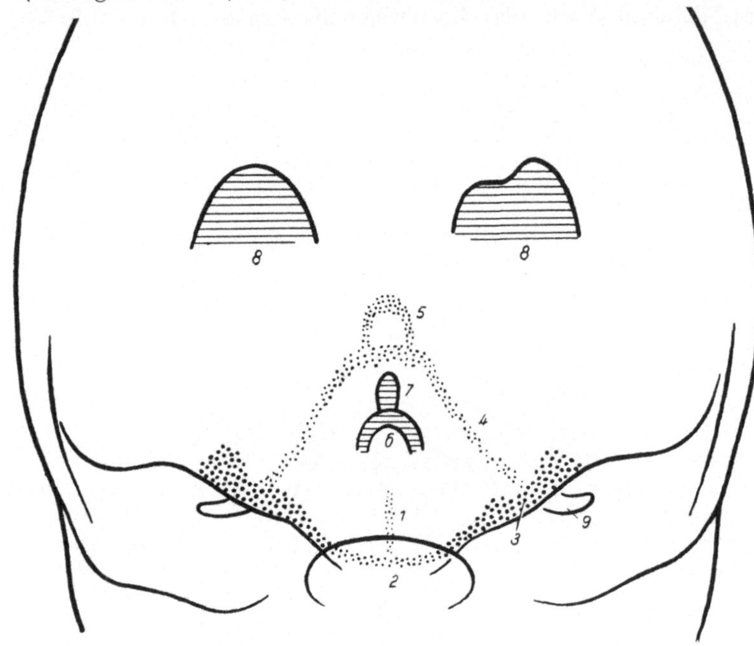

Abb. 28. Schematische Skizze einer Zisternographie der hinteren Schädelgrube in halbaxialer Projektion. Man sieht die Luft in der Vallecula (*1*), Cist. pontis (*2*), Cist. ponto-cerebellaris (*3*), Cist. ambiens (*4*), Cist. V. magna (*5*), im 4. Ventrikel (*6*), im 3. Ventrikel (*7*), in den Trigona und Hinterhörnern (*8*). Den Meatus acust. internus zeigt (*9*).

In der Mitte zwischen ihnen beginnt am Vorderrand des Hypophysenstiels die Cisterna chiasmatis (Abb. 29).

Die Cisterna basalis und die Cisterna chiasmatis. Die Cisternae *basales* sind recht regelmäßig auf den Seitenaufnahmen (Abb. 31, 32), aber häufig auch auf der gewöhnlichen ap-Aufnahme sichtbar, was bisher anscheinend übersehen wurde (s. Abb. 33). Im Seitenbild wird der Raum der übereinander projizierten basalen Zisternen oft durch Schatten der in ihnen liegenden Strukturen untergliedert. So erkennt man gelegentlich die Kontur der Corpora mamillaria. Auch kann sich der Hypophysenstiel am vorderen Rand der Zisterne scharf abbilden.

Sind die Zisternen bei Hirnatrophie vergrößert, so sind gelegentlich noch weitere Strukturen zu erkennen, z. B. der N. oculomotorius (Abb. 30). Rostral vom Hypophysenstiel beginnt über der Sella die Cisterna *chiasmatis*, die das ganze Sehnervengebiet umgibt. Auf dem Seitenbild ist sie oft gut zu erkennen (Abb. 31), auf der ap-Aufnahme hingegen läßt sie sich nicht abgrenzen. Auch in dieser Zisterne können auf einer scharf gezeichneten und kontrastreichen Aufnahme einzelne durchziehende Strukturen ausgespart erscheinen (Fasciculus opticus, A. commun. anterior s. Abb. 30).

Die Cisternae fossae Sylvii. Die Cisterna fossae Sylvii bildet sich sowohl auf Seitenbildern als auch auf ap- (Abb. 33, 34 u. 87) und — seltener — pa-Aufnahmen

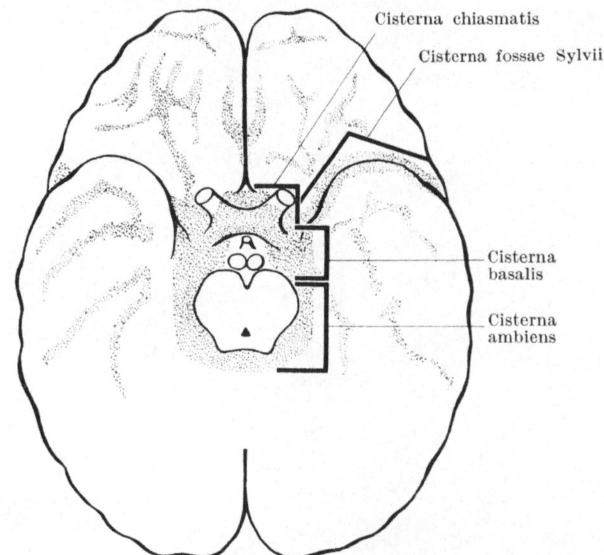

Abb. 29. Die Grenzen der basalen Zisternen.

ab. Sie schwingt sich beidseits lateral von der Cisterna chiasmatis nach außen und verläuft entlang der Fissura Sylvii. Man erkennt die Zisterne leicht auf allen

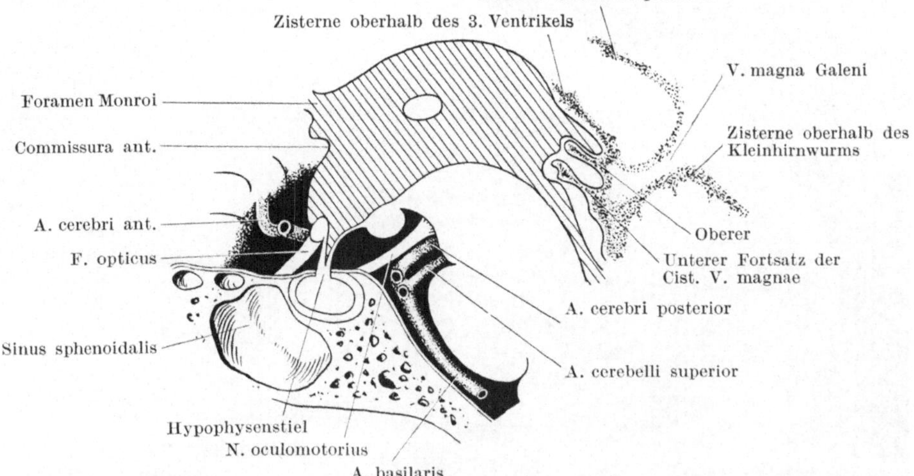

Abb. 30. Auf den Zisternogrammen lassen sich oft die hier abgebildeten Strukturen als Aussparungen erkennen. Außerdem können sich in der Zirbelgegend einige umschriebene Luftschatten um Balken und Zirbel bzw. V. magna Galeni abzeichnen (vgl. Abb. 31 u. 32).

Bildern, wenn man sich den bekannten Verlauf der A. cerebri media (s. Abb. 99 u. 101) in beiden Projektionen vorstellt. Allerdings weist eine deutliche Abbildung der Zisterne eigentlich bereits auf eine beginnende Atrophie der Nachbarschaft hin. Zu dem fast rechtwinkelig abgeknickten Verlauf der Fissura

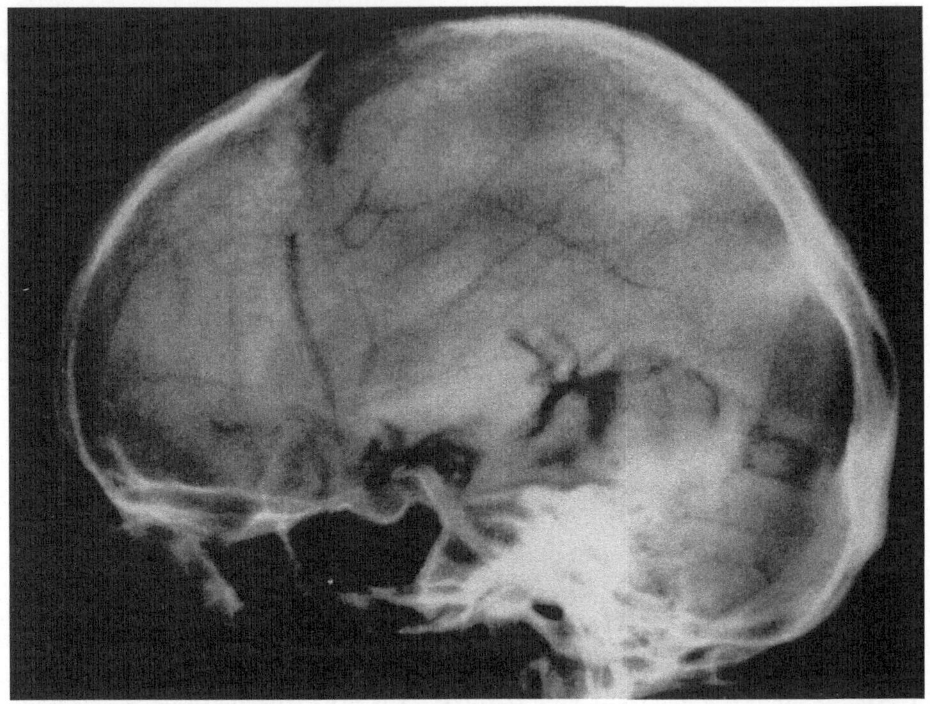

Abb. 31. Seitenbild einer Zisternographie: I. Phase.

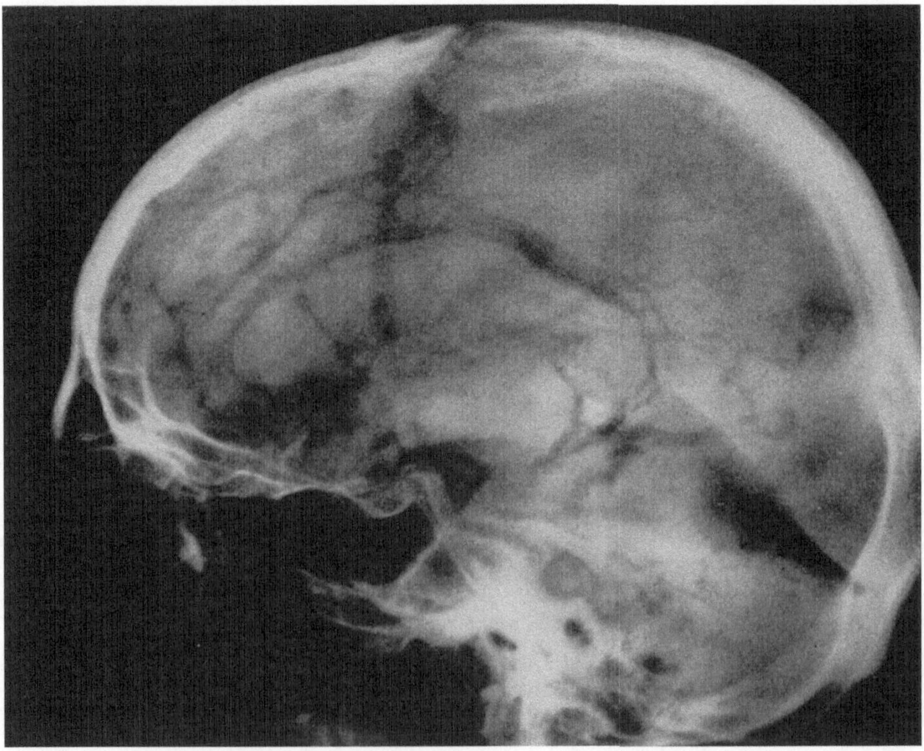

Abb. 32. Seitenbild einer Zisternographie: II. Phase (vgl. Abb. 27 u. 30).

Sylvii bei ap-Projektion fügt sich als Schlußstück die Cisterna *insulae* an, die sich wie eine ankerförmige Schale projiziert (s. Abb. 33, 34, 35, 87).

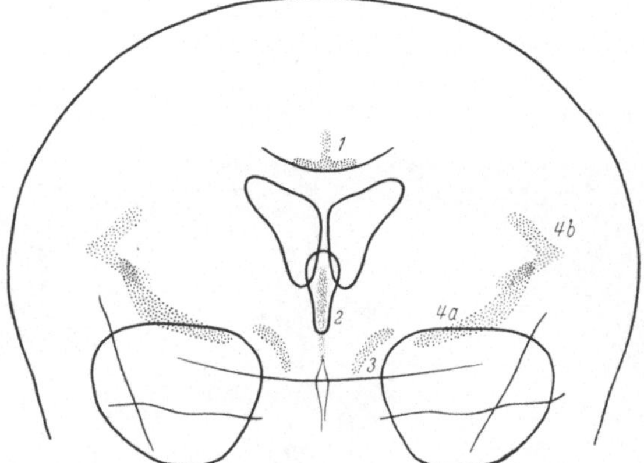

Abb. 33. Schematische Skizze der Zisternen im ap-Pneumogramm. Cist. interhemisphaerica (*1*), Cist. lamin. terminalis (*2*), Cist. basalis (*3*), Keilbeinabschnitt (*4a*), Inselabschnitt der Cist. fossae Sylvii (Cist. insulae, *4b* (vgl. Abb. 34, 35, 87).

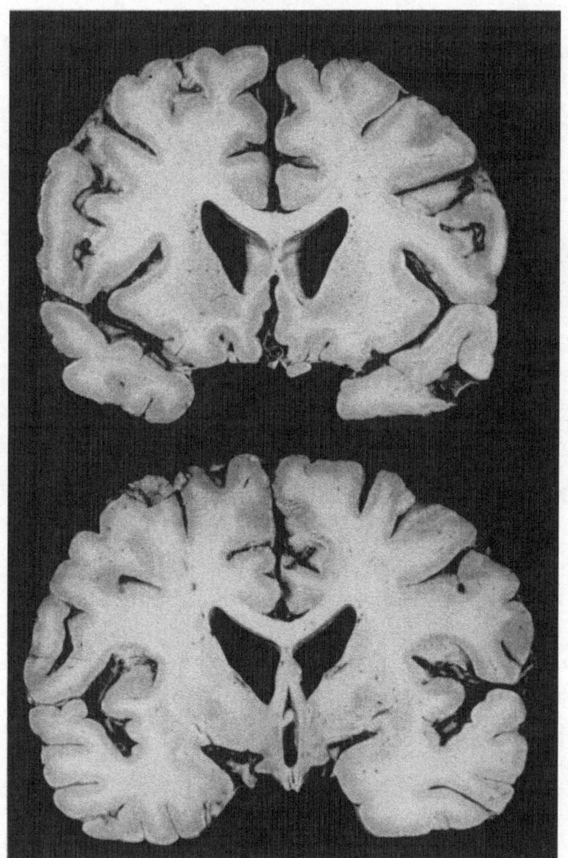

Abb. 34. Die erweiterten Zisternen auf zwei Frontalscheiben eines altersatrophischen Hirns (vgl. Abb. 33).

Die Cisterna interhemisphaerica. Die Cisterna interhemisphaerica liegt an der Vorder- und Oberfläche des Balkens, doch grenzt man in der Röntgenologie ihren rostrobasalen Teil vor der Lamina terminalis als eigene Zisterne ab *(Cisterna laminae terminalis)*. Sie bildet sich nämlich recht regelmäßig im ap-Bild ab, und zwar als ein schmaler, etwas zackig begrenzter Schatten zwischen und unter den Vorderhornhauptteilen (Abb. 33). Sie wird gelegentlich als Kontur des 3. Ventrikels fehlgedeutet. Auch bei seitlicher Projektion erscheint sie als ein schwacher Schatten direkt vor dem 3. Ventrikel (s. Abb. 27, 32). Die eigentliche Cisterna

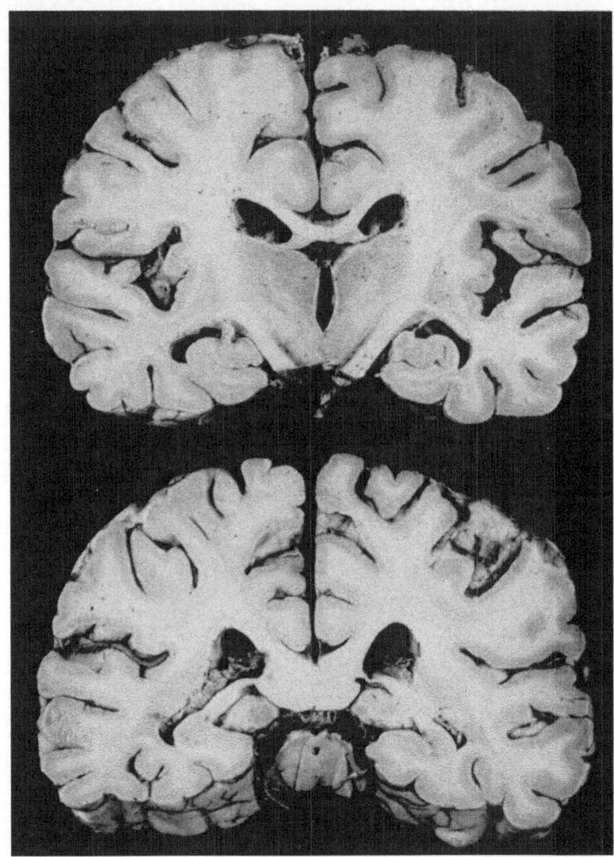

Abb. 35. Die erweiterten Zisternen auf zwei Frontalscheiben eines altersatrophischen Hirns (vgl. Abb. 33).

interhemisphaerica projiziert sich als ein ankerförmiger Schatten bei der ap-Aufnahme (Abb. 33) über den Balken, auf Seitenaufnahmen kann sich die Balkenzisterne entsprechend der Balkenkontur oberhalb desselben abzeichnen (Abb 32).

Die Cisternae ambientes. Von allen Zisternen sind die Cisternae basales und ambientes am häufigsten abgebildet. Im Seitenbild projiziert sich die Cisterna ambiens als eine Aufhellung, die etwa von den hinteren Sellafortsätzen in Richtung auf die Zirbel verläuft und basal leicht konvex ausgebogen ist. Manchmal erscheint die Zisterne auch als eine Doppelkontur aus zwei parallelen Linien, wobei es sich wahrscheinlich um die filmferne und filmnahe Zisterne handelt (Abb. 31). Nur selten zeigt sich eine Luftschale von der Zirbel in Richtung auf den Oberwurm des Kleinhirns, die man auch noch als einen hinteren unpaaren Teil der Zisterne ansehen kann (Cisterna v. magnae Galeni). Sie kann sich nach caudal bis in die Cisterna magna cerebelli fortsetzen (Wurmzisterne) (Abb. 30, 31). Häufiger erscheint an der gleichen Stelle eine glatt begrenzte Schattenkontur, die aber subdurale Luft unter dem Tentorium anzeigt. Neuerdings bekommt man die Cisternae ambientes beider Seiten als ein gabelförmiges Gebilde sehr gut zu Gesicht, wenn man eine halbaxiale pa-Aufnahme nach der lumbalen Zisternographie (s. S. 26 und Abb. 28) vornimmt. Man sieht sie dort von den beiden Brückenwinkelzisternen in Richtung auf die Zirbel verlaufen. Am Treffpunkt der beiden Schenkel liegt die Zirbel. Dadurch schließen sich die Zisternen bei dieser Projektion zu einem rhombusförmigen Gebilde zusammen, das den Hirnstamm umgibt (s. auch S. 54).

Die Furchen (Sulci). Bei der Encephalographie eines normalen Hirnes stellen sich gewöhnlich nur wenige Furchen gut dar. Am ehesten bilden sich die Gebiete der beginnenden Altersinvolution (im Frontal- und Parietallappen) ab (Abb. 84). Man findet also auf Encephalogrammen besonders häufig Furchen der drei Frontalwindungen, der Postzentralwindungen und von Windungen der Medianfläche (Gyrus cinguli und callosomarginalis (Abb. 32)). Mit Hilfe eines anatomischen Atlas ist die Identifizierung leicht möglich. Häufiger ist bei diffusen Hirnatrophien eine gute Abbildung von Furchen anzutreffen.

Die subdurale Luft. Fließt bei zisternaler Füllung versehentlich etwas Luft in den Subduralraum ein, so bildet sich diese mit einer Prädilektion an bestimmten Stellen ab. Sie läßt sich an den scharfen, glatten Konturen der Aufhellungen leicht von der Luft in den Subarachnoidalräumen unterscheiden.

Subdurale Luft trifft man nicht so selten unter dem Tentorium an — wobei pa-Projektion oft das Zelt in seiner ganzen Ausdehnung abgebildet ist —, im Medianspalt neben der Falx, vor dem Frontal- und Occipitalpol und selten einmal am vorderen Brückenrand. — Die planmäßige Füllung des Subduralraumes mit Luft wurde auf S. 36 ff. beschrieben.

IX. Allgemeine Regeln für die Deutung von Pneumogrammen.

Das Ziel der Kontrastfüllung der Liquorräume ist die Abbildung krankhafter Veränderungen. Diese erfaßt man durch den Vergleich mit „normalen" Bildern. Es wurde oben diskutiert, wie man ein solches „normales" Vergleichsbild konstruiert (s. S. 39). Beim Vergleich muß man aber auch alle Fehlerquellen durch die *Labilität der Technik* bei der Luftfüllung und bei der Röntgenaufnahme berücksichtigen, die uns krankhafte Veränderungen vortäuschen können. Auf diese Möglichkeiten wurde bereits mehrfach hingewiesen.

Ehe wir also eine pathologische Abweichung im Röntgenbild feststellen, müssen wir uns dazu erziehen, grundsätzlich in jedem Falle einige Vorfragen zu beantworten:

Wie weit ist die Aufnahme technisch korrekt und erlaubt daher den Vergleich mit „Normalbildern"? Eine sichere Analyse der Kontrastbilder auf krankhafte Abweichungen ist gerade im Anfang nur durch Vergleich mit den Abbildungen des Schrifttums möglich, die „normalisiert" aufgenommen sind. Hat man selbst aber Aufnahmen vor sich, die schief projiziert wurden, so kann man keine Angaben über Symmetrie, Größe und Verschiebung von Ventrikelteilen machen. Denn es werden leicht durch falsche Projektion Größenunterschiede und Seitenverlagerungen vorgetäuscht.

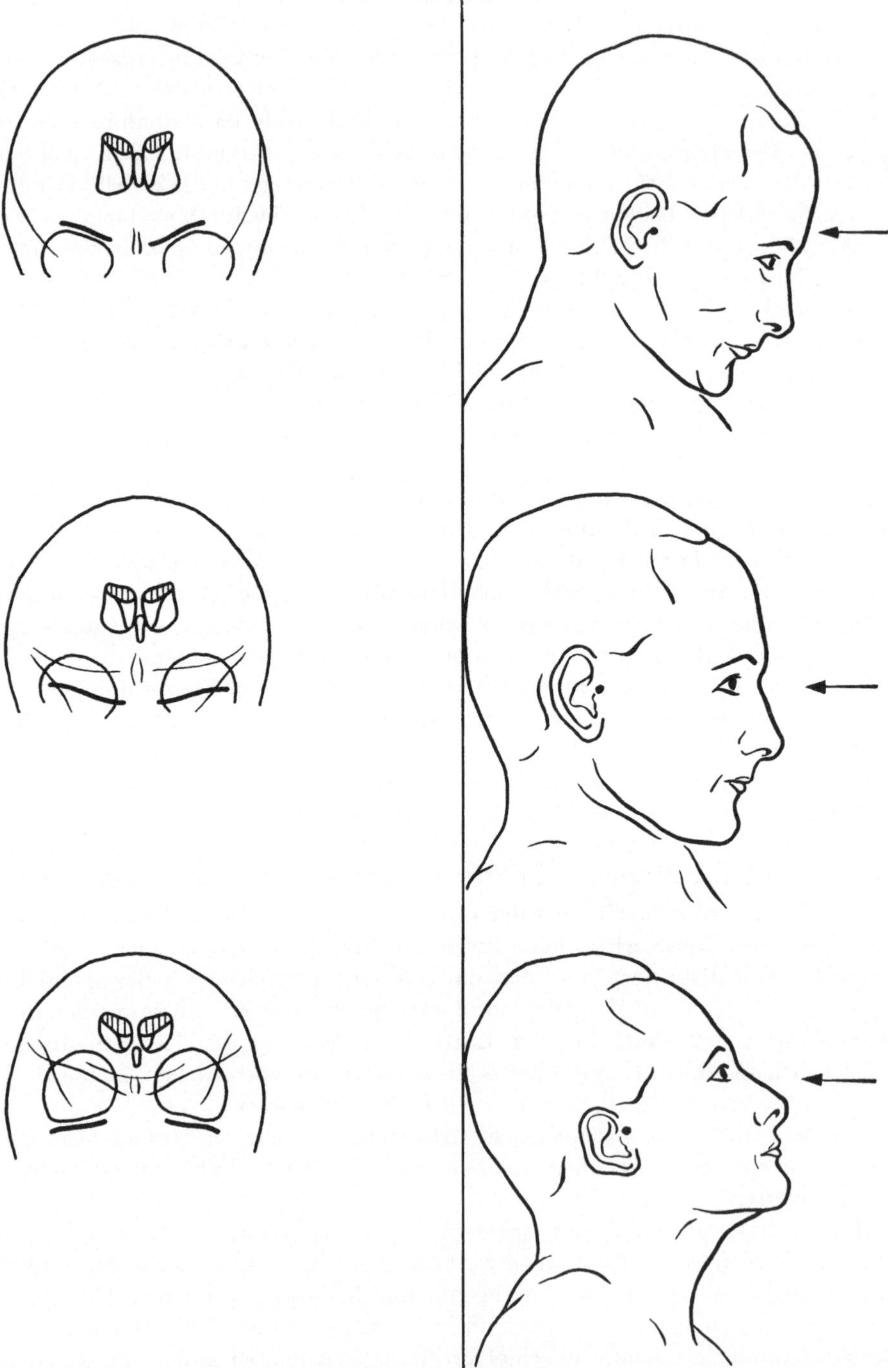

Abb. 36. Änderung der Ventrikelform je nach der Projektionsachse, d. h. in diesem Falle je nach Kopflage. In der Mitte richtige Lage mit senkrechter Augen-Ohrlinie. Dabei werden die Pyramidenkanten etwa in die Halbierungslinien der Orbitae projiziert (vgl. Abb. 37).

Bei den Aufnahmen in Rücken- und Bauchlage mit sagittalem Strahlengang muß die Augen-Ohrlinie *genau senkrecht zum Tisch stehen.* Dann projizieren sich die Oberkanten der Pyramiden in die Mitte bzw. das untere Drittel der Orbitae, und zwar auf beiden Seiten gleich hoch, wenn keine halbseitige Basisverformung vorliegt. Damit ist die korrekte Einstellung in der *horizontalen* Ebene gewährleistet. Die „Höhe" des Ventrikelsystems — und insoweit auch die Form — auf der ap- und pa-Aufnahme sind weitgehend von der Projektionsrichtung abhängig, wie die Abb. 19, 36 zeigt. — In der *sagittalen* Ebene steht eine Aufnahme korrekt, wenn die Abstände der äußeren Orbitakanten (oder die Unterkieferköpfe oder die Processus mastoidei) von der äußersten Begrenzung des Schädels beiderseits gleich groß sind (Abb. 37). Die korrekte Projektion der *Seitenaufnahmen* erkennt man daran, daß sich die Konturen der beiden Orbitadächer decken und die aufsteigenden Fortsätze der Unterkiefer bei der Projektion übereinander liegen, wiederum sofern nicht besondere Anomalien in der spiegelbildlichen Ausbildung des Schädelskelets vorliegen, wie etwa bei der frühkindlichen Hemiplegie.

Die filmnahe Seite einer Röntgenaufnahme erkennt man jederzeit auch ohne Markierung an der kleineren Abbildung und schärferen Zeichnung: z. B. ist im pa-Bild die Orbita kleiner und schärfer gezeichnet als auf der ap-Aufnahme.

Weiter müssen wir die folgende Frage klären: *Welche Kammerteile sind gefüllt und welche hätten sich bei der verwandten Lagerung des Patienten und gewählten Aufnahmetechnik füllen müssen? Welche diagnostische Reichweite hat daher diese besondere Aufnahme?*

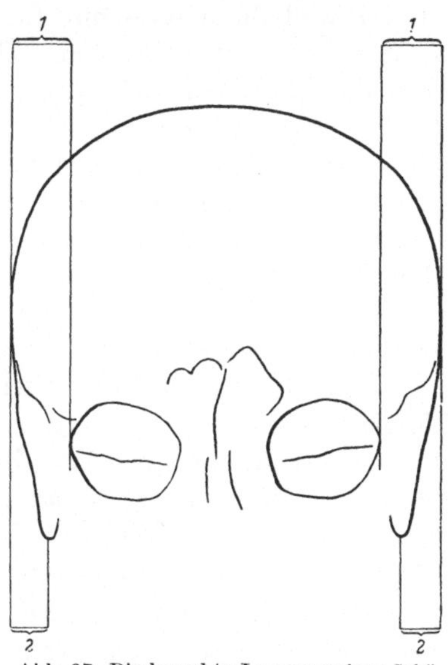

Abb. 37. Die korrekte Lagerung eines Schädels bei der Projektion stellen wir am sagittalen Röntgenbild fest durch Vergleich der Abstände der lateralen Schädelbegrenzung und der lateralen Orbitabegrenzung (*1*) oder dem Proc. mastoideus (*2*). Außerdem sollen die Pyramidenkanten auf beiden Seiten in die Halbierungslinie der Orbitae und gleich hoch projiziert werden.

Wir müssen also zunächst feststellen, wie tief die Luftsäule in den beiden Ventrikeln steht. Dazu dient uns jeweilig das seitlich „geschossene" Bild (Vorderhorn- und Hinterhornseitenbild), das wir zum besseren Vergleich auch am Schaukasten unter die ap- und pa-Aufnahme hängen (Abb. 18). Aus dem ap- und pa-Bild allein ohne die entsprechenden Seitenbilder kann man nur einen gewissen Schluß auf die „Tiefe" der Füllung durch Vergleich der Tönungsintensitäten ziehen, allenfalls auch aus der Kontur der bereits dargestellten Teile (Abb. 20). Die exakte Feststellung der Füllungstiefe ist aber besonders bei Vergleich der Vorderhörner und der Cellae mediae der beiden Seiten wichtig. Hier wird häufig der Fehler begangen, die *größte Breite* der Röntgenkonturen der beiden Seitenkammern zu vergleichen und bereits eine „halbseitige Erweiterung" festzustellen, obwohl auf der einen Seite das Vorderhorn nur bis zum Hauptteil (Abb. 18, links oben), auf der anderen Seite aber einschließlich der Cella media gefüllt ist, die viel weiter nach seitlich herausragt als der Vorderhornhauptteil: Dadurch wird eine halbseitige Kammererweiterung *vorgetäuscht*. Selbst ein Vergleich der Cellae mediae ist nur bei gleichstehenden Luftspiegeln gestattet, da sie im occipitalen Anteil — wie wir auf Abb. 23 gezeigt haben — stark von der Mittellinie zu divergieren beginnen. Man hat bei all diesen Vergleichen zu beachten, daß das *Pneumogramm nicht wie ein Tomogramm eine bestimmte Ebene abbildet, sondern daß ein Körper auf eine Ebene projiziert wird!*

Besondere Aufmerksamkeit verdient auch die Analyse des Seitenbildes. Während an den Vorderhorn- und Hinterhornseitenbildern klar zu erkennen ist, wie weit diese prall mit Luft gefüllt sind, kann man beim Seitenbild dies nicht so einfach beurteilen. Hier ist mit einiger Sicherheit nur das Unterhorn des filmfernen Seitenventrikels gefüllt (s. Abb. 26). In den übrigen Teilen des gleichen Seitenventrikels werden leicht „Füllungsdefekte" vorgetäuscht, wie wir auf S. 51 beschrieben haben. In den mangelhaft gefüllten Teilen dürfen daher Abweichungen von der Norm nur als krankhaft angesehen werden, wenn sie die Normalbegrenzung nach *außen* überschreiten, d. h. Erweiterungen (Abb. 88). Der filmnahe Seitenventrikel pflegt hingegen nur eine schmale Luftschale zu enthalten, die wohl kaum jemals einen für die Diagnose verwertbaren Aufschluß gibt (Abb. 26).

Ist der 3. Ventrikel in Seitenlage nicht gefüllt, so kann das auf technische Momente zurückgehen. Seltener ist ein technisch entstandener Füllungsdefekt des 3. Ventrikels in Stirn- bzw. Hinterhauptslage. Aber nur das konstante Fehlen des 3. Ventrikels an Spezialaufnahmen, der Nachweis des Hydrocephalus der vorliegenden Kammern und die Undurchgängigkeit bei spinaler Luftfüllung erheben sein Fehlen zum Rang eines *sicheren pathologischen Befundes*.

Berücksichtigt man die bei der Beschreibung der einzelnen Aufnahmen in den verschiedenen Lagerungen des Patienten gegebenen Hinweise — welche Kammerteile bei einem bestimmten Füllungsgrad durch Luft mit Sicherheit abgebildet sein müssen und bei welchen Aufnahmen ein Fehlen der Luftfüllung auf technischen Gründen beruhen kann, obwohl in anderen Fällen bei der gleichen Lagerung eine gute Abbildung erzielt wird —, so ergibt sich die „diagnostische Reichweite" einer jeden Aufnahme. (Zum Beispiel Analyse der Vorderhörner und des vorderen 3. Ventrikels vorwiegend im ap- und Vorderhornseitenbild, des Unterhorns im Seitenbild usw.)

Schließlich ist es schwer, die „*Grenzen des Normalen und Anfänge des Pathologischen*" (ALBAN KÖHLER) für jede Abbildung durch Vergleich mit dem „*Normalbild*" festzulegen (BRENNER). Denn es erhebt sich gleich die Frage, wie weit es überhaupt ein für *jeden Patienten* gültiges Normalbild gibt? Die individuellen Schwankungen scheinen doch recht erheblich zu sein. Form und Größe der Liquorräume ist z. B. bis zu einem gewissen Grade abhängig von der Konstitution [dolicho-meso-brachycephale Schädelform (WOLFF und BRINKMANN)] und ändert sich mit dem Alter (s. unten). Wir wissen überhaupt noch nichts darüber, ob sich nicht sogar bestimmte rhythmische Veränderungen in der Kammergröße zu den verschiedenen Tageszeiten (ADSONS Beobachtungen über Tagesrhythmen des Liquordrucks?) oder bei einer Tätigkeit des Hirns abspielen, etwa durch verschiedenen Blut- und Feuchtigkeitsgehalt?

Jedem Vergleich müssen wir also das Normbild der betreffenden *Alters*klasse zugrunde legen, da heute als gesichert gelten kann, daß spätestens vom 35. Jahr ab eine progressive Erweiterung der inneren und äußeren Kammern beginnt. Leider verfügen wir bisher nur über erste grobe Angaben von den Altersveränderungen (HEINRICH), die uns aber wenigstens bereits einen gewissen Anhalt für die Beurteilung geben (Abb. 38).

Neben den „physiologischen" Altersveränderungen müssen wir auch die zahlreichen Varianten berücksichtigen, die in den vorigen Kapiteln an den einzelnen Teilen des Ventrikelsystems beschrieben wurden.

Der Anfänger sollte sich daran gewöhnen, am Anfang jeder Bildanalyse die in den einzelnen Abschnitten dieses Kapitels erwähnten Voraussetzungen automatisch zu prüfen, ehe er mit Sicherheit krankhafte Befunde diagnostiziert.

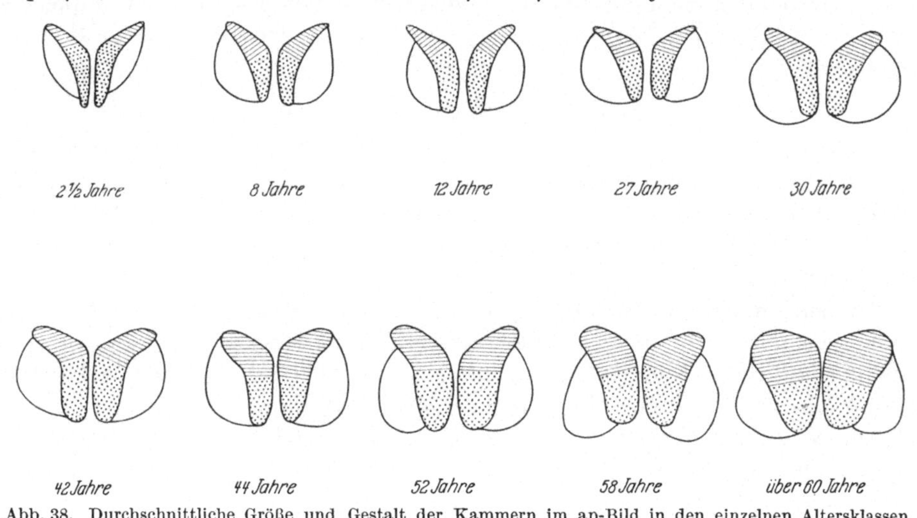

Abb. 38. Durchschnittliche Größe und Gestalt der Kammern im ap-Bild in den einzelnen Altersklassen (Originalkopien von typischen Fällen).

Die „objektive" Messung der Ventrikelgröße. Wollen wir an zwei Röntgenbildern die Kammerweite vergleichen, so wäre es sehr nützlich, wenn wir die Größe der Ventrikelteile bei normalisierten Aufnahmen „objektiv" messen könnten, um die subjektiven Ungenauigkeiten auszuschalten. Es sind bereits verschiedene Meßmethoden beschrieben worden (ABRAMOVICH und WINKLER, WOLFF und BRINKMANN), von denen sich aber bisher keine als Routineverfahren durchgesetzt hat.

Von den angegebenen Methoden wollen wir nur das Vorgehen von SCHIERSMANN hervorheben, der versucht hat, einen „relativen" Index zwischen größter Kammerbreite und größter Schädelbreite im ap-Bild aufzustellen. Aber auch diese Methode begegnet an streng „normalisierten" Aufnahmen Einwänden: es fehlen bisher die Indices für die Kammergröße der einzelnen Altersklassen. Auch scheint nicht gesichert, daß die „größte Kammerbreite" wirklich den besten Index für eine Ventrikelerweiterung darstellt (ein viel feinerer Index für die Hirnatrophie ergibt sich z. B. auf den ap-Bildern bei einer Breitenmessung in Höhe des Foramen Monroi).

Neuerdings hat SCHALTENBRAND versucht, die Kammerform unabhängig von der Projektion durch eine Fernaufnahme mit tomographischer Apparatur in zwei Ebenen zu messen. Das Verfahren muß noch praktisch erprobt werden.

X. Das pathologische Pneumogramm.

Nachdem wir die Luftbilder eines Patienten nach den Regeln des vorgehenden Kapitels auf ihre technischen Voraussetzungen und das Bestehen von Varianten geprüft haben, stellen wir die „echten“ krankhaften Abweichungen vom Normalbild fest. Diese können bestehen: in einer *Verlagerung* und *Verformung von Kammerteilen, in direkten Füllungsdefekten an den Kammern* und in *pathologischen Luftansammlungen* am Orte des krankhaften Prozesses (direkte Abbildung des pathologischen Prozesses) oder schließlich in einer Mischung von verschiedenen dieser Merkmale. Alle diese Veränderungen können bei raumfordernden Prozessen vorkommen, zum größten Teil finden wir sie aber auch bei schrumpfenden Prozessen wieder. Sie können uns Lage und Größe der krankhaften Prozesse angeben.

1. Raumfordernde Prozesse.

Auch bei der Analyse des Pneumogramms unterscheiden wir — wie oben beschrieben — zwei große Gruppen von raumfordernden Prozessen, die in den Großhirnhemisphären und die in der Hirnachse nahe der medialen Liquorbahn gelegenen. Das Vorgehen der Deutung gestaltet sich bei diesen beiden Gruppen verschieden.

Bei den in den *Großhirnhemisphären* gelegenen raumfordernden Prozessen können wir aus der Art der Verschiebung des Kammersystems nach *seitlich*, nach *oben* oder *unten* den Sitz des Tumors erkennen (s. Abb. 39). Bei den in der *Hirnachse gelegenen* — die eine Blockade der medialen Liquorbahn hervorrufen — müssen wir nach der *caudalen Begrenzung* des entstehenden Hydrocephalus occlusus suchen (s. Abb. 59 und 71).

a) Die Hemisphärenprozesse.
Übersicht: das ap- und pa-Bild.

Bei der Analyse des Pneumogramms von Hemisphärenprozessen prüfen wir zunächst auf dem ap-Bild — wie oben beschrieben —, ob eine Massenverschiebung über die Mittellinie nach rechts oder links stattgefunden hat, was sich in einer entsprechenden Verlagerung des Kammersystems ausdrückt. Dies weist uns auf die *Seite* des raumbeengenden Prozesses hin. Weiter interessiert uns seine *Höhe über der Schädelbasis*. Wir versuchen festzustellen, ob der Prozeß — bezogen auf einen Frontalschnitt — in der Höhe der lateralen Ventrikelkante (d. h. lateral) oder oberhalb (dorsal) oder unterhalb (basal) derselben liegt. Wir teilen dementsprechend den Frontalschnitt des Hirns am besten grob in drei Sektoren ein (Abb. 39). — Aus der besonderen Verschiebungsrichtung des Kammersystems läßt sich auf die Lage des Tumors in einem dieser drei Sektoren, also auf einen *dorsalen* (parasagittalen), *lateralen* oder *basalen* raumfordernden Prozeß schließen. Die Verschiebungsrichtung ist jedoch nicht allein von dem Druck des raumfordernden Prozesses in dem betreffenden Sektor abhängig, sondern sie wird durch die besondere Verschieblichkeit des betroffenen Hirnteils noch weiter modifiziert. Darauf wird später genauer eingegangen. Es gibt jedoch gewisse Grundregeln für die Verschiebungen, die für alle Regionen des Hirns gelten (s. S. 3ff.).

Der Balken ist mit seiner Faserstrahlung in das beiderseitige Zentrum semiovale das stärkste Fasermassiv und bildet zugleich die obere Begrenzung der beiden Seitenventrikel. Er gehört zu den gut verschieblichen Hirnteilen. Aus seiner Verlagerung kann man infolgedessen die *Richtung* ablesen, aus der der Hauptseitendruck eines raumfordernden Prozesses erfolgt. Die beiden Seitenventrikel folgen verständlicherweise dieser Balkenverschiebung. Wir schließen also aus der *Höhe der beiden Seitenkammern* auf den Stand des Balkens, der meist der feinste Indicator für das Bestehen und den Sitz eines raumfordernden Prozesses ist: *Ein leichter Schiefstand des Balkens weist oft bereits auf einen raumfordernden Prozeß hin, wenn andere Veränderungen noch völlig fehlen* (Abb. 89).

Wird das Balkenmassiv mit der entsprechenden Seitenkammer auf einer Seite sehr stark gesenkt („Balkenpressung" von WINKELBAUER), so muß der raumfordernde Prozeß dorsal liegen (Abb. 39 I), wird es nur mäßig gesenkt und stark seitlich verschoben (Abb. 39 II), so liegt er weiter lateral. Bleibt es dagegen in gleicher Höhe stehen und wird nur seitlich verschoben, so erfolgt der Druck rein lateral bzw. laterobasal. Basale Prozesse können die herdseitige Kammer mit dem Balken sogar anheben (Abb. 39 III).

Die dorsale Gruppe. Je weiter dorsal der raumfordernde Prozeß liegt, desto stärker wird die herdseitige Balkenhälfte und mit ihm die herdseitige Kammer herabgedrückt (s. Abb. 42). Wird das Kammersystem gleichzeitig zur Gegenseite verschoben, so muß sich auch das Septum schief stellen. Dabei ist die Seitenverschiebung grundsätzlich bei frontalem Sitz stärker als bei parietalem (s. Abb. 42 und 40 1 und 2), entsprechend also auch die Schrägstellung des Septums. Weiterhin wird der obere Teil des 3. Ventrikels ebenfalls seitlich verschoben und der Ventrikel dadurch zur gesunden Seite gekippt. Er verläuft dabei parallel oder in einer Geraden mit dem schräggestellten Septum: *Kippung der Septum—3. Ventrikellinie.*

Die laterale und basale Gruppe. Je mehr der Sitz des raumfordernden Prozesses von dorsal nach lateral herüberwechselt, desto steiler bleibt das Septum stehen, auch wenn die Seitenverschiebung erheblich ist (s. Abb. 39). Bei dorsolateralem

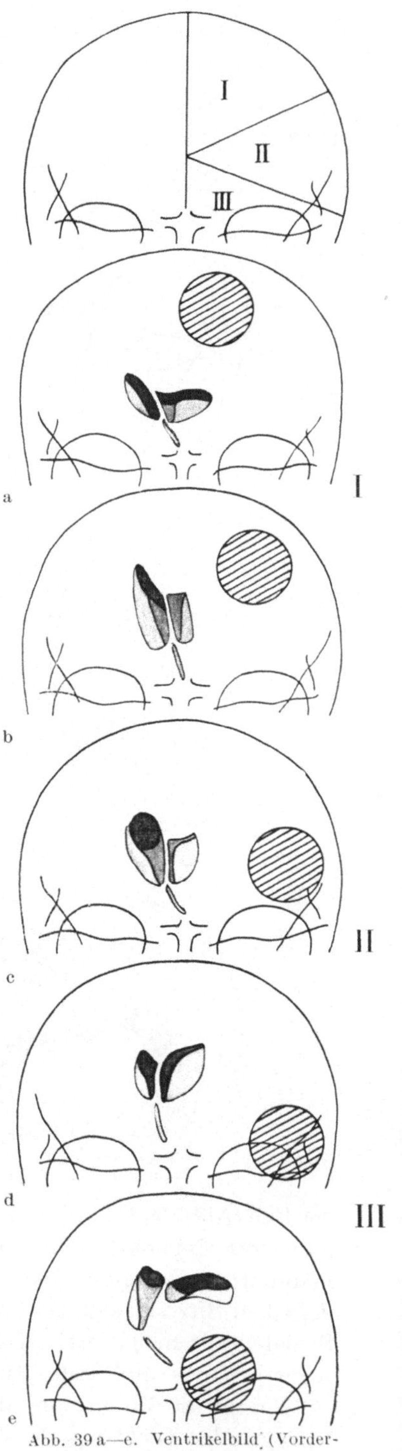

Abb. 39 a—e. Ventrikelbild (Vorderansicht) bei den Tumoren der verschiedenen Zonen (I dorsale, II laterale, III basale Tumoren).

Sitz verlaufen Septum und 3. Ventrikel gewöhnlich noch parallel, bei lateralem
Sitz bleibt das Septum bereits senkrecht stehen, der 3. Ventrikel aber ist zur gesunden Seite gekippt (Abb. 39 II). Bei basolateralem Sitz kann das Septum sogar
etwas zur kranken Seite geneigt sein, bei basomedialem Sitz ist dies regelmäßig

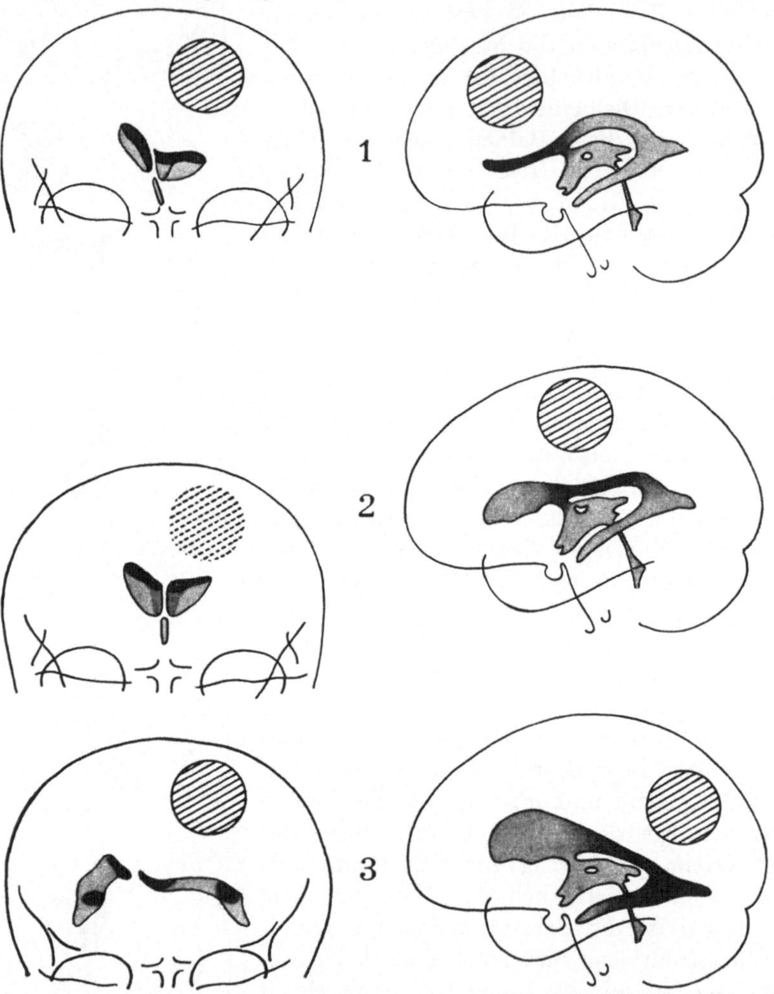

Abb. 40. Die dorsalen (parasagittalen) Tumoren im Vorder- und Seitenbild. (1) Vorderes, (2) mittleres, (3) hinteres
Sinusdrittel.

der Fall (Abb. 39 III). Dadurch kommt es bei dieser Tumorgruppe zu einer *Krümmung der Septum-3. Ventrikellinie*. Dabei ist der 3. Ventrikel selbst oft halbmondförmig durchgebogen. Das Dach des homolateralen Ventrikels, das bei
dorsalem Sitz stark gesenkt war, verändert bei lateralem Sitz den Abstand von der
Schädelbasis nicht. Bei basalen Tumoren wird es auf der befallenen Hemisphäre
sogar gehoben und steht dann oft höher als das Ventrikeldach der Gegenseite.
    Die für die Einordnung des Tumors „in die verschiedenen Sektoren" — also
in sagittaler Richtung — so wichtige *Septum-3. Ventrikellinie* vermag jedoch
auch einen Hinweis auf den Sitz des Prozesses in *frontooccipitaler* Richtung zu
geben. Septum und 3. Ventrikel liegen bei sagittaler Projektion in einer Geraden

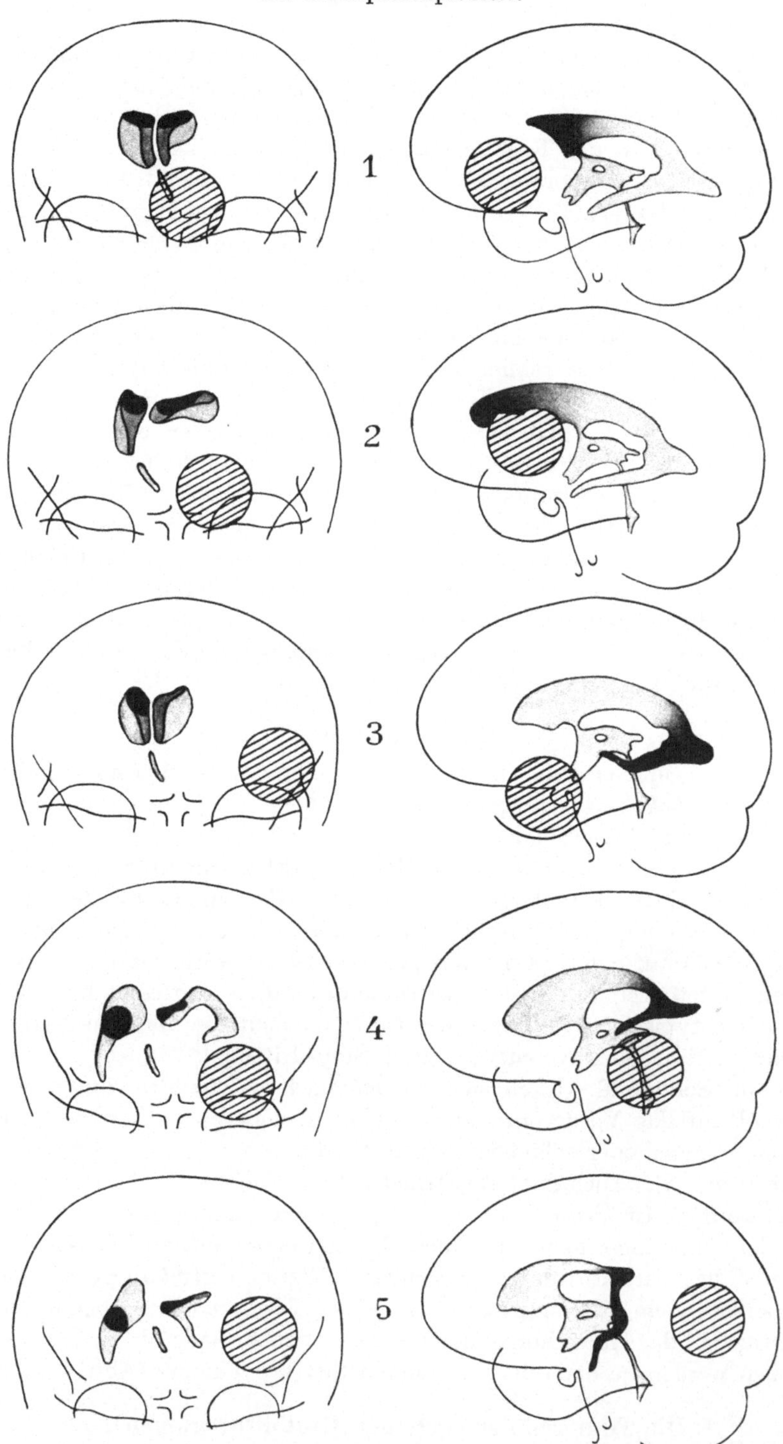

Abb. 41. Die lateralen und basalen Tumoren im Vorder-, Hinter- und Seitenbild. (1) Vordere frontobasale, (2) hintere frontobasale Tumoren, (3) temporale Poltumoren, (4) temporo-mediale, (5) occipito-laterale Tumoren. (Abb. 39—41 nach ähnlichen Abbildungen von SCHLESINGER.)

übereinander, bei seitlicher Projektion aber hintereinander (s. Abb. 8). Ein örtlicher Druck wird sich daher auf diese beiden Hirnteile unter Umständen verschieden stark auswirken. Ein frontal liegender raumfordernder Prozeß verlagert das Septum in der Regel mehr als den 3. Ventrikel, ein weiter hinten liegender (parietaler, temporaler oder occipitaler Tumor) den 3. Ventrikel stärker als das Septum (Abb. 47). Die normalerweise kontinuierliche Septum-3. Ventrikellinie kann dadurch nicht nur, wie im letzten Abschnitt beschrieben, *gekippt* (dorsale Prozesse) oder *gekrümmt* (basolaterale Prozesse), sondern auch in sich diskontinuierlich werden — *dissoziieren*. Man kann daher oft aus der Abbildung der Septum-3. Ventrikellinie im ap-Bild schon weitgehend auf den Sitz eines raumfordernden Prozesses schließen (s. Zülch 1950, Abb. 5a).

Selbstverständlich wird auch der *Vergleich des ap-Bildes mit dem pa-Bild*, d.h. die Feststellung, ob die Seitenverschiebung in diesem oder jenem ausgeprägter erscheint, bzw. der Sitz der Hauptseitenverschiebung im halbaxialen Bild einen Hinweis auf die frontooccipitale Lokalisation des vorliegenden Prozesses ergeben.

Wir müssen uns schließlich noch einmal an die Tatsache erinnern (s. S. 15 und Abb. 7), daß bei occipitalem raumforderndem Prozeß praktisch eine Seitenverschiebung örtlich nicht möglich ist, sondern erst nach vorheriger sagittaler Verlagerung von Hirnmassen und daß auch bei parietalen raumfordernden Prozessen eine Seitenverlagerung örtlich erst gelingt, wenn der Balken von der Falx abgedrängt wurde, d. h. vorwiegend bei dorsalem Sitz.

Das Seitenbild.

Wenn so ap- und pa-Bild also auch schon eine gewisse Vermutung über die *frontooccipitale Lokalisation* ergeben, so wird diese doch im wesentlichen erst durch die Seitenbilder ermöglicht.

Bei *dorsalen* Tumoren ist der Sitz in der Längsachse sehr einfach daran erkennbar, welcher Teil der Seitenkammern überhaupt oder am meisten herabgedrängt ist. Die Verschiebung des Vorderhorns nach basal weist auf einen frontalen, die der Cella media auf einen parietalen und die des Hinterhorns bzw. Trigonums auf einen parietooccipitalen Sitz des raumfordernden Prozesses hin (Abb. 40).

Besonders typische Syndrome dieser Art machen die dorsalen Meningeome (sog. parasagittale Meningeome der drei Sinusdrittel).

Auch im Seitenbild wirken sich die *lateralen und basalen Tumoren frontal* vorwiegend auf das Vorderhorn aus. Sie komprimieren es von der Seite her mehr oder weniger oder schieben es von der Basis aus nach hinten oder oben (Abb. 41, *1* und *2*). Auch der 3. Ventrikel kann im letzten Fall gleichsinnig mitverlagert werden. Im *Temporalgebiet* verlagert diese Tumorgruppe das Unterhorn je nach der Tumorlage mehr nach medial, oben oder hinten (Abb. 41, *3* und *4*). In vielen Fällen wird es total komprimiert. Weiter *occipital*liegende Tumoren wirken bei lateralem Sitz hauptsächlich auf das Trigonum, die Abgangsstelle des Unterhorns und das Hinterhorn ein, die entweder mehr nach oben oder nach vorn verschoben werden, je nach dem genaueren Sitz des Tumors (Abb. 41, *4* und *5*).

Die Tumoren der einzelnen Großhirnregionen[1].

Frontale Tumoren. — Allgemeine Kennzeichen. Charakteristisch sind bei allen frontalen Tumoren die Veränderungen an den Vorderhörnern; die hinteren

[1] Die topische Einteilung der Gruppen folgt den von Zülch gegebenen Schemata (Joh. Ambr. Barth, Leipzig 1951/55, „Die Hirngeschwülste").

Kammerteile bleiben meist in ihrer Lage, wenn nicht eine ausgesprochene Hirnschwellung besteht. Auffällig sind im ap-Bild die starken Seitenverschiebungen über die Mittellinie bei halbseitiger Ausdehnung des Tumors. Die Verschiebungen werden auch am ap-Bild bei halbaxialer Projektion gut sichtbar. Das Vorderhorn ist um so stärker gesenkt, je weiter dorsalwärts der Tumor liegt und je größer er ist. Je lateraler er sich ausbildet, desto ähnlicher wird das Verschiebungsbild dem der temporalen Tumoren (Abb. 39). Bei basalen und

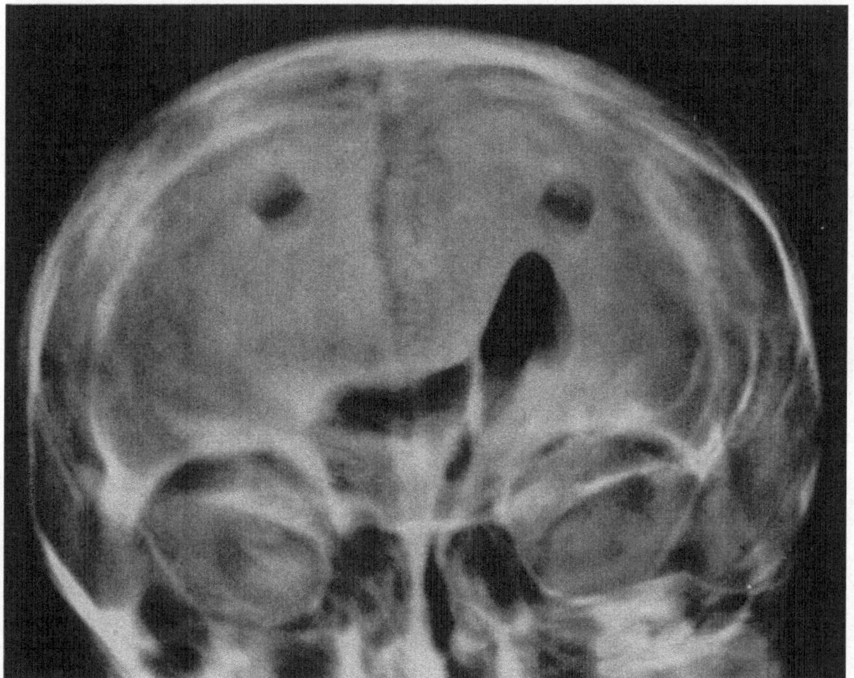

Abb. 42. Großes rechtsseitiges frontodorsales Meningeom im Vorderbild. Die rechte Seitenkammer ist stark herabgedrückt und steht fast waagrecht, die linke ist fast senkrecht gestellt.

besonders bei mediobasalen Tumoren können Seitenverschiebungen fast fehlen, die Verlagerung spielt sich hauptsächlich in der Längsachse nach occipitalwärts ab, d. h. zeigt sich vorwiegend im Vorderhornseitenbild (Abb. 41). Auch wird das seitengleiche Vorderhorn angehoben. Bei etwas mehr lateralem Sitz kann die Außenkante der Herdkammer niedriger stehen als die mediale Kante. Immer ist das Septum stärker nach seitlich verschoben als der 3. Ventrikel, es sei denn, eine riesige Hirnschwellung hätte die ganze Hemisphäre vergrößert.

Je nach der Lage ist im *Vorderhornseitenbild* die Vorderhornspitze zur Basis herabgedrängt [bei dorsalem Sitz (Abb. 40, *1*)], etwa in der alten Lage (bei lateralem Sitz) oder angehoben [bei basalem Sitz des Tumors (Abb. 41, *1*)]. Foramen Monroi und 3. Ventrikel — oft auch Hirnstamm mit Zirbel — sind nach occipital- und caudalwärts verdrängt, wofür auch die häufige Ausbildung des cerebellaren Druckconus spricht.

Frontodorsale Tumoren (Meningeome des vorderen Sinusdrittels, cystische Astrocytome, Glioblastome). Bei den Meningeomen ist die Falx deutlich zur

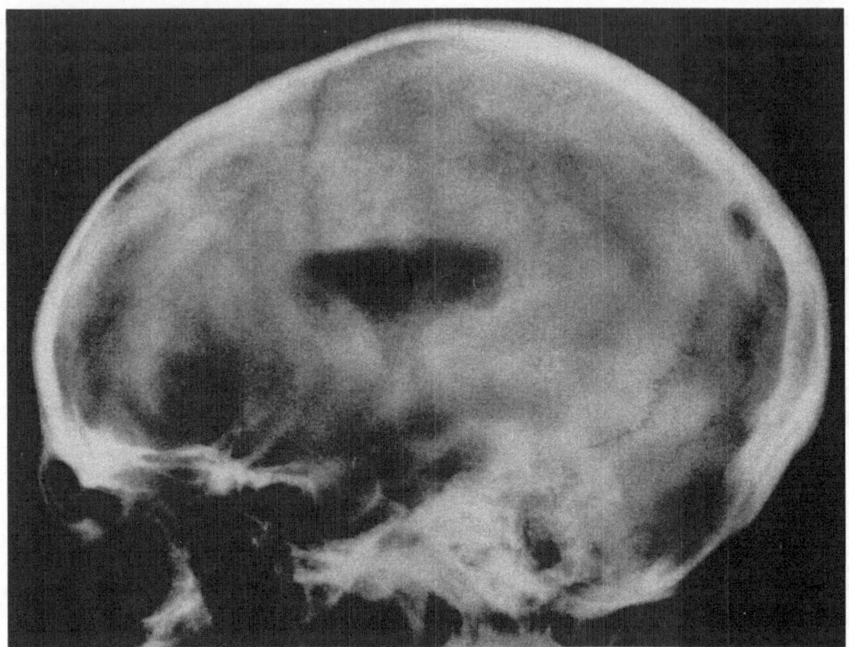

Abb. 43. Vorderhornseitenbild bei vorwiegend rechtsseitigem Olfactoriusmeningeom (vgl. Abb. 44).

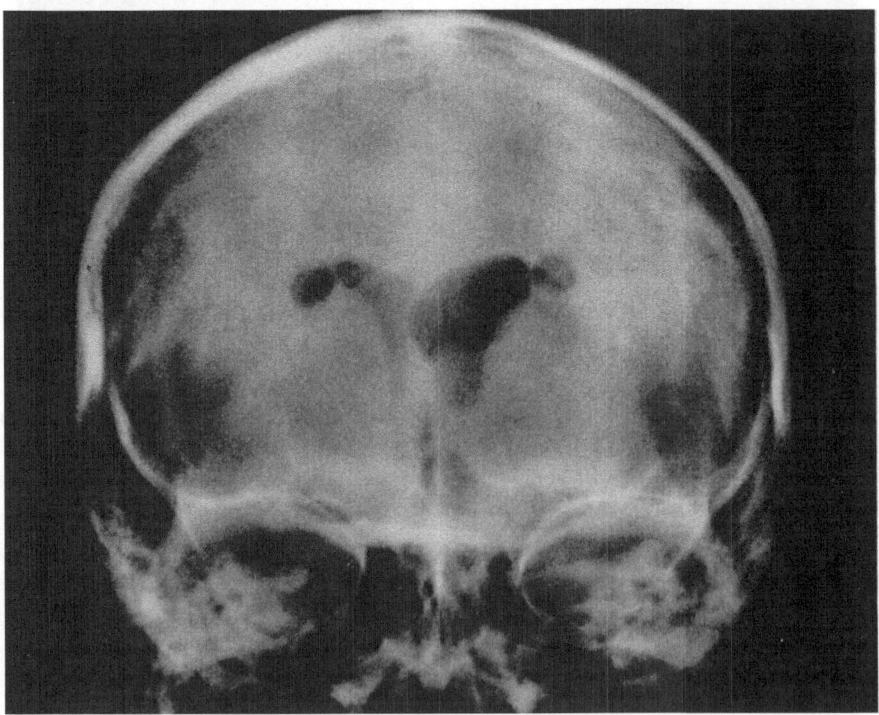

Abb. 44. ap-Ventrikulogramm mit fehlender rechter Vorderhornspitze bei vorwiegend rechtsseitigem Olfactoriusmeningeom (vgl. Abb. 43). Die Seitenverschiebung ist gering.

Gegenseite gekippt. Im ap-Bild ist das herdseitige Vorderhorn stark gesenkt, fast zu einem horizontalen Spalt zusammengepreßt und zur Gegenseite verschoben (Abb. 42); dagegen ist das Vorderhorn der gesunden Seite angehoben, sehr schmal und steht fast senkrecht. Beide Kammern bilden gelegentlich einen rechten Winkel. Im Vorderhornseitenbild ist die Vorderhornspitze nach hinten unten herabgedrückt, so daß ihre Achse zur Basis fast senkrecht steht. Sie ist

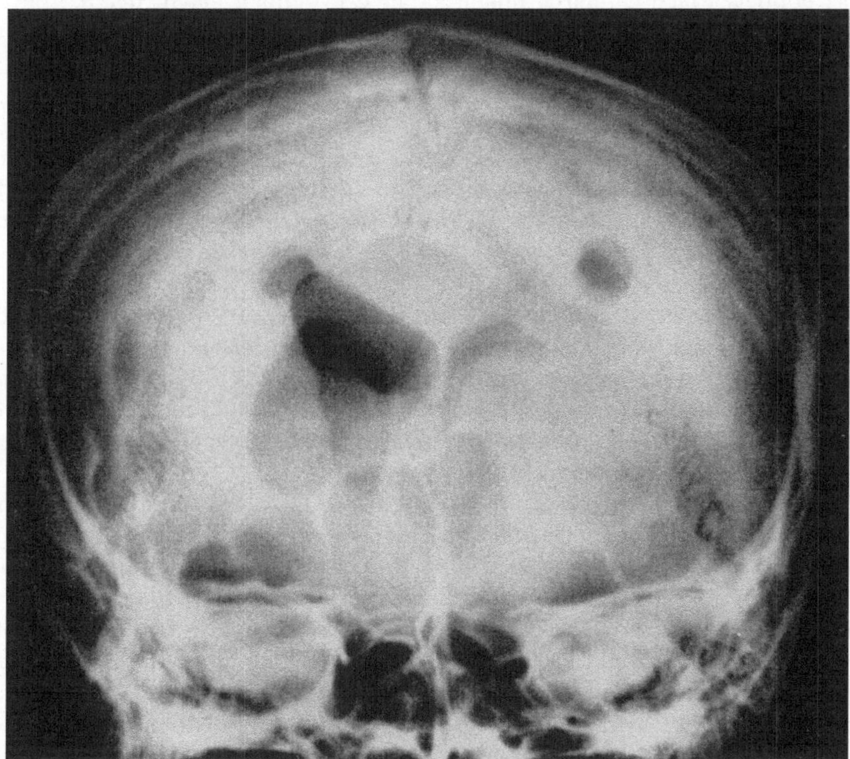

Abb. 45. Ventrikulogramm bei linksseitigem frontolateralem Gliom (Glioblastom?). Die linke Vorderhornspitze fehlt, der Hauptteil ist eben sichtbar. Starke Seitenverschiebung an rechter Vorderhornspitze und Hauptteil.

gegen den Vorderhornhauptteil gestaucht. Je weiter ein Tumor nach hinten zu liegt, desto weniger wird das Vorderhorn nach hinten, desto eher nach unten verschoben. Beim Glioblastom sind die Veränderungen ähnlich, doch besteht häufiger infolge Abscherung des Foramen Monroi ein Hydrocephalus der Gegenseite.

Frontomediale Tumoren (Oligodendrogliome, Astrocytome, Falxmeningeome). Sehr charakteristisch ist auf dem Vorderhornseitenbild die Amputation des Vorderhorns auf der Herdseite, gelegentlich auch der Spitze auf der Gegenseite. Die Astrocytome können das Septum breit auftreiben, wobei dieses von vorne gegen die Vorderhornspitzen drückt und sich breit vorbeult. Die Konturen bleiben beim Astrocytom eher glatt, während die Oligodendrogliome gezähnte Ventrikelwände verursachen. Da die Gliome oft die Foramina Monroi verlegen, so daß ein doppelseitiger Hydrocephalus entsteht, ist das ap-Bild oft schwer zu deuten. — Die halbseitigen Falxmeningeome können ähnliche Befunde machen wie diese Gliome. Doch sind sie häufiger doppelseitig. Sie werden daher bei den doppelseitigen Frontaltumoren noch genauer beschrieben. Im übrigen fehlen hier die Zeichen eines infiltrierenden Wachstums.

Frontobasale (subfrontale) Tumoren (Meningeome, Glioblastome). Das fronto-basale Meningeom der Olfaktoriusgrube hebt im ap-Bild die Vorderhornspitzen an, und zwar bei medianer Lage gleichmäßig, sonst auf der Herdseite stärker (Abb. 44). Bei halbseitiger Ausbildung kommt es auch zur Seitenverschiebung, die bei doppelseitigen Tumoren fehlen kann. Gewöhnlich macht der 3. Ventrikel die Aufwärtsbewegung des vorderen Kammersystems mit. Das Vorderhornseiten-bild zeigt die Verschiebung der Vorderhornspitzen sehr charakteristisch (Abb. 43). Sie sind nach oben gerichtet, wobei der Tumor das Vorderhornlumen von vorne unten eindellt: die Ventrikelkontur liegt also wie eine Mondsichel dem Tumor auf. Ist die Luftfüllung nur gering und sind nur die Vorderhornspitzen abgebildet, so erscheinen diese im Vorderhornseitenbild als eine sehr charakte-ristische Dreiecksfigur. Auch die Foramina Monroi sind gewöhnlich nach hinten aufwärts verschoben, doch kommt es selten zu ihrer Blockade, so daß der Hydro-cephalus meist gering ist.

Bei guter Arachnoidalfüllung — Zisternographie — stellt sich gelegentlich eine Luftsichel um den Tumor in den Arachnoidalräumen dar und gibt die Differentialdiagnose gegenüber intracerebralen Tumoren. Beim Glioblastom ist die Dorsalverschiebung geringer, oft sieht man eine Einstülpung in das Vorder-horn von unten her durch direktes Einwachsen des Tumors, auch sind die Vorder-hornspitzen oft auseinandergedrängt.

Frontolaterale Tumoren (Oligodendrogliome, Astrocytome, Glioblastome, Meningeome in F 3). Die frontolateralen Tumoren verschieben das ganze Kammer-system horizontal zur Gegenseite. Im ap-Bild ist der Balken der Herdseite allen-falls ein wenig gesenkt, oder er steht waagerecht. Die Herdkammer ist nur wenig enger als die gesunde Kammer, oder sie ist gleich groß. Das Septum steht ziemlich senkrecht.. Dieses Verschiebungsbild ähnelt, wie wir sehen werden, dem der Temporallappentumoren, doch gibt es zwei sichere Unter-schiede. Liegt der Tumor oberhalb der Fissura Sylvii, so steht im Vorderhorn-seitenbild das Unterhorn an normaler Stelle oder ist allenfalls etwas nach basal gesenkt, die hakenförmige Spitze etwas gestreckt (LINDGREN). Auch ist der 3. Ventrikel bei frontolateralen Tumoren weniger verschoben als das Septum, beim Temporallappentumor liegen die Verhältnisse gewöhnlich umgekehrt. — Beim Glioblastom ist in der ap-Projektion infolge der starken Hirnschwellung das herdseitige Vorderhorn stärker gesenkt und zusammengepreßt, der Balken steht deutlich schief und die Seitenverschiebung ist stärker (Abb. 45). Ähnlich wie das Verschiebungsbild des Glioblastoms ist auch das der meist sehr großen Meningeome in der dritten Frontalwindung.

Doppelseitige frontale Tumoren (parasagittale oder Falxmeningeome) werden wegen ihrer Lage in der Mittellinie auf S. 80 genauer beschrieben.

Die Tumoren der Zentralwindungen (cystische Astrocytome, s. aber auch das Meningeom des mittleren Sinusdrittels bei den parietodorsalen Tumoren). Diese kleinen Tumoren machen sehr frühzeitig neurologische Symptome, während sie im Luftbild zu dieser Zeit noch sehr geringe Veränderungen erzeugt haben. Diese ähneln grundsätzlich etwa denen der frontolateralen Tumoren, sind aber weniger stark. Das wichtigste Merkmal ist eine geringe Seitenverschiebung des Ventrikelsystems in Höhe des Vorderhornhauptteils. Der Balken steht allenfalls ein wenig schief, das Septum kann ein wenig gekippt sein oder aber auch senkrecht stehen. Ap- und Seitenaufnahmen im Sitzen sind notwendig, um die Eindellung des Vorderhorns von oben zu zeigen. Gelegentlich werden diese Veränderungen völlig übersehen. Auch das Gefäßbild kann die Diagnostik hier nicht immer ergänzen.

Temporale Tumoren. — Allgemeine Kennzeichen. Vorderhornhauptteil und Cella media der kranken Seite sind auf dem ap-Bild zur Gegenseite verschoben,

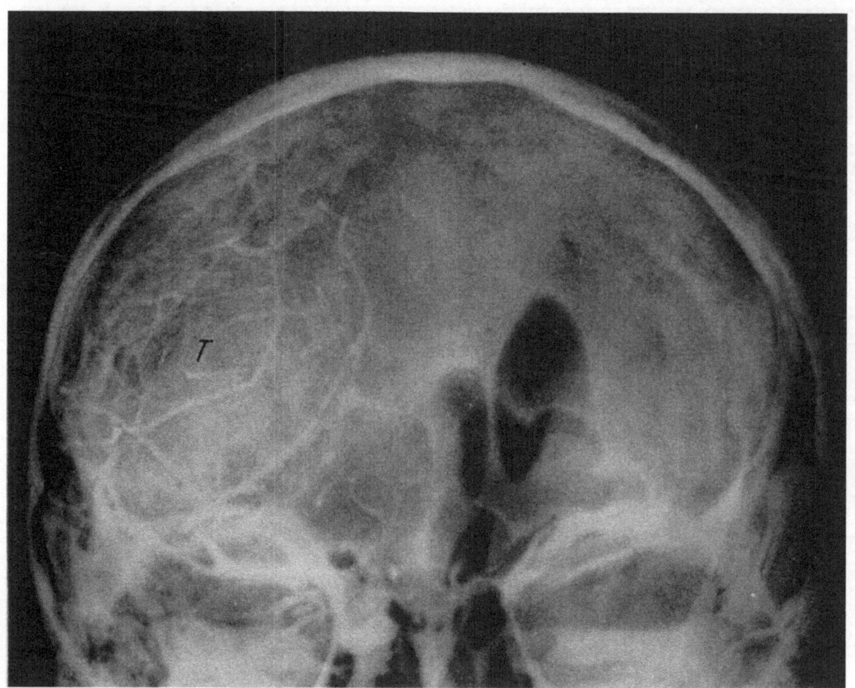

Abb. 46. Kombiniertes Pneumo-Arteriogramm bei einem rechtsseitigen frontolateralen Meningeom (*T*) der „dritten Frontalwindung" mit starkem Hirnödem.

ihre dorsale Begrenzung verläuft gewöhnlich horizontal. Wenn ein Hydrocephalus der Gegenseite besteht, liegt das Dach dieses Ventrikels wesentlich höher als das der kranken Seite. Der befallene Ventrikel ist verschmälert und durch Vordringen der Stammganglien von außen eingedellt. Die laterale Ventrikelkante der Herdseite ist oft spitz ausgezogen (Abb. 39, III). Das Septum steht senkrecht oder ist sogar bei größeren basalliegenden Tumoren zur Tumorseite geneigt. Der 3. Ventrikel ist regelmäßig stärker verschoben als das Septum (Abb. 47). Häufig krümmt sich die Septum-3. Ventrikellinie gewissermaßen um den Tumor.

Diese Veränderungen des ap-Bildes sind recht charakteristisch. Wichtig ist aber eine gute Darstellung des Unterhorns bei den verschiedenen Projektionen, *um durch die Art seine Verschiebung die genaue Lage des Tumors im Schläfenlappen festzulegen.* Wenn dieses sich bei ap-Projektion nicht darstellt, muß man unter allen Umständen eine gute Abbildung im Seitenbild zu erzielen suchen (s. S. 41). Die Unterhornspitze kann nach medial verschoben und angehoben oder auch mehr nach hinten und oben verlagert sein. Es kann aber auch das ganze

Unterhorn amputiert erscheinen. Man hüte sich aber vor Täuschungen durch technisch bedingte Füllungsdefekte.

Wahrscheinlich entsteht der Hydrocephalus des Temporallappentumors hauptsächlich durch Beengung des Aquädukts (Prolaps in die Cist. ambiens), er kann sich nur auf der Herdseite wegen der großen Volumenvermehrung durch den Tumor selbst nicht auswirken.

Die Poltumoren. Vordere temporolaterale Tumoren (Glioblastome). Diese Tumoren mit großer Volumenvermehrung bewirken ein Überkippen des Septums

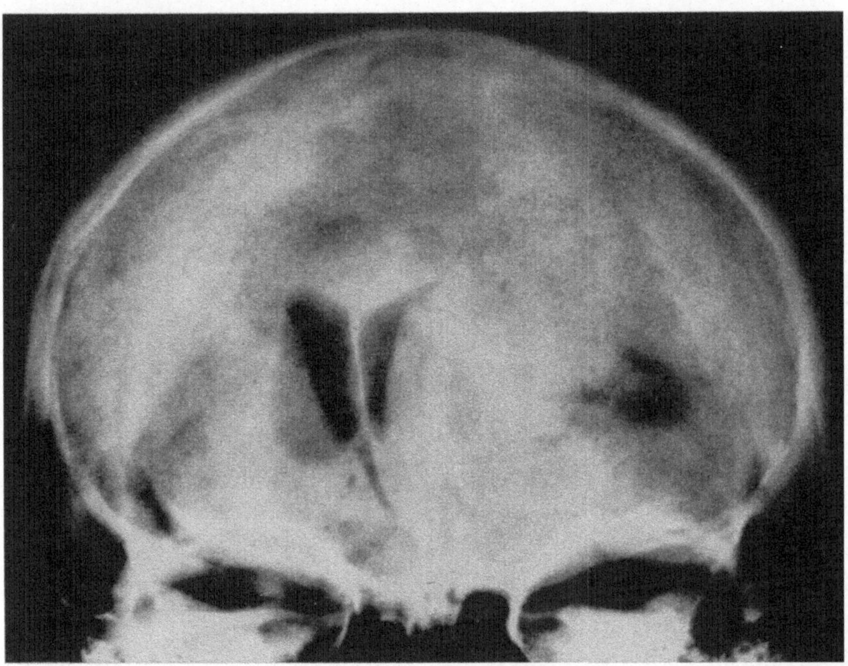

Abb. 47. Typisches Encephalogramm eines temporo-basalen (extracerebralen) Tumors (Keilbeinmeningeom). Der 3. Ventrikel ist stärker verschoben als das Septum. Das mäßig erweiterte Unterhorn ist hochgradig angehoben, seitlich aber nicht verschoben.

zur gesunden Seite. Das herdseitige Vorderhorn steht häufig sogar etwas höher als das der gesunden Seite. Es ist gewöhnlich sehr eng und die Ventrikelkante spitz nach lateralwärts ausgezogen. Im Seitenbild fehlt das ganze vordere Unterhorn bzw. es ist weit nach hinten und oben verschoben.

Hintere temporolaterale Tumoren (Oligodendrogliome, Astrocytome, Glioblastome). Bei den lateralliegenden Tumoren ist die Gegenkammer gewöhnlich weiter als die der Herdseite, in die von lateral her das Stammganglienmassiv weit vorspringt. Der 3. Ventrikel ist also stark zur Gegenseite verlagert und gekrümmt, das Septum steht senkrecht. Im Vorderhornseitenbild fehlt nur die Unterhornspitze oder der Anfangsteil. Oder es ist das ganze Unterhorn von vorn nach medial und hinten verschoben. Die Glioblastome zeigen diese Kennzeichen besonders stark. Auch wirken sie sich bis auf das Trigonum aus, das sie nach oben und hinten verschieben.

Das ap-Bild der frontolateralen Tumoren kann ähnlich dem eben beschriebenen Bild sein, doch fehlen die groben Verschiebungen am Unterhorn, dessen Spitze allenfalls gestreckt bzw. nach abwärts verlagert wird. Auch sind die Verschiebungen an der Septum—3. Ventrikellinie gegensinnig.

Die temporobasalen Tumoren (vordere: frontotemporale Keilbeinmeningeome, hintere: basale Meningeome). Große kugelige Meningeome bedingen eine Mischung von frontalen und temporalen Zeichen mit Überwiegen der letzten (Abb. 47). Dabei fällt auf, daß auch das Vorderhorn angehoben, das Septum meist zur gesunden Seite gekippt und der stark gekrümmte 3. Ventrikel sehr weit zur kranken Seite verschoben ist. Die Septum-3. Ventrikellinie bildet einen Teilkreis, der sich um den Tumor krümmt. Das Unterhorn ist nach oben verschoben. Viel schwieriger ist die Erkennung von flachen bzw. rasenartig wachsenden basalen Meningeomen. Das feinste Merkmal ist hier die Anhebung der Unterhornspitze im ap- und Vorderhornseitenbild oder Seitenbild, eventuell auch die Abbildung von Verlagerungen der basalen Zisternen.

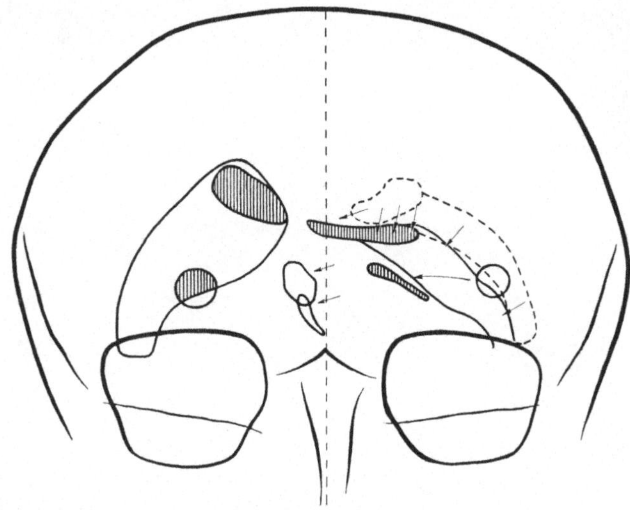

Abb. 48. Halbschematische Skizze des Pneumogramms eines Parietallappentumors (von Abb. 49). Die Pfeile zeigen die Verschiebung der Ventrikelteile (Cella media, Trigonum, Hinterhorn, 3. Ventrikel). Die punktierten Linien geben die normale Lage der Cella media und des Trigonums an. Starke Hirnschwellung.

Parietale Tumoren. — Allgemeine Kennzeichen. Auf dem ap-Bild ähnelt die Verschiebung bei flüchtigem Blick derjenigen der Frontallappentumoren, doch besteht ein grundlegender Unterschied in der gegenseitigen Verschiebung der Septum-3. Ventrikellinie: das Septum ist weniger nach seitlich verschoben als der 3. Ventrikel. Haben wir dies Merkmal festgestellt, so können wir sogleich nach den Hauptveränderungen im pa-Bild suchen, das charakteristisch verformt ist (Abb. 48 und 49). Die Cella media ist mehr oder weniger gesenkt und bildet eine flache Schale, das Trigonum ist nach medial zur gesunden Seite und nach abwärts verschoben. Besonders gut zeigen uns auch die Seitenbilder im Sitzen die Senkung der Cella media und eventuell des Trigonums (Abb. 40, *2* und *3* und Abb. 50).

Die parietodorsalen Tumoren (Meningeome des mittleren Sinusdrittels, Astrozytome, Glioblastome). Diese parasagittal liegenden Tumoren drücken von oben her auf die weißen Markmassen und den Balken im Spleniumgebiet, wodurch dieser von der Falx freikommt und sich nun zur Gegenseite verschieben läßt. Die Cella media ist hochgradig abgeflacht und erscheint als ein flaches, horizontales Band beiderseits der Mittellinie. Sie verläuft anatomisch schräg zur Medianebene, wobei ihr medialer Anteil dem am weitesten verschobenen vorderen

Abschnitt entspricht. Dieses Band mündet fließend in das ebenfalls nach medial und unten verschobene Trigonum über. Es entsteht dadurch die bekannte hakenförmige Kontur aus Cella media und Trigonum, die für die meisten Parietallappentumoren so charakteristisch ist (s. Abb. 48).

Liegen die parietodorsalen Tumoren weiter vorne an den Zentralwindungen, so machen sie sehr frühzeitig neurologische Symptome und werden dann oft im Luftbild bereits zu einer Zeit untersucht, wo die Veränderungen noch gering sind. Diese können dann dem Bild von Tumoren der Zentralwindungen ähneln (s. dort).

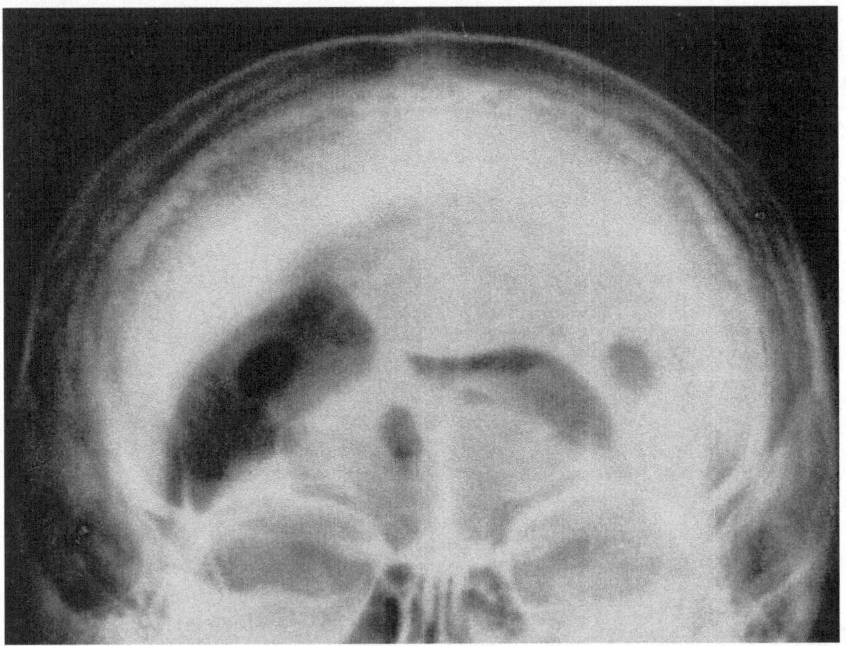

Abb. 49. Typisches pa-Ventrikulogramm bei einer Parietallappenmetastase (mittleres Sinusdrittel). Ein mäßiger Hydrocephalus occlusus ist durch eine Metastase der hinteren Schädelgrube entstanden (vgl. Abb. 48 u. 50).

Die Senkung der Cella media ist daher gelegentlich bei der ap- und pa-Projektion nicht so ganz sicher zu erkennen. Dann empfehlen sich die Aufnahmen im Sitzen, auf denen die leichten Eindellungen der Seitenkammer von oben mit größter Sicherheit erfaßt werden können. Diese Einbeulung ist bei den größeren und weiter nach hinten gelegenen Tumoren sehr charakteristisch [sattelförmige Eindellung (Abb. 50)]. Sie führt gelegentlich zur Zerlegung der Cella media in zwei Teile.

Die parietolateralen Tumoren (Oligodendrogliome). Auf dem pa-Bild ist die Cella media gesenkt, die Seitenverschiebung aber weniger stark als bei den dorsalen Tumoren. Die Hauptverlagerung trifft das Trigonum (im pa- und Seitenbild), das nach abwärts und zur gesunden Seite verschoben wird.

Die fronto-temporo-parietalen Tumoren (meist große cystische Ependymome oder walzenförmige Glioblastome). Charakteristisch für alle diese Bilder ist die hochgradige Massenverlagerung des ganzen Ventrikelsystems zur Gegenseite. Das Septum ist auf dem ap-Bild stark verschoben und zur Gegenseite gekippt, ebenso der ganze 3. Ventrikel. (Er ist aber nicht gekrümmt sondern nur geneigt!) Auffällig ist weiter die starke Senkung der Cella media, die oft sogar stärker ist als die des Vorderhornhauptteils. — Ähnlich sind die Veränderungen beim *subduralen Hämatom*. Der Seitenventrikel der Gegenseite zeigt hier einen mäßigen Hydrocephalus.

Die occipitalen Tumoren (Glioblastome, Meningeome) wirken verständlicherweise vorwiegend auf Trigonum und Hinterhorn, die nach vorne und oben oder unten verlagert werden (Abb. 41, 5). Damit werden die Veränderungen sich

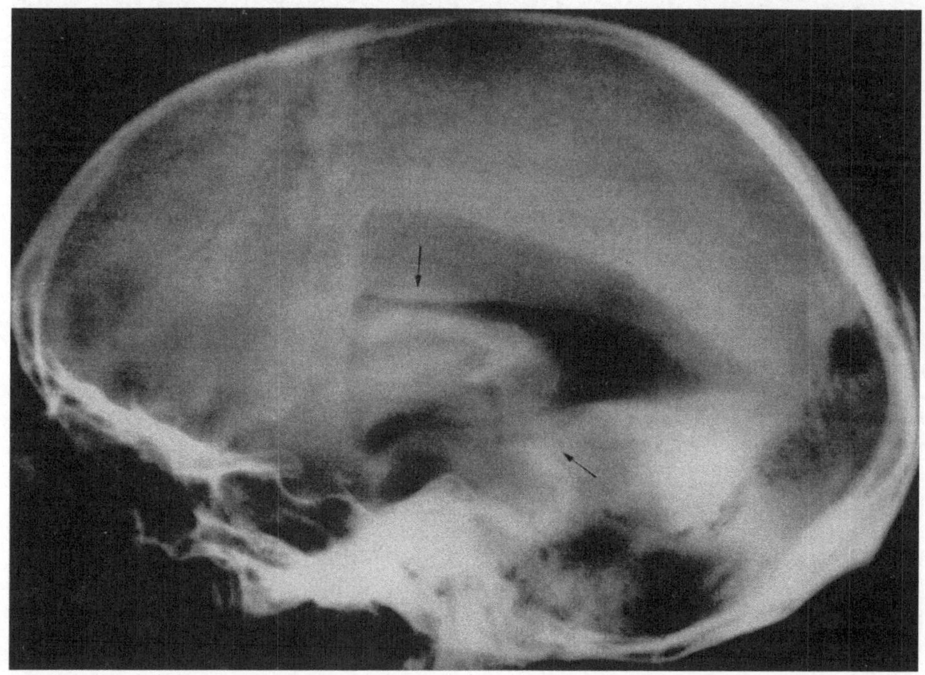

Abb. 50. Typisches Hinterhorn-Seitenbild einer parietalen Metastase im mittleren Sinusdrittel (vgl. Abb. 49). Eine zweite Metastase in der hinteren Schädelgrube hat zur Abknickung des Aquädukts geführt (s. 2. Pfeil).

deutlich auf dem pa-Bild zeigen. Wenn das Hinterhorn gut ausgebildet ist, so sieht man es eindeutig — je nach dem Sitz des Tumors in den verschiedenen Quadranten — verlagert. Das Trigonum ist gewöhnlich nach der Mitte und nach basal verschoben, nur bei basal liegenden Meningeomen angehoben. Die Cella media der Herdseite ist von oben herabgedrückt und etwas nach medial verlagert, der 3. Ventrikel zur Gegenseite gekippt.

Noch aufschlußreicher ist das Hinterhornseitenbild. Hier ist das Hinterhorn und Trigonum nach vorne oder nach vorne-oben (Abb. 51) verschoben. Dadurch wird der Winkel zwischen Unterhorn und Cella media wesentlich stumpfer als normal, und das Unterhorn zeigt oft senkrecht gegen die Schädelbasis. Trigonum und Cella media bilden einen rechten Winkel (Abb. 41, 5). Dorsalliegende Tumoren drücken hauptsächlich Cella media und Trigonum einschließlich Hinterhorn herab, laterale Tumoren verschieben besonders den Ansatz des Unterhorns nach seitlich und oben. Der Verschiebungsvorgang erfaßt bei größeren Tumoren die ganze Hemisphäre, so daß man sogar auf dem ap-Bild eine geringe

Verschiebung der Vorderhörner zur Gegenseite mit Senkung des herdseitigen Vorderhornhauptteils sehen kann. Das Septum steht senkrecht oder etwas schräg. Das führt gelegentlich zu Fehldeutungen.

Die doppelseitigen Tumoren (meist Meningeome, seltener Gliome). Beidseitig ausgebildete Tumoren haben gewisse Eigenheiten im Luftbild. Fast immer fehlt die Seitenverschiebung des Kammersystems, wenn nicht einer von den beiden Tumoren bedeutend größer ist. Dann ist auch die Einbuchtung der Seitenkammer

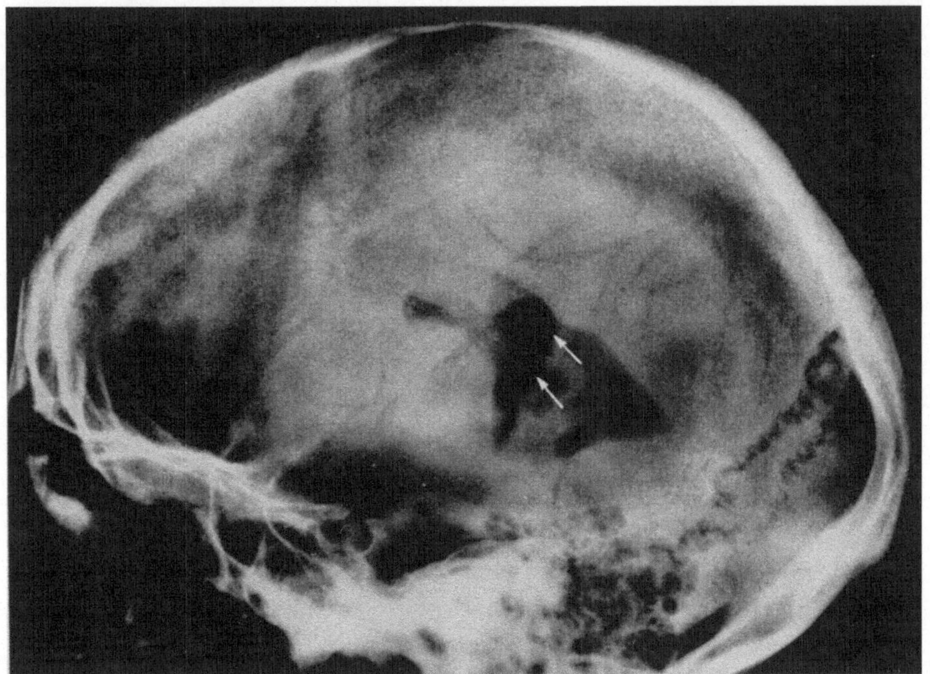

Abb. 51. Typisches Hinterhornseitenbild bei einem occipitobasalen Tumor. Das kranke Hinterhorn ist nach vorne-oben verschoben.

halbseitig stärker. Die Meningeome kommen überall in der Längsachse vom Ansatz der Falx (Olfaktoriusmeningeome) bis zu ihrem Ende am Tentorium (Meningeome der drei Sinusdrittel bzw. Falxmeningeome) vor. Doppelseitige Gliome bilden sich besonders an Balken und Septum aus.

Die *Meningeome* verschieben je nach ihrer Lage die einzelnen Teile der Seitenventrikel; frontobasal heben sie vorwiegend die Vorderhörner und den Ansatz des 3. Ventrikels an, am Frontalpol senken sie die beiden Vorderhornspitzen, im übrigen Verlauf des Sinus sagittalis dellen sie die entsprechenden Teile der Seitenkammern ein bzw. occipital verschieben sie die Trigona nach vorne-unten. (Abb. 41, 5) Falxmeningeome zeigen diese Verlagerungen in besonders hohem Maße und führen zur schüsselförmigen Kontur der Vorderhörner im ap-Bild. Oft kann man Meningeome und Gliome an den Ventrikelkonturen unterscheiden, da die Gliome diese häufig durch Einwachsen verändern, so daß sich gezähnte bzw. gehöckerte Ventrikelwände ausbilden.

Tumoren des vorderen Balkens (sog. Schmetterlingsgliome, meist Glioblastome, selten Oligodendrogliome oder auch Lipome). Die Veränderungen der *Balken-*

tumoren zeigen sich besonders charakteristisch auf dem ap-Bild an. Durch Druck von oben erscheinen die beiden Vorderhornspitzen und -hauptteile gesenkt und bilden eine schüsselförmige Kontur. Durch Verbreiterung des oberen Septums, in das der Tumor regelmäßig einwächst, werden sie zudem auseinandergeschoben. Bei weitgehender Luftfüllung entsteht beim Balkentumor gelegentlich eine sehr

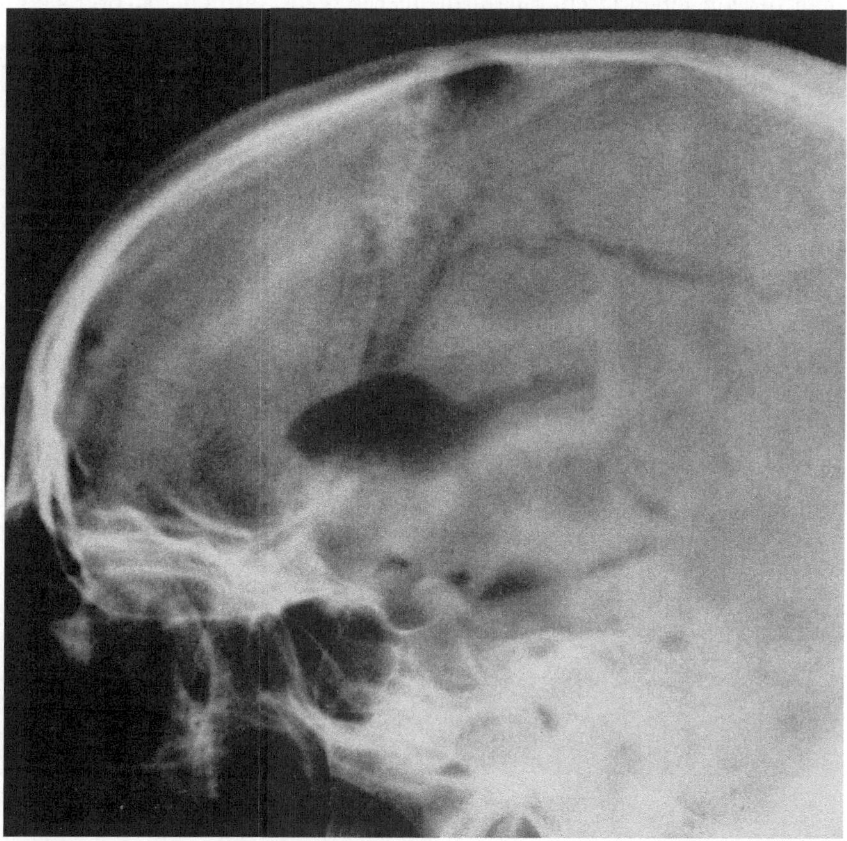

Abb. 52. Vorderhorn-Seitenbild eines typischen vorderen Balkenglioblastoms (vgl. Abb. 53). Man achte auf die Impression ins Ventrikeldach und auf den angehobenen Sulcus callosomarginalis.

charakteristische Doppelkontur der Vorderhörner: die Vorderhornspitzen und der Beginn der Hauptteile sind weniger herabgedrückt und bilden sich höher ab als die Vorderhornhauptteile bzw. Cellae mediae, die tief gesenkt erscheinen (Abb. 53). So liegen zwei Querschnitte der Seitenkammern übereinander. Übrigens sieht man dieses Bild gelegentlich auch beim Falxmeningeom. Die Differential-diagnose des vorderen Balkentumors vom doppelseitigen Falxmeningeom berück-sichtigt das Einwachsen des ersten in das Septum und die Ventrikelwand: die Kontur erscheint höckerig und angenagt (Abb. 53), das obere Septum ist ver-breitert (das untere nicht), die Vorderhörner sind auseinandergedrängt. Oli-godendrogliome und Lipome können verkalkt sein. — Bei der Septum pellucidum-Cyste (s. S. 115) ist das Septum streng parallel verbreitert und die beiden Kam-mern auseinandergezogen, alle Veränderungen an den Ventrikelkonturen fehlen.

Die selten echten *Septumtumoren* zeigen einen großen Füllungsdefekt im hydrocephalen Kammersystem durch das breit, aber unregelmäßig aufgetriebene
Septum. Auch in den 3. Ventrikel kann ein Tumorzapfen reichen.

Tumoren des hinteren Balkens (Glioblastome). Die Bilder der hinteren Balken-
tumoren sind viel weniger charakteristisch als die eben beschriebenen, zumal die
Tumoren oft auf einen Occipitallappen übergreifen. Auf dem pa-Bild sind Cella

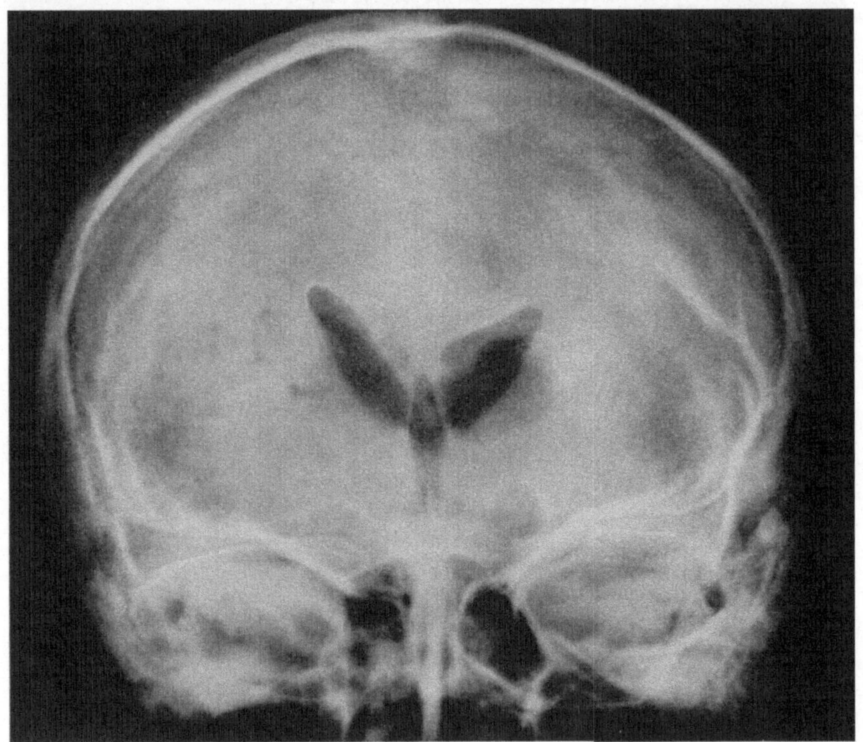

Abb. 53. Typische Doppelkontur eines vorderen Balkengliobl..sto..s (Schmetterlingsglioblastom) im Vorderbild
(vgl. Abb. 52). Oben Vorderhornspitzen, unten Vorderhornhauptteile bzw. Cellae mediae.

media und Trigona nach unten verschoben, verschmälert und auseinandergedrängt,
auf dem Hinterhornseitenbild ist der hintere Teil des 3. Ventrikels von oben hinten
eingedellt. (Trotzdem ist das Bild wegen der massiven Veränderungen auch an den
Seitenventrikeln — Beengung der Trigona — nicht mit dem Pinealistumor zu
verwechseln!)

b) Die Prozesse der Ventrikel und des Hirnstammbereiches.

Tumoren der Seitenventrikel und der Stammganglien.

Die Tumoren der Seitenventrikel ragen zunächst kurze Zeit, wie Polypen,
gegen das Lumen vor (Abb. 54). Sie verlegen dann aber bald die Liquorwege, so daß
es zum Hydrocephalus der „vorliegenden" Teile kommt. Doch ist die Blockade
gewöhnlich nicht vollständig und etwas Luft dringt meist auch vor die Geschwulst. Die großen Tumoren am Trigonum drücken zudem gegen den Aquädukt
und erzeugen damit einen Hydrocephalus der ersten drei Kammern. Aus diesen
Eigenschaften erklären sich die verschiedenen Bilder. Differentialdiagnostische

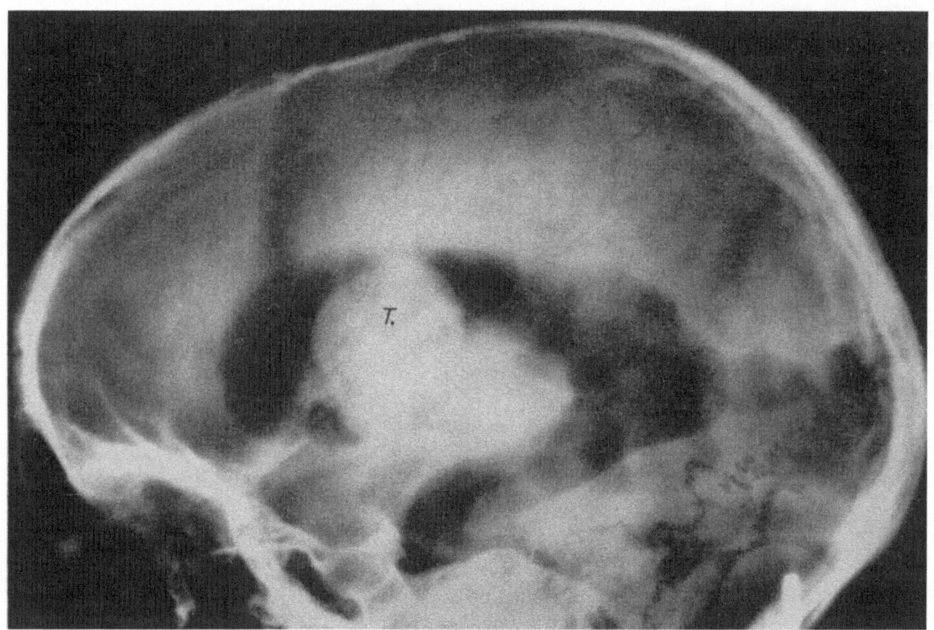

Abb. 54. Großes Spongioblastom am Boden eines Vorderhorns (autoptisch bestätigt) im Seitenbild.

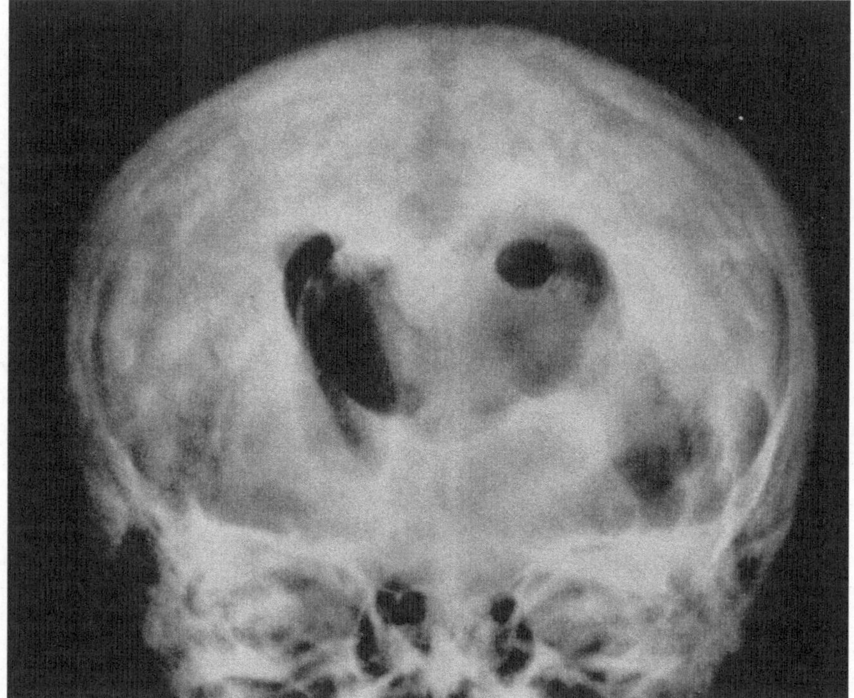

Abb. 55. Vorderbild eines typischen linksseitigen Ependymoms der Seitenkammern am Foramen Monroi (vgl. Abb. 56). Die rechte Cella media ist oben rechts am hochgradig verlagerten Septum zu erkennen.

Schwierigkeiten können nur bei den sekundär in den Ventrikel vorragenden Tumoren der Nachbarschaft entstehen. Doch führen diese eher zu sanften Eindellungen der Ventrikelwand oder zeigen durch gezähnte Konturen ihr Einwachsen an. — Es gibt nur wenige Arten von echten Tumoren der Seitenkammern. Sie haben einen ausgesprochenen Lieblingssitz.

Das Meningeom des Trigonums. Dieses seltene Meningeom geht vom Glomus des Plexus choriodeus aus. Das Unterhorn ist gewöhnlich hydrocephal, Trigonum und Hinterhorn durch den Tumor selbst stark ausgeweitet. Später

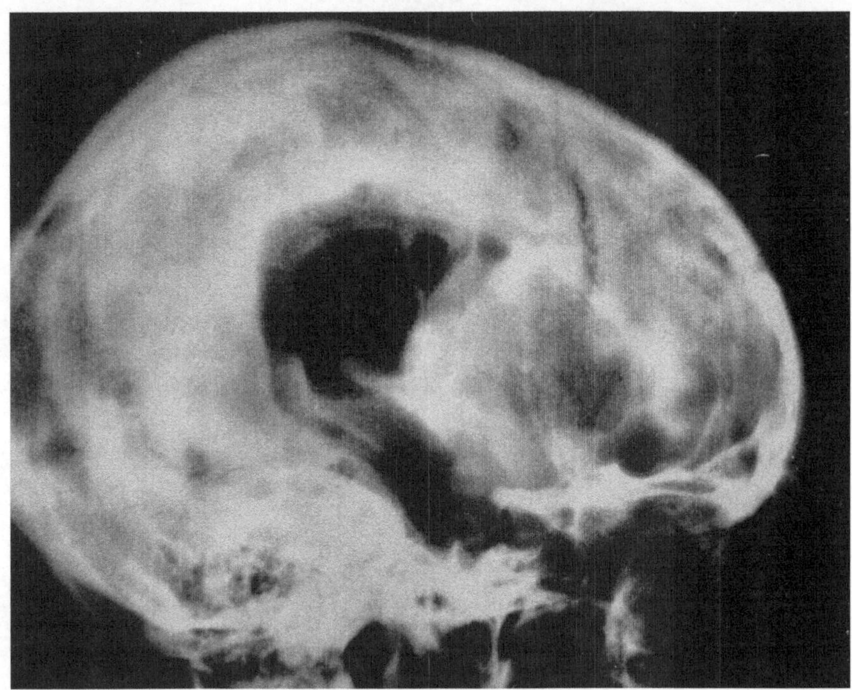

Abb. 56. Vorderhorn-Seitenbild eines typischen Ependymoms der Seitenkammern am Foramen Monroi (vgl. Abb. 55). Amputation des linken Vorderhorns.

drückt die Geschwulst auch gegen den Aquädukt und 3. Ventrikel, so daß zusätzlich ein Hydrocephalus der ersten 3. Kammern entsteht. In diesem stark hydrocephalen Kammersystem läßt sich bei sorgsamer Luftfüllung in den verschiedenen Projektionen meist die Gesamtkontur des Tumors zwischen Foramina Monroi und Trigonum abbilden. Ähnliche Veränderungen erzeugen die selteneren Plexuspapillome.

Das Epidermoid des Seitenventrikels (Trigonum und Unterhorn). Das Epidermoid wächst gewöhnlich vom Trigonum gegen das Unterhorn, nur im Ausnahmefall gegen das Vorderhorn. Es macht daher die gleichen Massenverschiebungen, wie ein großer hinterer Temporallappentumor. Doch gibt es ein artdiagnostisch sicheres Merkmal: Am Sitz des Tumors findet man im Luftbild fleckig verteilte Luft, die in das schollige Material des Tumors eingedrungen ist (Abb. 83).

Das Ependymom des Seitenventrikels (am Foramen Monroi). Dieses Blastom erzeugt ein sehr komplexes Kammerbild. Man findet sehr frühzeitig einen erheblichen Hydrocephalus der Herdseite, da das Foramen Monroi blockiert ist. Der Tumor drückt das Septum weit auf die gesunde Gegenseite hinüber, was man deutlich auf dem ap-Bild erkennt (Abb. 55). Die Cella media der Gegenseite liegt als ein kleines Dreieck hoch angehoben und nach seitlich verschoben neben der Spitze des ausgebeulten Septums, da der Tumor weit auf die Gegenseite hinüberragt. Gelingt es, Luft auch in das Vorderhorn der Herdseite zu bringen, so erscheint im Vorderhornseitenbild der Tumor als ein breiter Füllungsdefekt

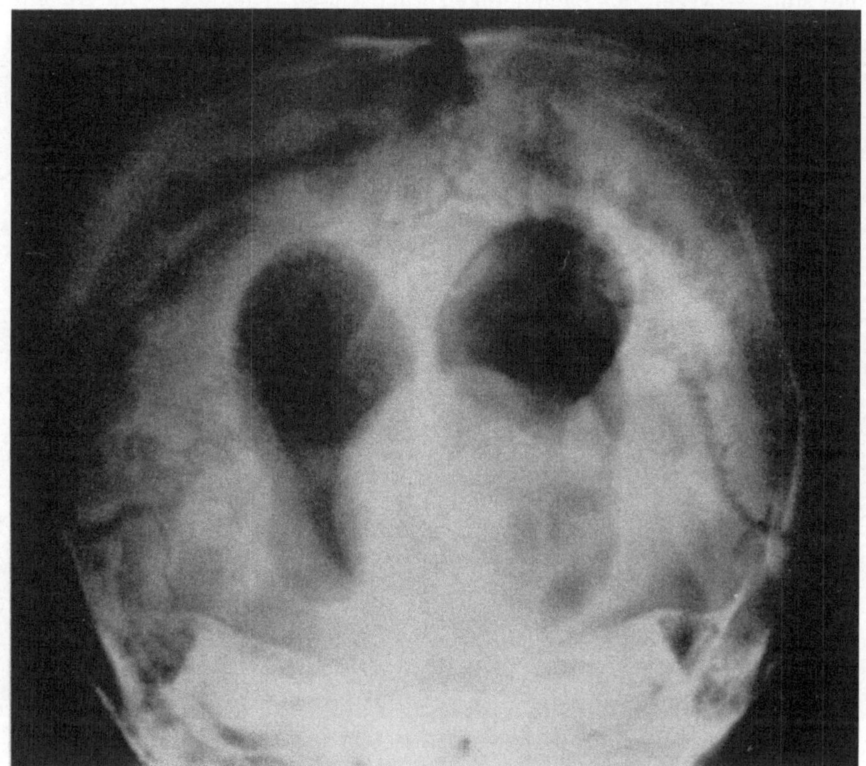

Abb. 57. Vorderbild eines großen linksseitigen Ventrikeltumors bei tuberöser Sklerose (vgl. Abb. 58).

zwischen Vorderhorn und Cella media, sonst ist das Vorderhorn hier amputiert (Abb. 56). Die Ventrikeltumoren bei der tuberösen Sklerose liegen weiter basal im Vorderhorn und lassen sich daran von den letztgenannten unterscheiden (Abb. 57 u. 58).

Thalamustumoren (Glioblastome, Astrozytome, Oligodendrogliome). Im Gegensatz zu den eben beschriebenen Blastomen handelt es sich zwar beim Thalamustumor nicht um einen echten Ventrikeltumor; da er aber sowohl an die Cella media als an den 3. Ventrikel breitflächig angrenzt, läßt sich das Kontrastbild am besten hier beschreiben.

Durch Aquäduktblockade entsteht, ähnlich wie beim Trigonummeningeom, ein Hydrocephalus der ersten 3 Kammern. Der vergrößerte Thalamus drängt den 3. Ventrikel, die Cella media und das Trigonum vor sich her. Man erkennt dieses besonders gut auf dem pa- und ap-Bild, wo der 3. Ventrikel nach medial verdrängt, sich um den Tumor krümmt, die Cella media nach oben zu einer schmalen Sichel gepreßt wird und wo lateral das Trigonum bogenförmig um den Tumor ausgezogen erscheint. Als Verlängerung dieses Ringes von Ventrikelteilen erscheint schließlich gelegentlich unten der Ansatz des Unterhorns. Im Hinterhornseitenbild oder auf den Seitenaufnahmen kann man bei guter Luftfüllung den Tumor als eine große knotenförmige Aussparung im hydrocephalen Seitenventrikel darstellen. Thalamustumoren im Jugendalter (Oligodendrogliome) sind — wegen des nachgiebigen wachsenden Schädels — im Augenblick

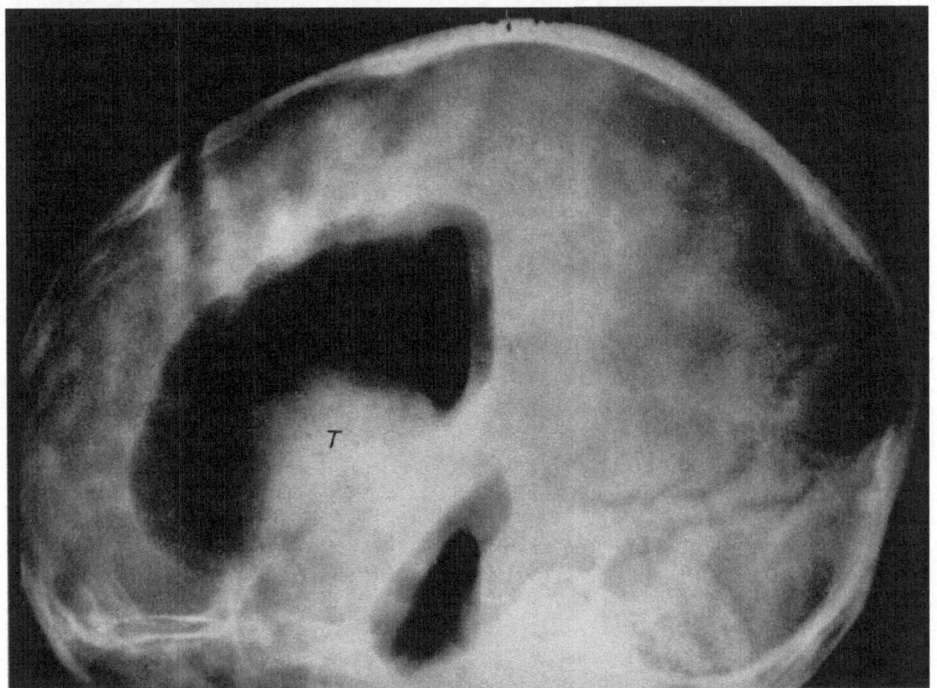

Abb. 58. Seitenbild eines großen Ventrikeltumors bei tuberöser Sklerose (vgl. Abb. 57).

der Untersuchung meist wesentlich größer, als die in späteren Jahrzehnten wachsenden Astrozytome und Glioblastome, die gelegentlich auch doppelseitig auftreten können.

Blockaden der Liquorbahn in der Mittellinie.

(Foramen Monroi, 3. Ventrikel, Aquädukt, 4. Ventrikel, Foramen Magendi.)

Die wichtigste Folge der Blockaden der medialen Liquorbahn zwischen Foramen Monroi und Magendi ist der symmetrische Hydrocephalus der vorliegenden Kammerteile. Man geht deshalb bei der Diagnose darauf aus, die untere Begrenzung des Hydrocephalus und damit den oberen Rand der Blockade festzustellen. Wir suchen also systematisch vom Foramen Monroi abwärts, welches der letzte hydrocephal erweiterte Teil des Kammersystems ist. Dabei darf man sich nicht zufrieden geben, wenn sich als „letzte" Kontur eine dünne, allmählich verschwindende Luftplatte darstellt, man soll vielmehr das Hindernis mit einer scharfen Grenze abzubilden versuchen (Abb. 59 *1—1* und 71 *1—1b*).

Die Blockaden der verschiedenen Kammerteile haben einen Lieblingssitz und meist eine recht typische Form. Wir können daher die Suche nicht aufgeben, ehe wir nicht durch immer neue Lagerung des Patienten und eventuell

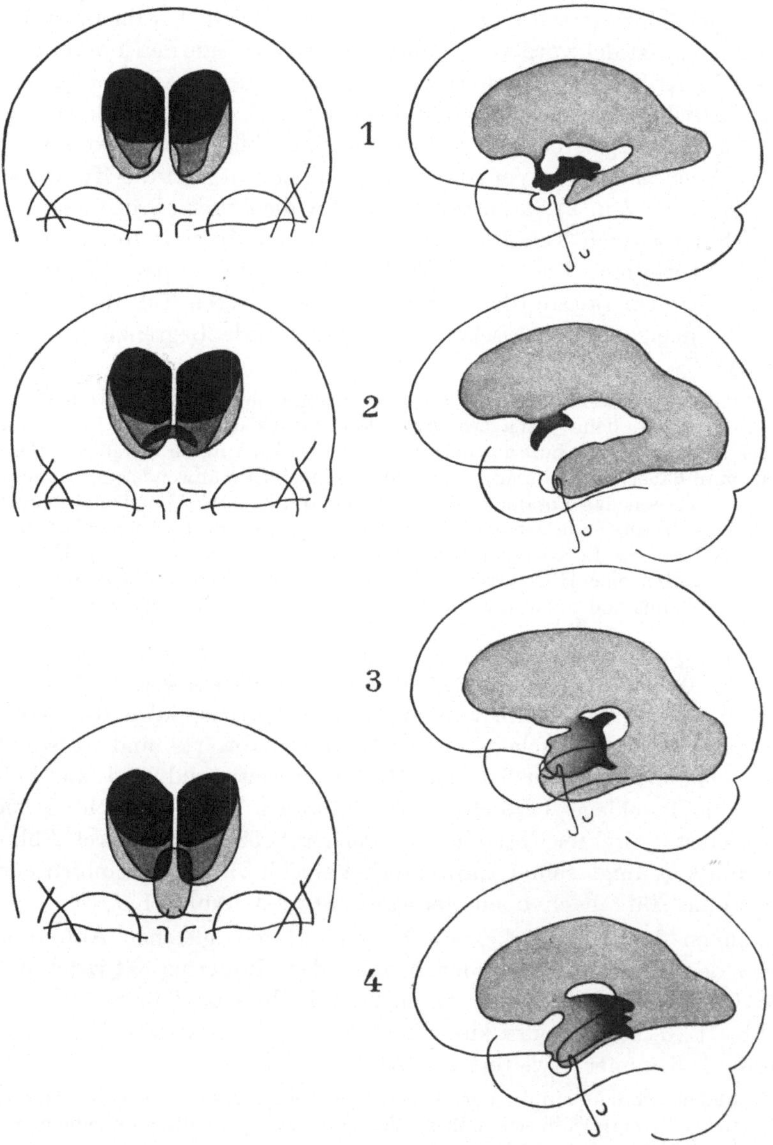

Abb. 59. Schematische Abbildung der Vorder- und Seitenbilder bei den Tumoren im Bereich des 3. Ventrikels und Aquädukts.

auch unter Nachfüllung von Luft diese bekannten Formen der „Liquorblockade" abgebildet haben. Eventuell muß man die Füllung durch Ventrikulographie mit einer lumbalen Encephalographie verbinden, wobei man einige Kubikzentimeter Luft gibt, ohne Liquor abzulassen! So bildet sich der caudale Tumorpol ab.

Wir gehen also zweckmäßigerweise etwa nach folgendem Schema vor: Ergibt das ap-Bild einen symmetrischen Hydrocephalus, so schließt sich als zweite Routineaufnahme sofort das Vorderhornseitenbild an. Man sucht auf beiden Bildern nach den Foramina Monroi und dem 3. Ventrikel. Stellen sich diese auf beiden nicht dar, so wird die gleiche Aufnahme am herabhängenden Kopf wiederholt. Jetzt ist der vordere Teil des 3. Ventrikels mit den Foramina Monroi der höchste Ventrikelabschnitt und wenn die Passage frei ist, müßte jetzt Luft in den 3. Ventrikel einfließen. Ist dies nicht der Fall, so liegt bei korrekten technischen Voraussetzungen ein Block durch eine Neubildung am Foramen Monroi bzw. im vorderen Teil des 3. Ventrikels vor. Wir suchen jetzt die Konturen dieser Blockade (Abb. 59, *1* u. *2*) darzustellen, was für die Art des Prozesses wichtig ist.

Füllt sich der rostrale Teil des 3. Ventrikels mit Luft, so muß nun der caudale Teil untersucht werden. Das gelingt in Bauchlage auf dem pa- bzw. Hinterhornseitenbild. Liegt ein raumfordernder Prozeß im hinteren Teil des 3. Ventrikels bzw. im Vierhügelgebiet, so erscheint hier die rostrale Begrenzung des Tumors (Abb. 59, *3*).

Eine technische Schwierigkeit bei der Untersuchung des 3. Ventrikels muß aber hier noch erwähnt werden: beim Umlagern des Patienten aus der Rücken- in die Bauchlage kann es vorkommen, daß die Luft aus dem 3. Ventrikel wieder in die Seitenventrikel zurückfließt. Man muß daher beim Umlagern besondere Kunstgriffe anwenden: es kommt darauf an, daß währenddessen das Foramen Monroi immer der höchste Ventrikelabschnitt bleibt. Man muß also in diesem Falle den Patienten zunächst erneut in die Rückenlage und damit bei hängendem Kopf die Luft in den 3. Ventrikel bringen. Dann hält beim Umlagern und Drehen des Patienten eine Hilfsperson den Kopf tief. Bei Kindern kann man sogar den Körper bis zum Kopfstand anheben, ihn dann um seine Achse drehen und auf dem Bauch lagern lassen.

ZIEDSES DES PLANTES hat kürzlich einen ähnlichen Weg der Umlagerung angegeben, bei dem man mit sehr wenig Luft praktisch alle Ventrikelteile nacheinander darstellen kann.

Ist der hintere Anteil des 3. Ventrikels noch hydrocephal und in voller Ausdehnung dargestellt, so suchen wir weiter stromabwärts und versuchen den Aquädukt abzubilden. Hier ist das Hinterhornseitenbild und die halbaxiale Aufnahme in Bauchlage besonders aufschlußreich. Der Verschluß kann im Aquädukt selbst („direkter" Verschluß) liegen (Abb. 59, *4*) oder durch Abknickung des Aquädukts bedingt sein („indirekter" Verschluß), weil Kleinhirnteile durch den Tentoriumschlitz nach oben verlagert wurden (Abb. 71 *1, 3*).

Wir können den 4. Ventrikel am besten mit den gleichen Aufnahmen abbilden wie den Aquädukt und suchen dann das Hindernis entweder in seinem mittleren Drittel, wobei sich der Anfangsteil hydrocephal in Schalenform darstellt (Abb. 71 *2a, b*, 73), oder an seinem Ausgang. In diesem Falle bildet sich die gesamte 4. Kammer erweitert ab (Abb. 75, 76).

Die Darstellung von Aquädukt und 4. Ventrikel wird oft durch den Schatten der Ohrmuschel gestört. Es empfiehlt sich daher, diese umzuschlagen und mit einem Stückchen Leukoplast festzukleben (s. S. 53 ff.).

Allen diesen Verschlüssen ist ein *symmetrischer Hydrocephalus* der Seitenkammern gemeinsam. Leichtere Grade beginnen mit einer Verplumpung durch Abrundung der Konturen. Bei stärkerem Hydrocephalus verlieren sich die ursprünglichen Kammerformen immer mehr (Abb. 61), bis wir bei manchen kindlichen Hydrocephali nur noch rundliche, mit Luft gefüllte Blasen sehen, die im Extremfalle nur von einem 1—2 cm dicken Hirnmantel überzogen sind (Abb. 60).

Nimmt man Luftbilder eines Hydrocephalus occlusus mit größerem zeitlichem Zwischenraum nach Wiederherstellung der Passage auf, so sehen wir gelegentlich die Rückbildung eines Hydrocephalus (TÖNNIS). Denn das durch den Sekretionsdruck des Liquors „aufgeblasene" und gegen den Schädel gepreßte Hirn kehrt nach der Entspannung allmählich in seine alte Form zurück.

Ein eigenartiges Bild entsteht gelegentlich bei der partiellen Füllung großer kindlicher Hydrocephali. Dann bilden sich besonders an den Randzonen der

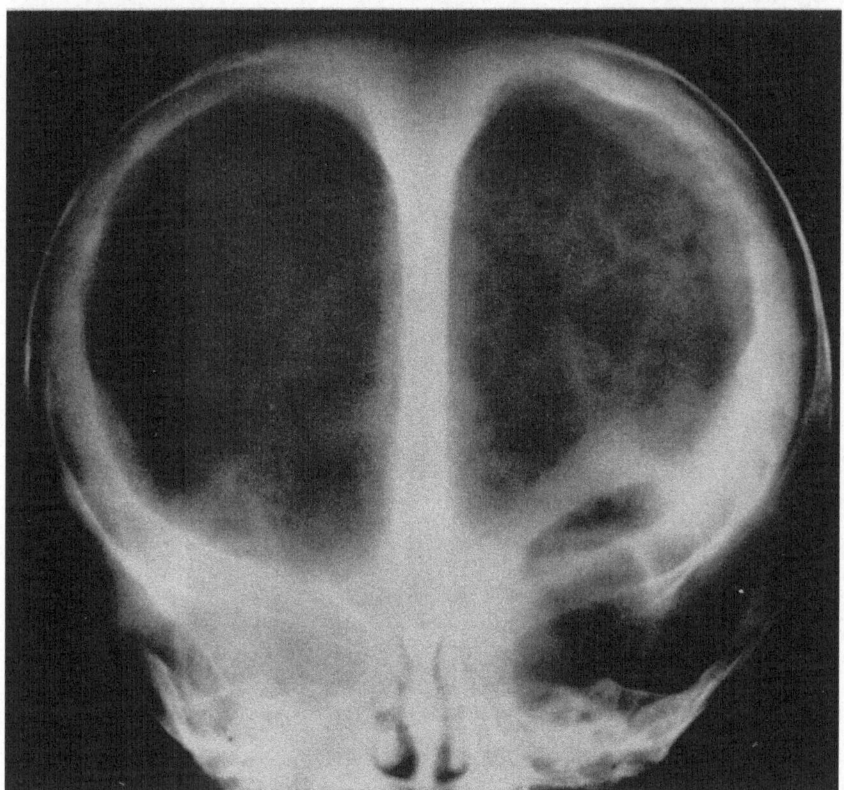

Abb. 60. Blasenbildung in einem riesigen Hydrocephalus occlusus (besonders links!).

Liquorspiegel zahlreiche rundliche Schatten verschiedener Größe ab, die offensichtlich Luftblasen entsprechen (s. Abb. 60). Sie haben keinerlei pathognomone Bedeutung und stehen möglicherweise zu dem Eiweißgehalt des Liquors in Beziehung.

Nach diesen allgemeinen Vorbemerkungen über das Vorgehen beim Nachweis einer Blockade der medialen Liquorbahn werden die Syndrome jetzt im einzelnen beschrieben.

Verschlüsse an den Foramina Monroi.

Ependym-(Kolloid-)Cysten des Foramen Monroi. Diese kirschgroße Neubildung bedingt einen sehr charakteristischen Block der Foramina Monroi. Bereits im ap-Bild kann sich ihre Kontur halbkugelartig zwischen den Hauptteilen der Vorderhörner und eventuell dem 3. Ventrikel abbilden (Abb. 61).

Die Darstellung verbessert sich wesentlich, wenn man die gleiche Aufnahme
in halbaxialem Strahlengang macht und damit das sonst strahlen-orthograd
getroffene Gebiet in der Längsachse entzerrt. Liegt noch kein kompletter Block
vor und dringt Luft in die hinteren Abschnitte des 3. Ventrikels, so stellt sich
gelegentlich im Vorderhornseitenbild die volle Umgrenzung der Cyste dar
(Abb. 59, *1*). Selten entwickelt sich der Prozeß mehr an einem Foramen Monroi
und macht daher einen vorwiegend halbseitigen Hydrocephalus.

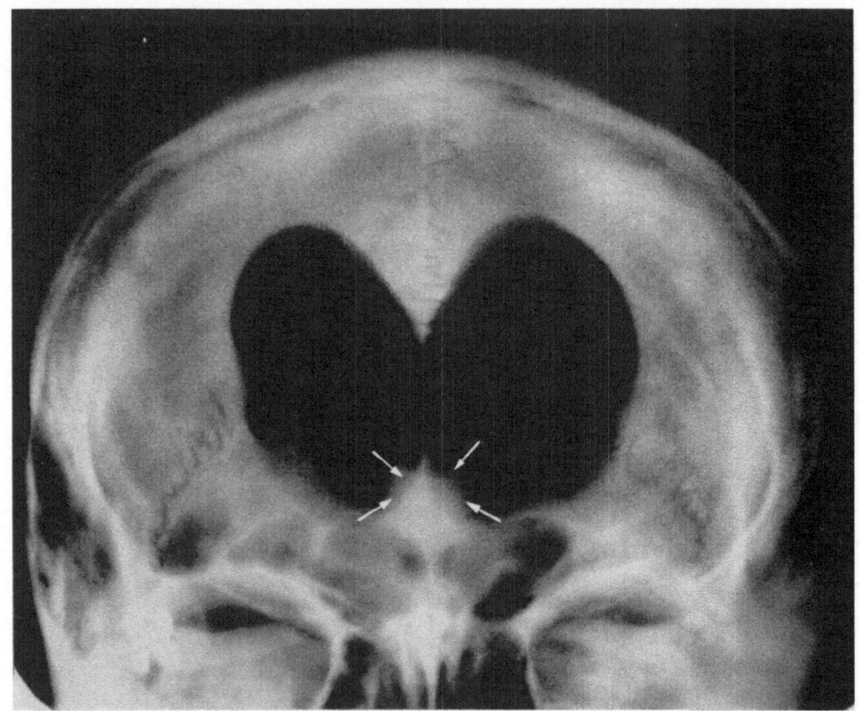

Abb. 61. Ependymcyste des Foramen Monroi im Vorderbild. In die Stirnhöhle projiziert sich unter der Cyste
Luft in dem erweiterten Infundibulum.

Andere Tumoren im rostralen Teil des 3. Ventrikels erzeugen zwar auch einen
Block der Foramina Monroi, doch zeigen sie den Unterschied in Wachstum
und Ausdehnung gegenüber den Ependymcysten durch ihre größere Kontur
an (Spongioblastome und Plexuspapillome des 3. Ventrikels).

Die suprasellären Tumoren (Hypophysenadenome, Craniopharyngeome, Meningeome des Tuberculum sellae, Chiasma-, Hypothalamus-Spongioblastome, Aneurysmen der A. carotis usw.). Die Neubildungen oberhalb der Sella führen erst
sekundär zu einem Block in dem rostralen Teil des 3. Ventrikels: der Ventrikelboden wird angehoben (Abb. 62) bis er die Liquorbahn zwischen den Foramina
Monroi verschließt (Abb. 64). Doch bleibt während des Wachstums lange Zeit
eine schmale Verbindungsbahn zwischen den Foramina Monroi und dem Aquädukt bestehen, die sich als Luftschale im ap-, Vorderhornseiten- und im Seitenbild abzeichnet. Solange kann auch die Erweiterung der Seitenventrikel gering
sein (Abb. 63, 65, 66). Gleichzeitig drängen diese Tumoren die Cisternae basales
auseinander bzw. verschieben die C. chiasmatis nach vorne oben, so daß sich

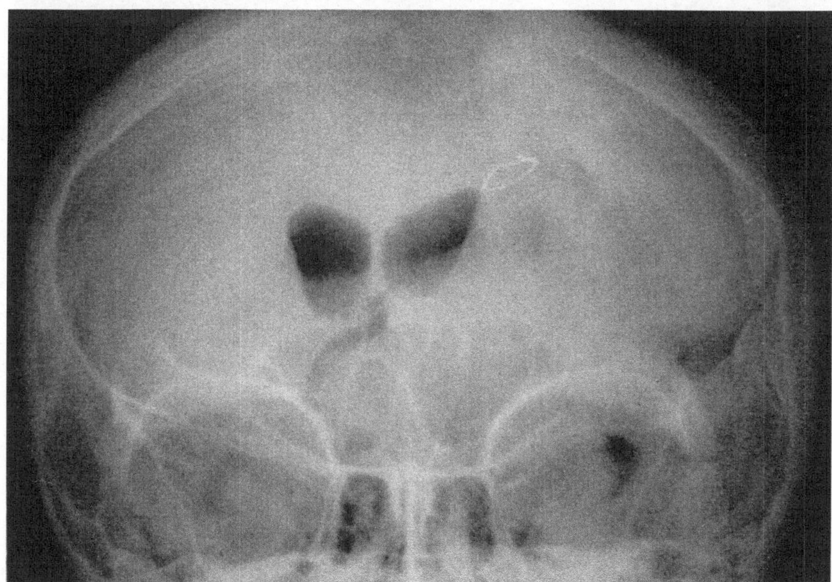

Abb. 62. Verschiebung des 3. Ventrikels nach rechts durch ein chromophobes Adenom. Die Unterhörner liegen in den Orbitae an typischer Stelle.

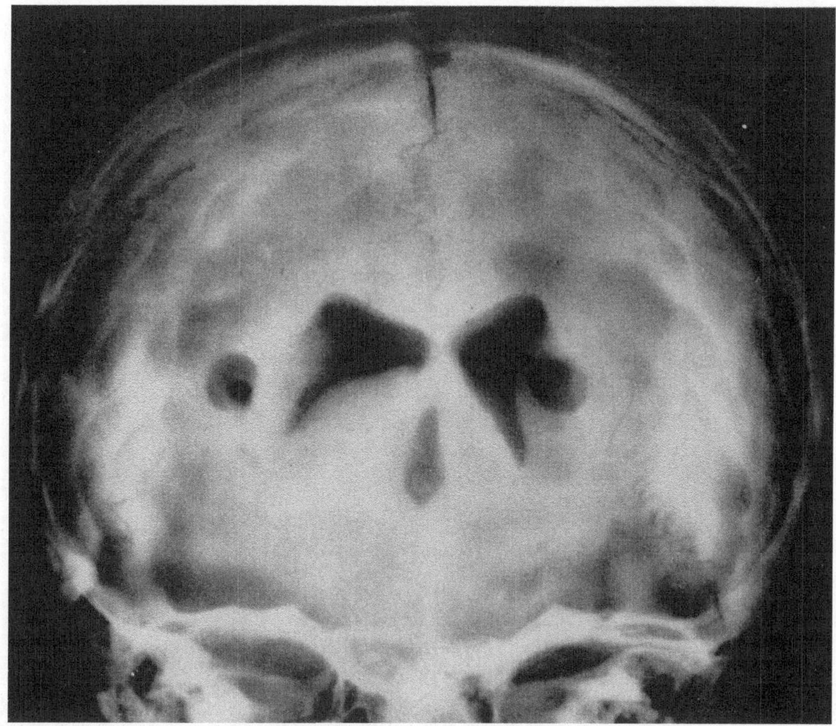

Abb. 63. Hochgradige Verlagerung der Vorderhörner nach aufwärts und lateral durch ein riesiges Kraniopharyngeom. Der vordere 3. Ventrikel fehlt, der hintere liegt an normaler Stelle.

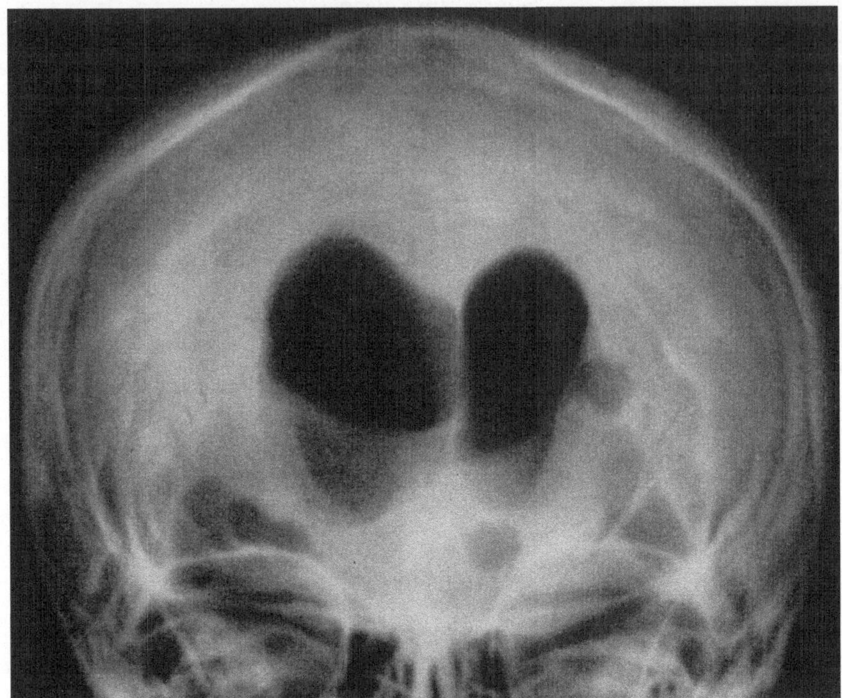

Abb. 64. Vorderbild bei einem Kraniopharyngeom. Der Hydrocephalus ist besonders rechts ausgebildet. Der 3. Ventrikel fehlt ganz.

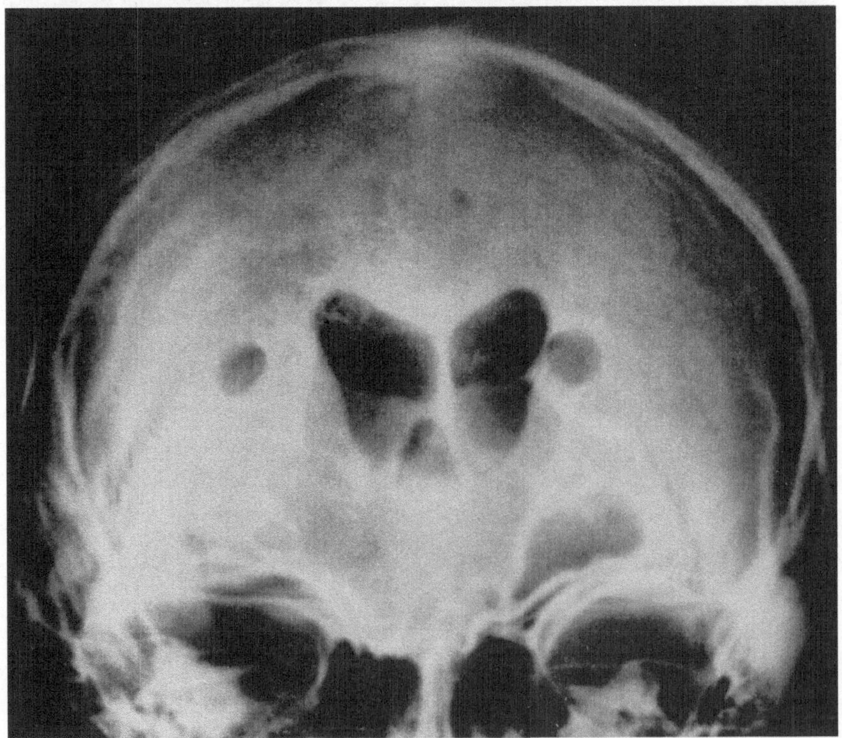

Abb. 65. Vorderbild eines Kraniopharyngeoms (vgl. Abb. 66). Der 3. Ventrikel ist angehoben und nur seine erweiterte obere Hälfte ist sichtbar.

gelegentlich die Tumorkontur durch eine Zisternographie deutlich abbilden läßt (Abb. 81). Durch diesen Befund der Zisternenverlagerung kann man unter Umständen die Differentialdiagnose zwischen einem primären Hypothalamustumor und einem extracerebralen Blastom stellen (s. auch HAMBY u. GARDNER).

Tumoren im hinteren Teil des 3. Ventrikels (Pinealome, Teratome der Pinealis, Ependymome des 3. Ventrikels, Spongioblastome der Vierhügelplatte). Das Bild eines raumfordernden Prozesses im hinteren Teil des 3. Ventrikels ist recht

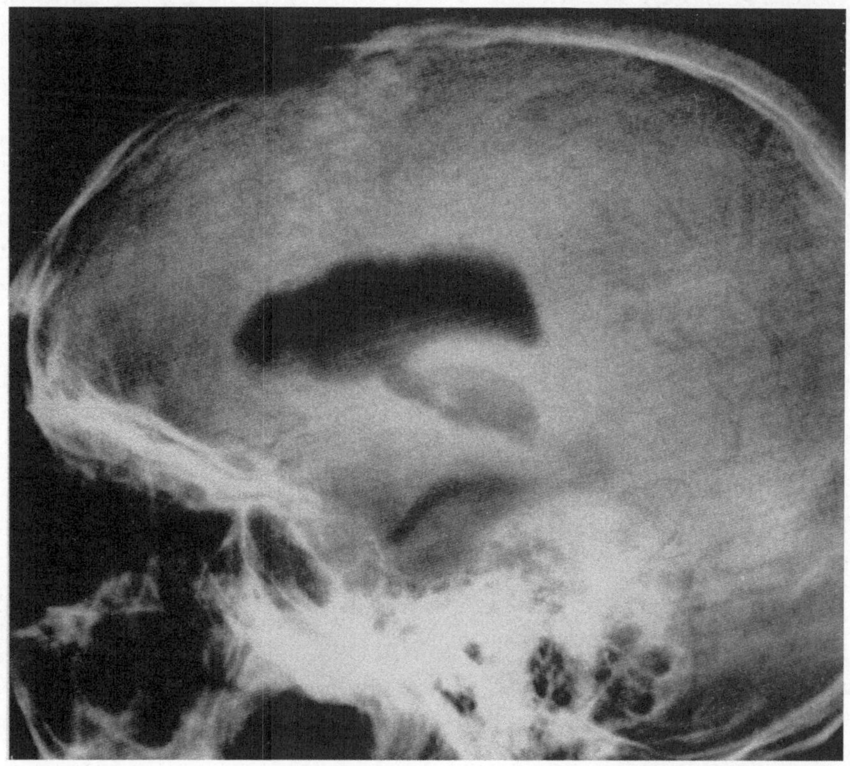

Abb. 66. Seitenbild bei einem suprasellären Kraniopharyngeom. Der 3. Ventrikel ist nach rückwärts aufwärts verlagert (vgl. Abb. 65).

stereotyp, gleich welcher Art und welchen Ursprungs er sein mag. Wir finden im Vorderhornseitenbild oder im Seitenbild einen besonders stark hydrocephal ausgeweiteten vorderen 3. Ventrikel, bei dem die normale Fischmaulfigur (s. S. 51 ff.) zu zwei klumpigen Vorwölbungen oder gar der ganze 3. Ventrikel zu einer großen Blase geworden ist (Abb. 59, *3*). Im Hinterhornseitenbild oder Seitenbild ist der 3. Ventrikel nach hinten konkav begrenzt. Vom Vierhügelgebiet aus springt ein glatter (Teratome) oder mehr höckeriger (Pinealome, Abb. 67) Tumorschatten nach vorwärts in den Ventrikel. Der Aquädukt fehlt, ebenso der Rec. suprapinealis. Eine Verkalkung im Tumorbereich (Abb. 67) spricht für ein Pinealom ebenso eine umgrenzte Aussparung am Infundibulum, wohin gelegentlich Metastasen auf dem Liquorwege abträufeln und weiterwachsen (sog. „ektopische" Pinealome (HORRAX). Fehlt der Füllungsdefekt im 3. Ventrikel oder ist er nur sehr klein und nur der Aquädukt herabgedrängt, so spricht das für ein kleines Gliom der Vierhügelplatte (s. unten!).

Die Aquäduktverschlüsse. Die primären bzw. direkten Verschlüsse des Aquädukts erzeugen eine Liquorblockade ohne wesentliche Verschiebung (s. S. 88).
Wir sehen im Hinterhornseiten- bzw. im Seitenbild einen erweiterten Anfangsteil des Aquädukts und nach etwa ¹/₂ cm eine Verlegung des Lumens. Diese
kann sich eventuell im halbaxialen pa-Bild darstellen. Man kann aus der Art
der caudalen Begrenzung des Aquädukts [Zipfel-, Tüten- (Abb. 68) oder Kolben-
form] nicht mit Sicherheit auf die Art des krankhaften Prozesses — ob Ver-

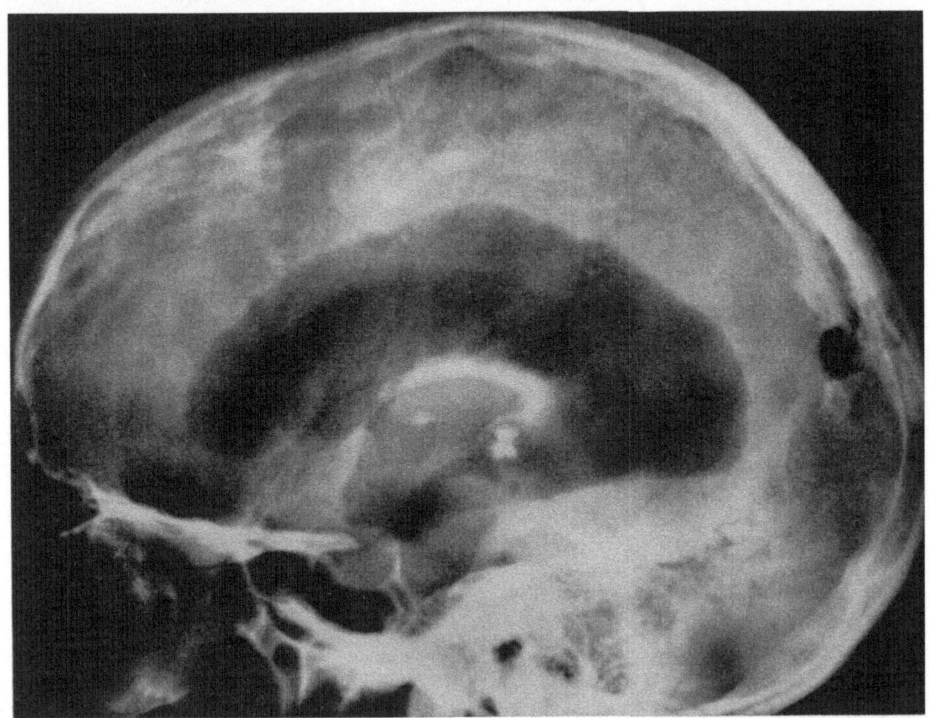

Abb. 67. Seitenbild eines Hydrocephalus der ersten drei Kammern bei einem verkalkten Pinealom. Impression
in den 3. Ventrikel von rückwärts.

schluß durch Tumor oder Narbe — schließen. Nur wenn gleichzeitig das Mittelhirn etwas aufgetrieben ist und den Aquädukt nach abwärts drängt, darf man
ein Spongioblastom vermuten. Die Zisternographie (oberhalb der Vierhügelplatte!) kann diese Diagnose sichern. Beim primären Aquäduktverschluß ist
nicht so selten der Recessus suprapinealis nach oben rückwärts keulenförmig
(Abb. 69) ausgestülpt, ja sogar gelegentlich wie ein großer Blindsack aufgetrieben, der sich gegen den Vorderlappen des Kleinhirns in den Tentoriumschlitz vorwölbt. Dieser Luftschatten kann die Analyse des Bildes sehr verwirren. Selten stülpt sich eine ähnliche Cyste auch von der medialen Hemi-
sphärenwand aus gegen den Tentoriumschlitz vor (s. S. 16). Beide Cysten-
bildungen sprechen für einen primären Aquäduktverschluß von langer Dauer,
denn bei Tumoren der hinteren Schädelgrube verwehrt der „cerebellare Druckconus nach oben" den Eintritt solcher Cysten in den Tentoriumschlitz. Ist die
Diagnose eines primären Aquäduktverschlusses im Ventrikulogramm unsicher,

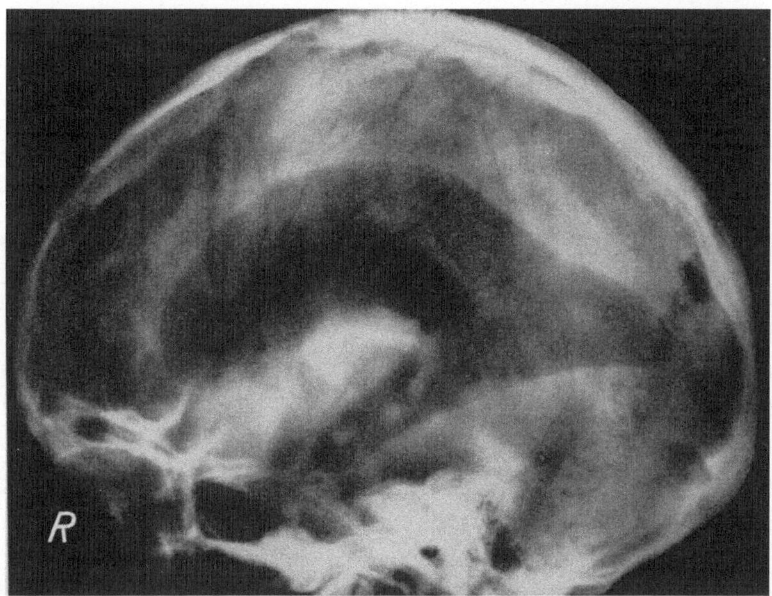

Abb. 68. Seitenbild eines primären Aquäduktverschlusses mit tütenförmiger Begrenzung (vgl. Abb. 59, *4* u. 72).

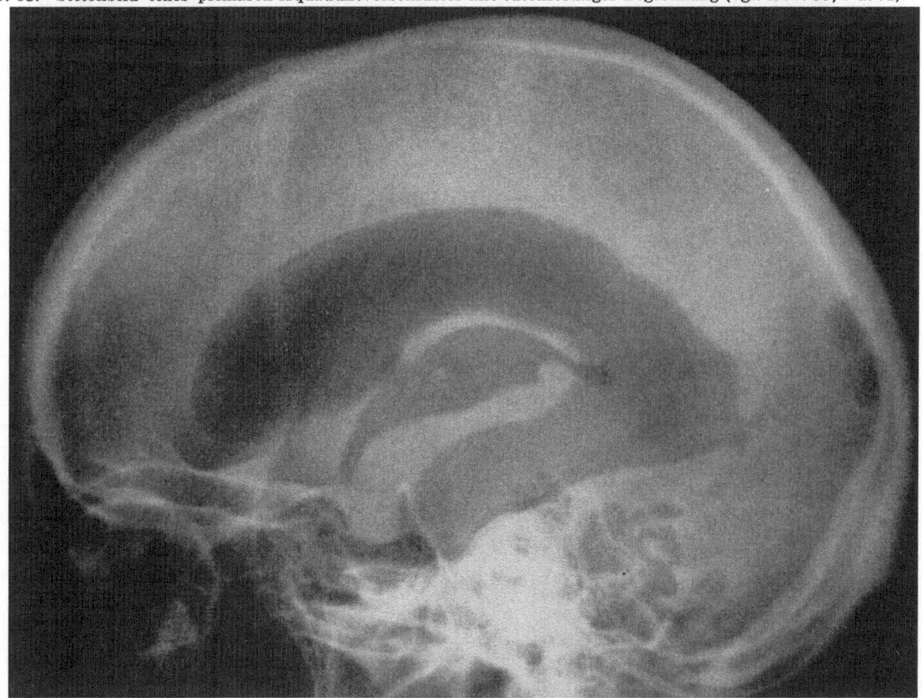

Abb. 69. Fingerförmige Verlängerung des Recessus suprapinealis bei Hydrocephalus occlusus infolge von Clivustumor. (Konturen etwas retuschiert, da auf der Papieraufnahme schlecht sichtbar.)

so kann man eine „Füllung von unten" (lumbale Encephalographie) anschließen, ohne dabei viel Liquor abzulassen (s. auch CHILDE et al., DAVID et al., EPSTEIN).

Die Tumoren der hinteren Schädelgrube. Die Tumoren der hinteren Schädelgrube erzeugen einen Hydrocephalus der ersten drei Kammern und des Aquädukts und zum Teil auch des 4. Ventrikels bis zur Stelle seines Verschlusses (Abb. 71). Lage und Form des Aquädukts ändern sich je nach Sitz und Ausdehnung des raumfordernden Prozesses. Die Abbildung des Aquädukts — mit seinem eventuellen Knick — ist daher das Hauptziel der Diagnostik. Es wurden oben

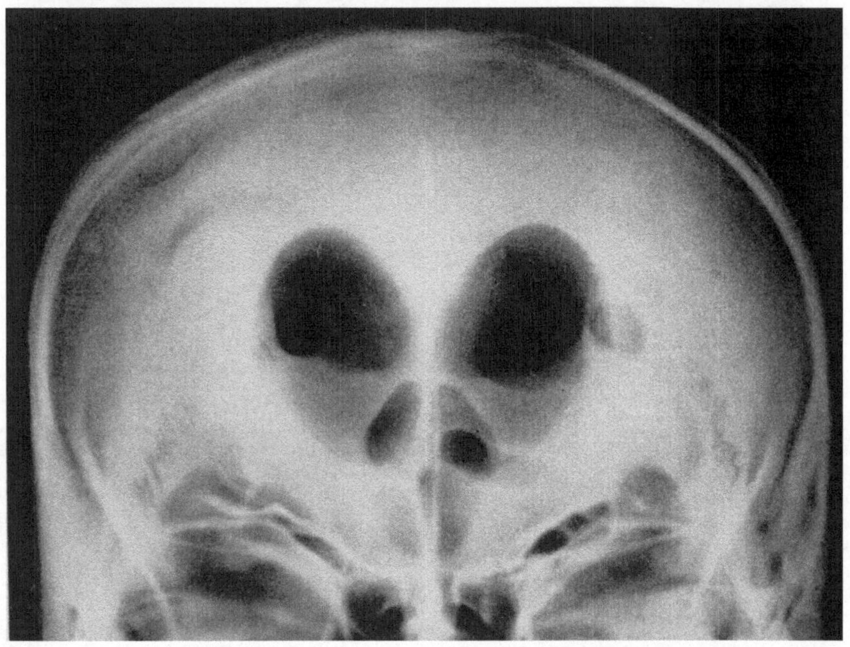

Abb. 70. Großer Hydrocephalus der ersten 3 Kammern bei Kleinhirngliom.

die technischen Möglichkeiten seiner Abbildung (s. S. 53 und 88) genauestens beschrieben.

Die Kleinhirn-Wurmtumoren (Medulloblastome, Spongioblastome, sog. Astrozytome). Der Aquädukt zeigt hier bei den Mittellinientumoren nach etwa $^1/_2$ cm einen Knick, der durch die Stauchung gegen den Tentoriumschlitz bei der Massenverschiebung von Hirnstamm und Kleinhirn*vorder*lappen nach vorne oben entstanden ist. Dabei kann er im ganzen ein wenig in Richtung auf den Clivus verschoben werden. Je stärker die Volumenvermehrung im Kleinhirnwurm ist, desto spitzer wird gewöhnlich die Knickung, bis sie spitzwinklig ist, wie der Schnabel eines „Wikkinger Schiffes" (Abb. 71, *1*). Geht die Geschwulst bis in den Tentoriumschlitz, so wird der Aquädukt vorwiegend nach vorne verschoben. (Über die Differentialdiagnose gegenüber den Tumoren des 4. Ventrikels s. S. 97.)

Die Kleinhirn-Hemisphärentumoren. Liegt der Tumor mehr lateral, d. h. in einer Hemisphäre, so wird der Aquädukt zwar auch nach oral gestaucht, aber weniger nach basal herabgedrückt. Der Knick ist dann sanfter und ähnelt eher einem „Roßschweif" (Abb. 71, *3*), die Blockade ist weniger total. Gleichzeitig sind der Aquädukt und der eventuell mitgefüllte 4. Ventrikel zur gesunden Seite ver-

schoben, was man auf der halbaxialen pa-Aufnahme erkennt (Abb. 71, *4* und 78).
Das kann bei kleineren Angioblastomen wichtig sein, die noch keine sehr deutliche
Knickung herbeigeführt haben. Auch kann der Vergleich der beiden Seitenbilder zur Feststellung der Tumorseite führen. Liegt der Schädel mit der Tumorseite dem Film an, so steigt der Aquädukt bei dieser Lage an und füllt sich

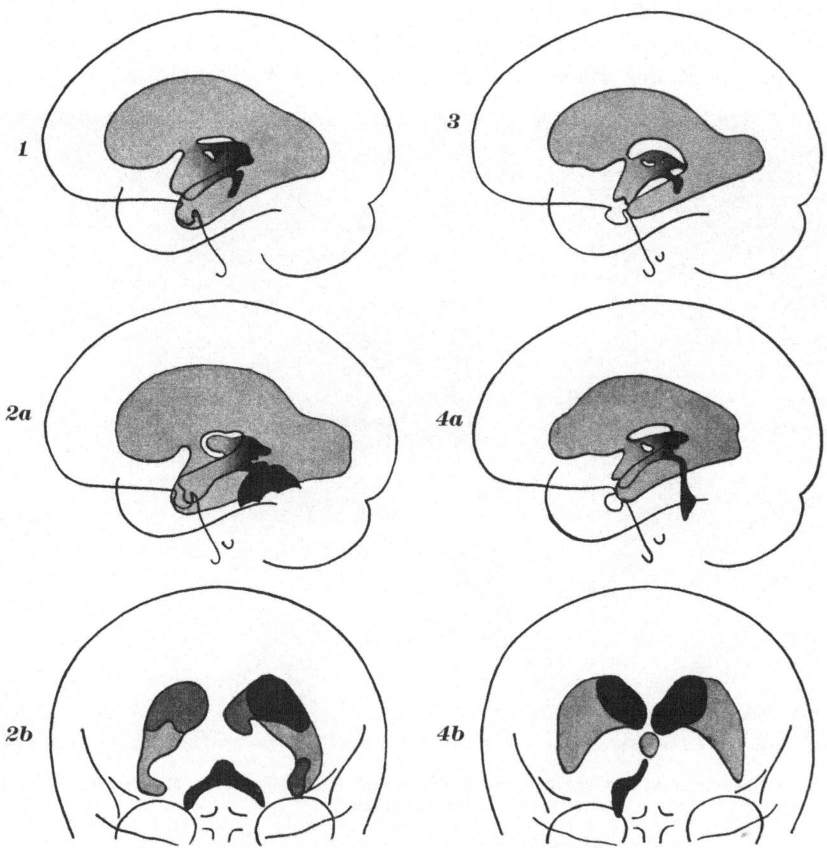

Abb. 71. Schematische Darstellung der Pneumogramme bei den Tumoren der hinteren Schädelgrube, links
bei medialem, rechts bei lateralem Sitz.

besser mit Luft, als wenn der Schädel auf der gesunden Seite liegt (sog. Aquädukt-
zeichen, QUARTI und COLUMELLA, s. S. 17). Intra- und extracerebelläre Tumoren
(Meningeome) kann man gelegentlich durch Arachnoidalfüllung (Zisternographie)
unterscheiden.

Die Tumoren im 4. Ventrikel (oral: vorwiegend Plexuspapillome, caudal.
Ependymome und — selten — Angioblastome). Tumoren, die sich primär im
4. Ventrikel entwickeln, führen zu einer hydrocephalen Erweiterung des Anfangs-
teils des 4. Ventrikels (Abb. 71, *2a*). Der Tumor springt in diesen vor und die
rostrale Tumorkontur bildet den Abschluß (Abb. 76), was man besonders gut
auf der halbaxialen pa-Aufnahme erkennt. Hier liegt als Verlängerung des
Aquädukts im 4. Ventrikel eine halbmondförmige Luftschale über dem Blastom
(Abb. 71, *2b* und 73). Nur selten grenzt diese auch den dorsalliegenden Tumorteil
gegen den Wurm ab.

Auch viele kleinere Wurmtumoren ragen von oben in den 4. Ventrikel hinein. Sitzen sie dazu etwas caudaler, so ist im Ventrikulogramm, außer dem Aquädukt auch der erweiterte rostrale Teil des 4. Ventrikels dargestellt. Er liegt dann dem Tumor schalenartig an, seine caudale Begrenzung ist die Tumoroberfläche selbst (Abb. 74). Dies kann man sowohl im etwas halbaxial eingestellten pa-Bild wie im Seitenbild oft gut erkennen.

Der Verschluß des Foramen Magendi (arachnitischer Verschluß, Halsmarktumoren). Liegt der Block am Ausgang des 4. Ventrikels, so ist die ganze

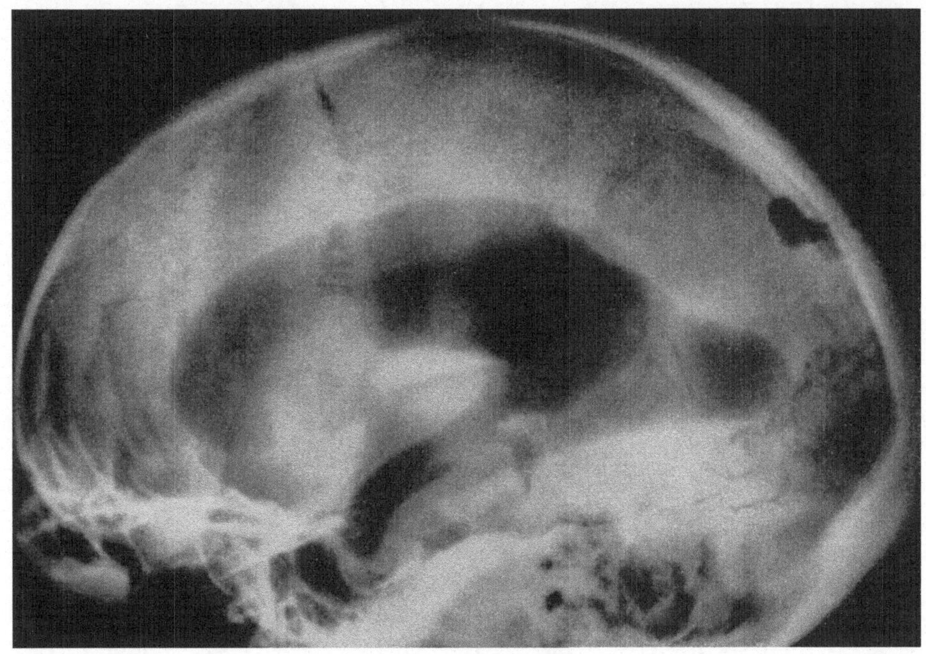

Abb. 72. Sekundärer Aquäduktverschluß durch Spongioblastom des Kleinhirns. Man beachte die Abknickung des Aquädukts.

4. Kammer erweitert (Abb. 75). Der arachnitische Verschluß am Foramen Magendi kommt in zwei Formen vor, entweder liegt er direkt am Foramen, dann bildet die Cisterna magna selbst einen abgeschlossenen Blindsack, der im Pneumogramm nicht zu sehen ist und als raumfordernder Prozeß wirkt. Oder es findet sich bei der anderen Form ein offenes Foramen Magendi, dann bildet der 4. Ventrikel gemeinsam mit der Zisterne einen großen Liquorraum, der im Luftbild dargestellt ist. Sehr selten ist ein narbiger Verschluß im unteren Drittel des 4. Ventrikels, wobei die Tonsillen mit dem Ventrikelboden verkleben, und das hintere Drittel der Kammer amputiert (DAVID und Mitarbeiter) erscheint. Auch Halsmarktumoren können das Foramen Magendi blockieren und nach oben verschieben.

Die Brückentumoren (Spongioblastome, Astrocytome). Das Kennzeichen der Brückentumoren ist der bogenförmige Verlauf von Aquädukt und 4. Ventrikel, die dorsal über dem Tumor ausgespannt sind. Das stellt sich besonders gut auf dem Hinterhornseitenbild bzw. den Seitenbildern dar. Während normalerweise der Aquädukt etwa 3—4 cm vom Clivus entfernt verläuft, ist er jetzt nach hinten-oben abgedrängt (Abb. 77), nur selten auch seitlich verschoben. Das Lumen des Aquädukts und 4. Ventrikels ist zwar verengt, aber noch nicht völlig blockiert, da infolge der neurologischen Frühsymptomatologie die Luftfüllung meist frühzeitig durchgeführt wird. Der rückwärtige Teil des 3. Ventrikels kann angehoben sein. Der Hydrocephalus der ersten drei Kammern kann noch gering

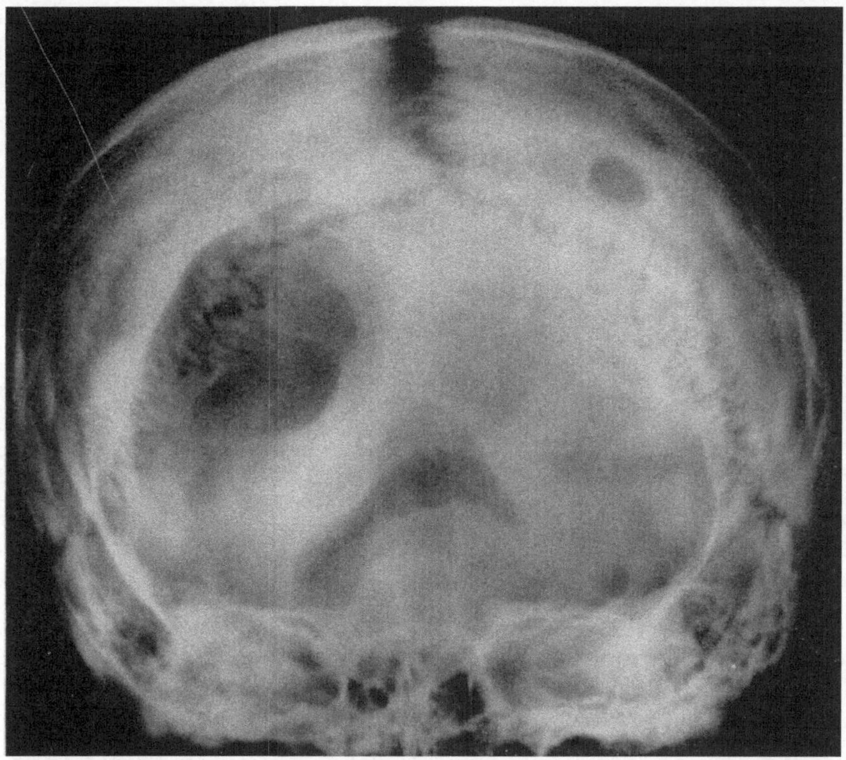

Abb. 73. Pneumogramm eines größeren Tumors im 4. Ventrikel bei fast halbaxialer Strahlenrichtung und Stirnlage. Der 4. Ventrikel bildet über dem Tumor eine zeltartige Luftkappe (vgl. Abb. 71, 26).

sein. Liegen noch keine Hirndruckzeichen vor, so wird man den Tumor oft bei lumbaler Luftfüllung darstellen können.

Hat man nur eine reine Ventrikelfüllung erreicht, so kann man den Brückentumor oft nicht sicher von einer Geschwulst des Clivus unterscheiden, wenn Veränderungen am Schädelskelet fehlen. Hier kann gelegentlich die Abbildung der Brückenzisternen (s. Zisternographie) weiterhelfen, wobei sich diese entweder basal vom raumfordernden Prozeß abzeichnen (Brückentumor) oder dorsal davon (Clivustumor).

Die Brückenwinkeltumoren (Acusticusneurinome, Meningeome, Ependymome). Das klinische Syndrom des Kleinhirnbrückenwinkeltumors ist meist so eindeutig, daß die Mehrzahl der Neurochirurgen eine Kontrastdarstellung nicht für notwendig hält. Hat man jedoch in einzelnen unklaren Fällen eine Luftfüllung vorgenommen, so findet man eine Reihe aufschlußreicher Hinweise: gewöhnlich besteht ein mäßiger Hydrocephalus der ersten drei Kammern. Der Aquädukt ist leicht angehoben, aber zusammen mit dem 4. Ventrikel weit zur gesunden Seite

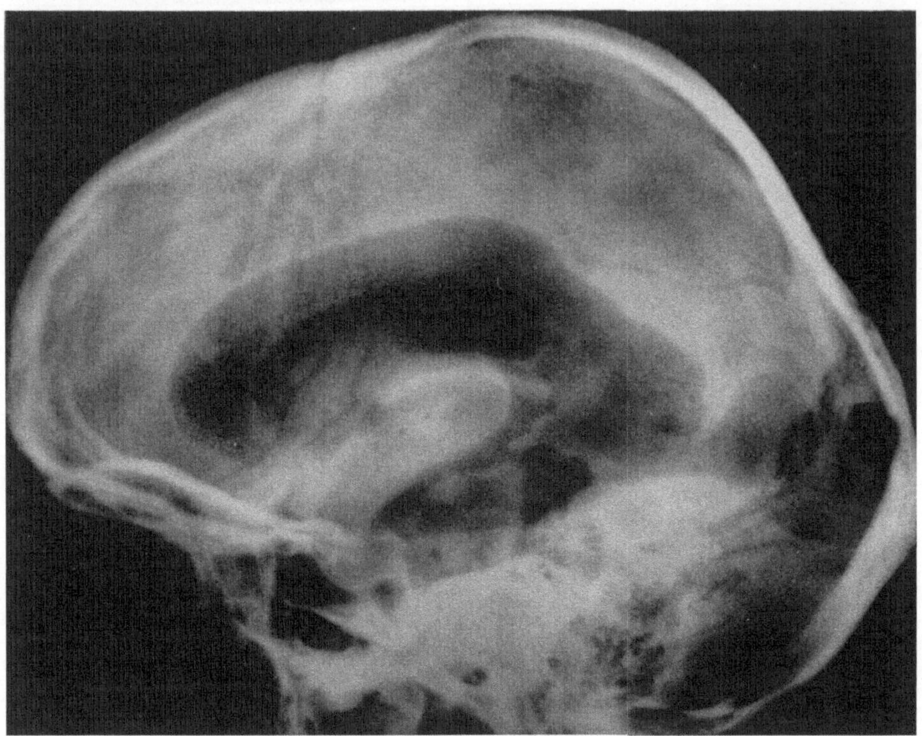

Abb. 74. Seitenbild eines unteren Wurmtumors, der in den 4. Ventrikel vorspringt. Der Anfangsteil des 4. Ventrikels ist hier noch erweitert sichtbar.

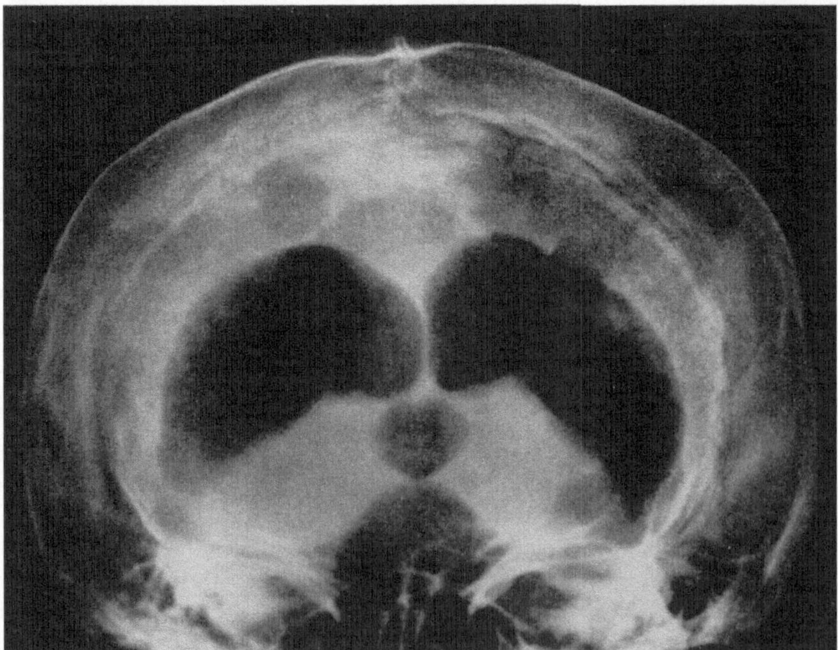

Abb. 75. Riesiger Hydrocephalus der ersten vier Kammern bei membranösem Verschluß des Foramen Magendi und basaler Impression.

verlagert (Abb. 78). Der hintere Teil des 3. Ventrikels kann ein wenig nach vorn oben verlagert und im pa-Bild das herdseitige Hinterhorn etwas angehoben sein.

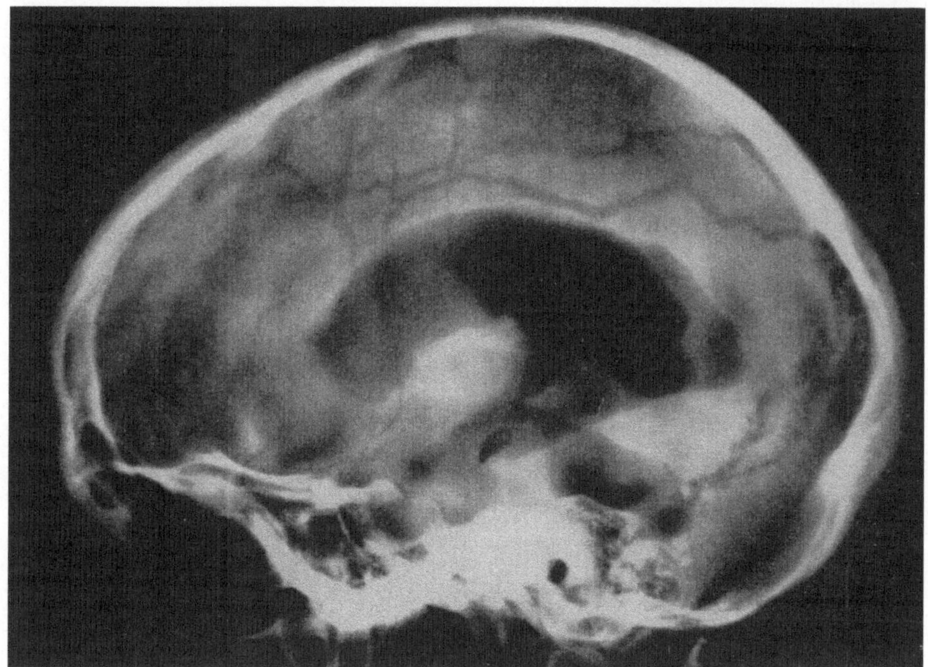

Abb. 76. Seitenbild eines Hydrocephalus occlusus der ersten vier Kammern durch Ependymom am Ausgang des 4. Ventrikels.

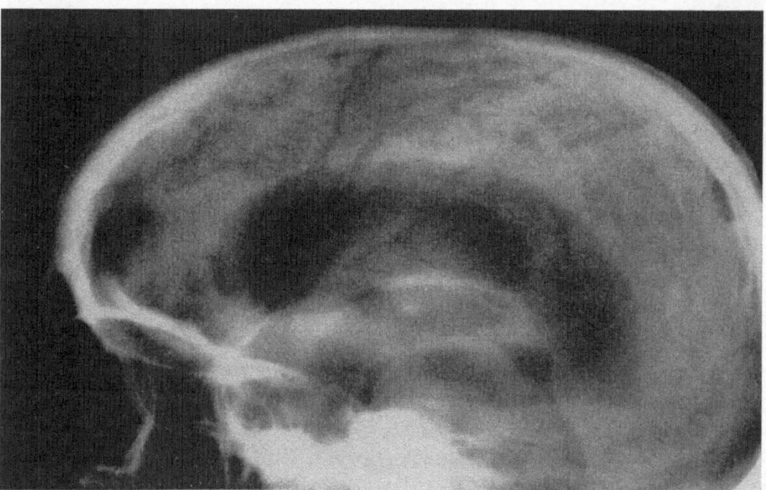

Abb. 77. Typisches Seitenbild eines Ponstumors. Aquädukt und 4. Ventrikel sind in die Länge gezogen und nach dorsal verschoben und über dem Tumor ausgespannt.

Neuerdings hat man durch die Zisternographie die diagnostischen Möglichkeiten erweitert, da man mit ihrer Hilfe die Kontur des Tumors in der Brückenwinkel-zisterne abbilden kann. Man sieht hier einen der Größe des Blastoms entsprechenden

Füllungsdefekt (ROBERTSON) (Abb. 79 und 80), oder die Zisterne ist überhaupt
nicht dargestellt.

Die Tentoriummeningeome. Die vom Tentorium ausgehenden Meningeome
erzeugen die gleichen Veränderungen wie die intracerebellären Tumoren des
Wurmes oder der Hemisphären. Sie können nur mit Sicherheit als solche erkannt
werden, wenn sie das Tentorium angehoben oder sich gar zwerchsackartig auch

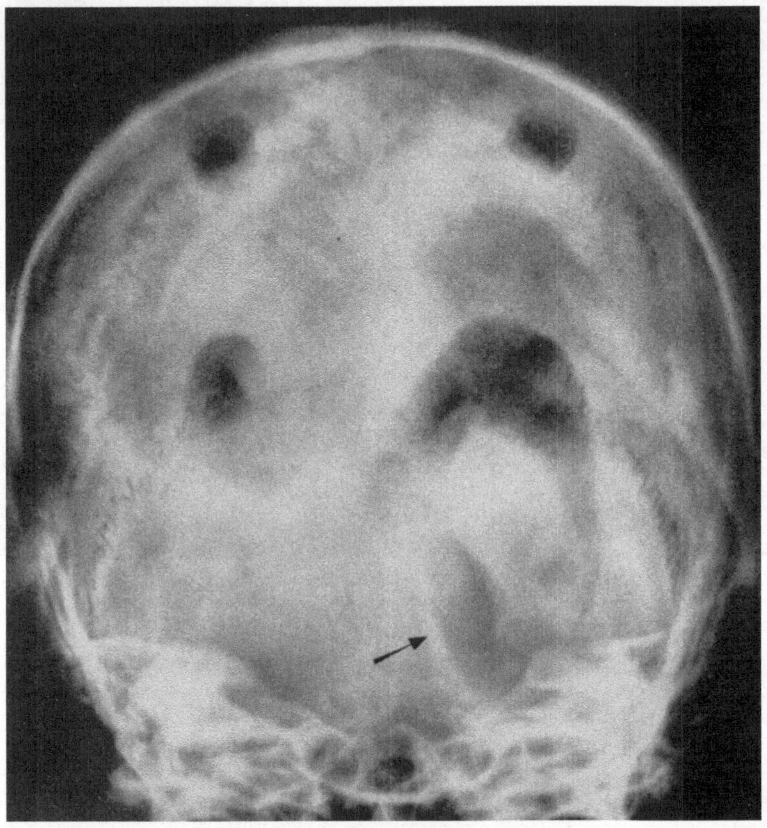

Abb. 78. Ventrikulogramm eines rechtsseitigen Acusticusneurinoms bei halbaxialer Strahlenrichtung in Stirnlage.
Der 4. Ventrikel ist zur Gegenseite verschoben.

oberhalb des Tentoriums entwickelt haben und dort das Trigonum, Unterhorn
oder Hinterhorn verschieben. Auch kann die Verteilung einer etwaigen arachnoi-
dalen Luftfüllung auf die extracerebellare Lage des Tumors hinweisen.

c) Die Veränderungen der äußeren Liquorräume bei raumfordernden Prozessen.

Man kann raumfordernde Prozesse gelegentlich auch an den Veränderungen
der äußeren Liquorräume erkennen. Das Fehlen der Arachnoidalfüllung auf der
Seite der Geschwulst kann auf einen örtlichen Hirndruck mit Obliteration der
Furchen hinweisen. Um manche raumfordernde Prozesse (Meningeome, pilz-
förmige Oligodendrogliome) der Konvexität zeichnet sich gelegentlich eine kreis-
oder sichelförmige Luftschale ab (HÄUSSLER). Bei Nichtfüllung der Kammern

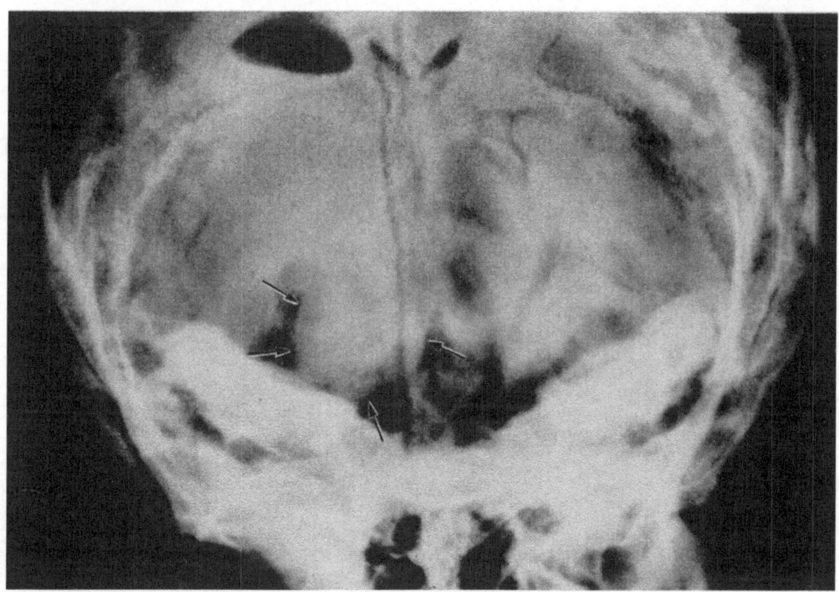

Abb. 79. Zisternogramm eines walnußgroßen Kleinhirnbrückenwinkeltumors (s. die Pfeile und vgl. Abb. 28).

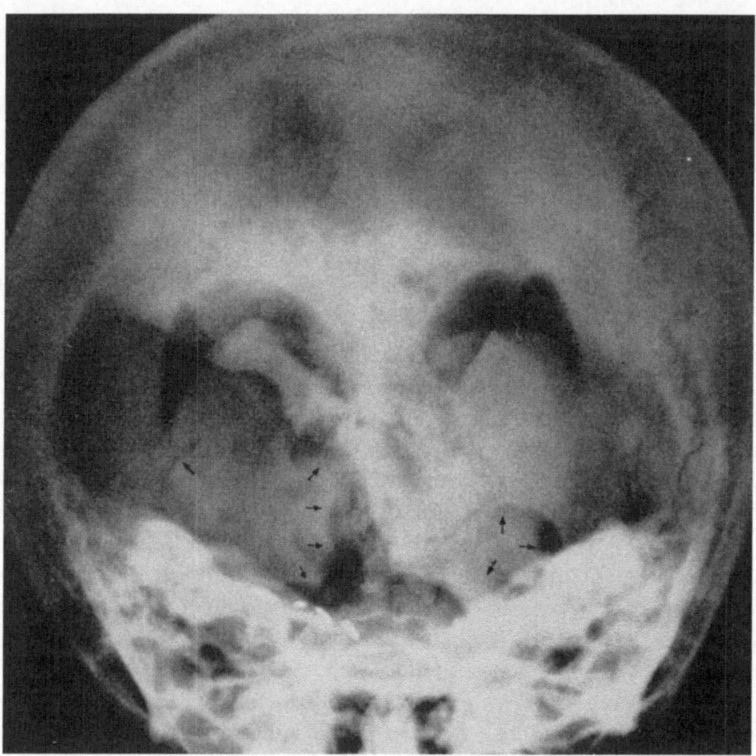

Abb. 80. Zisternogramm von doppelseitigen Acusticusneurinomen (anläßlich des Rezidives des früher operierten Tumors aufgenommen). Die Pfeile zeigen die Begrenzung der beiden Tumoren (vgl. Abb. 28).

kann man Massenverschiebungen über die Mittellinie gelegentlich an der Schiefstellung des Balkens erkennen, wenn wenigstens die Cisterna interhemisphaerica
abgebildet ist. Schließlich wurde bereits oben darauf hingewiesen, daß die
Zisternographie Sitz, Größe und Form der Hypophysenadenome (Abb. 81),
der Meningeome des Tuberculum sellae und der Olfactoriusrinne und schließlich
auch der Brückenwinkeltumoren aufzeigen kann (Abb. 79, 80). Gelegentlich ver-
hilft sie auch zur Differentialdiagnose zwischen Brücken- und Clivustumoren.

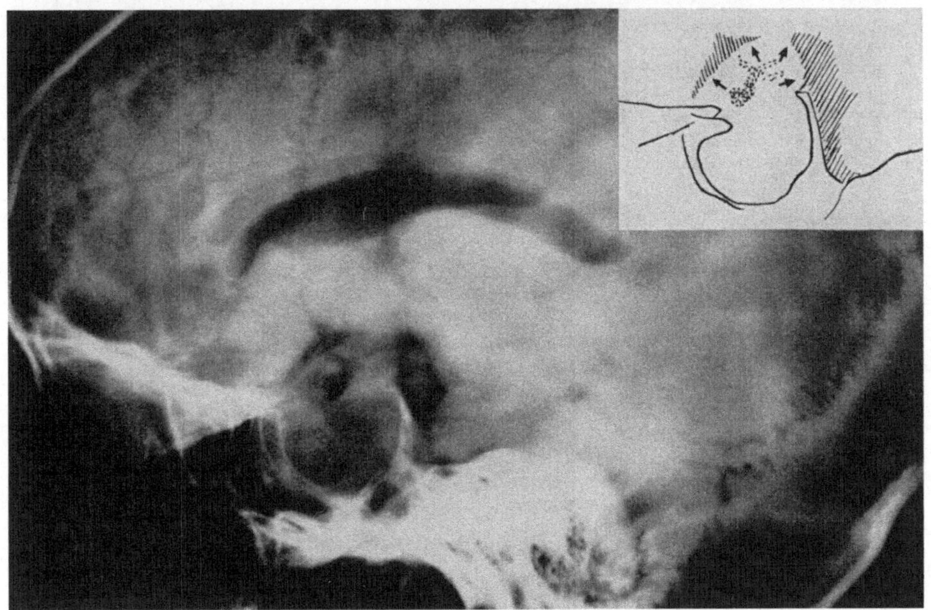

Abb. 81. Zisternogramm bei einem Hypophysenadenom. Cisterna basalis (hinten) und chiasmatis (vorne) sind
schraffiert, die überlagernde Luft der Cisternae fossae Sylvii punktiert.

d) Normale Luftbilder bei raumfordernden Prozessen. — Multiple Tumoren. — „Pseudotumor cerebri".

Jeder Tumor durchläuft im Anfang eine Phase, in der gröbere Massenverschiebungen mit Wirkung auf die Ventrikel noch fehlen, so daß das Luftbild
keine sicheren Veränderungen aufweist (PENNYBACKER und MEADOWS). Wenn
das Blastom z. B. durch seinen Sitz an den Zentralwindungen oder einer anderen Stelle mit früher Symptomatologie bereits klinische Zeichen erzeugt,
so muß sich eine Diskrepanz zwischen röntgenologischem und neurologischem
Befund ergeben.

Erste Anzeichen für das Bestehen eines raumfordernden Prozesses kann dann
eine geringe Schiefstellung des Balkens oder eine minimale Seitenverschiebung
von Kammerteilen sein (s. S. 74, 75). Größere Massenverschiebungen fehlen im
Luftbild besonders dann, wenn gleichzeitig eine diffuse *Hirnatrophie* mit Erweiterung der Arachnoidalräume besteht — wie in höherem Alter —, wodurch
der Volumenzuwachs zunächst aufgenommen und ausgeglichen wird.

Wir beobachteten selbst ein Glioblastom in einem atrophischen Frontalhirn,
bei dem zur Zeit der Untersuchung jede größere Seitenverschiebung und Kammer-

veränderung fehlte und nur ein Unterschied in der Füllung der Arachnoidalräume beider Seiten bestand (Abb. 82).

Auch die Diagnose *multipler Tumoren* (Metastasen, multiple Meningeome, RECKLINGHAUSENsche Krankheit) oder der doppelseitigen subduralen Hämatome kann besondere Schwierigkeiten machen. Manchmal stehen hier die von *einem* Tumor hervorgerufenen Massenverschiebungen so im Vordergrund, daß die von

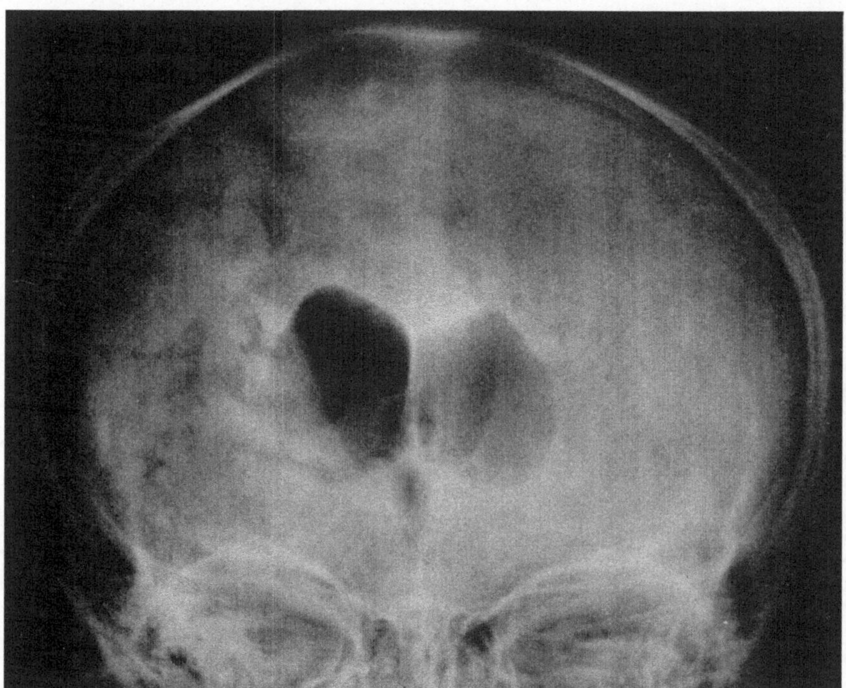

Abb. 82. Vorderbild eines linksseitigen Glioblastoms in einem altersatrophischen Hirn. Die Massenverschiebung ist äußerst gering. Die Subarachnoidalluft fehlt links.

den anderen erzeugten Veränderungen überdeckt werden. Andererseits können sich auch die Verschiebungen durch mehrere kleine Blastome gegenseitig aufheben oder sie können paradoxe Verschiebungsbilder erzeugen. Dadurch ist ihre Diagnose schwierig oder unmöglich. In den Fällen von Kontrastbildern mit „paradoxen" Befunden oder fehlenden pneumographischen Veränderungen bei gesteigertem Hirndruck muß man also immer an multiple Blastome denken (SORGO).

Schließlich kann sich auch ein Hirndrucksyndrom *ohne* lokalisierbaren raumfordernden Prozeß entwickeln. Es handelt sich um die von NONNE beschriebenen Fälle von „Pseudotumor cerebri". Hier läßt sich auch im Kontrastbild die Ursache des allgemeinen Hirndrucks nicht klären. Man findet nur enge Ventrikel als Zeichen eines allgemeinen Volumenzuwachses.

Wahrscheinlich handelt es sich bei diesen Patienten um subchronische Zustände von Hirnschwellung bzw. Hirnödem unbekannter Pathogenese, die später wieder abklingen. Auch bei Patienten mit *flacher Schädelbasis* — besonders mit basaler Impression — und adhäsiven Meningopathien können derartige Bilder von „Pseudotumor cerebri" entstehen (TÖNNIS).

e) Artdiagnose raumfordernder Prozesse im Luftbild.

Für die *Art*diagnose raumfordernder intrakranialer Prozesse hat die Pneumographie nur eine geringe Bedeutung. Es gibt nur wenige *sichere* artdiagnostische Merkmale, die z. B. den Wert der Abbildung pathologischer Gefäße beim Glioblastom erreichen. Nur bei den intraventrikulären Epidermoiden (Cholesteatomen) findet man recht regelmäßig fleckig und schollig zerteilte Luftkonturen am Sitz

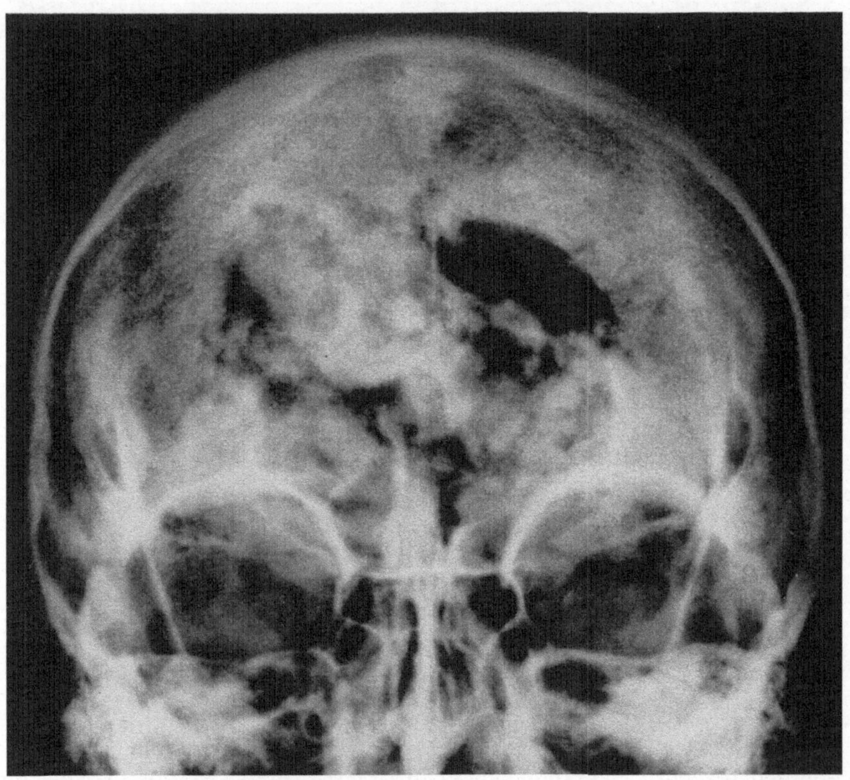

Abb. 83. Typische fleckförmige Luftansammlung am Sitz eines Ventrikeltumors, die artdiagnostisch auf ein Epidermoid hinweist.

der Neubildung (Abb. 83). Bei fortschreitendem Wachstum reißt gewöhnlich die feine Kapsel des Epidermoids ein und erlaubt so das Eindringen von Luft während der Pneumographie zwischen die geschichteten Schollen. Ähnliche Luftansammlungen können im Ausnahmefalle aber auch beim Eindringen von Luft in einen nekrotischen Tumor anläßlich einer Ventrikelpunktion entstehen (HÄUSSLER).

In manchen Fällen kann man auch aus Sitz und Umgrenzung eines Tumors im Luftbild mit einiger Wahrscheinlichkeit auf die Art schließen. Das wurde ausführlich von ZÜLCH („Die Hirngeschwülste", BARTH, Leipzig 1951/55) beschrieben. So entspricht ein kirschgroßer rundlicher Schatten zwischen den Foramina Monroi einer Ependymcyste (Abb. 61), ein Tumor des Seitenventrikels an einem Foramen Monroi (Abb. 55, 56) hingegen im allgemeinen einem Ependymom usw. Oder es bildet sich um extracerebrale Tumoren der Konvexität eine Luftsichel ab, die das Vorliegen eines Meningeoms wahrscheinlich macht.

In anderen Fällen ist die Artdiagnose auf Grund der Berücksichtigung des Sitzes und Erkrankungsalters weniger sicher: Große Thalamustumoren bei Jugendlichen sind gewöhnlich Oligodendrogliome, große cystische Hemisphärentumoren bei Jugendlichen Ependymome usw. Auch kann man aus Wachstum und biologischen Eigenschaften einer Geschwulst gewisse Vorstellungen über die Art ableiten, die aber nur den Wert einer Faustregel haben: So sind Vierhügeltumoren, die ins Infundibulum metastasieren immer Pinealome. In der Differentialdiagnose zwischen Meningeomen und Glioblastomen kann man die Weite

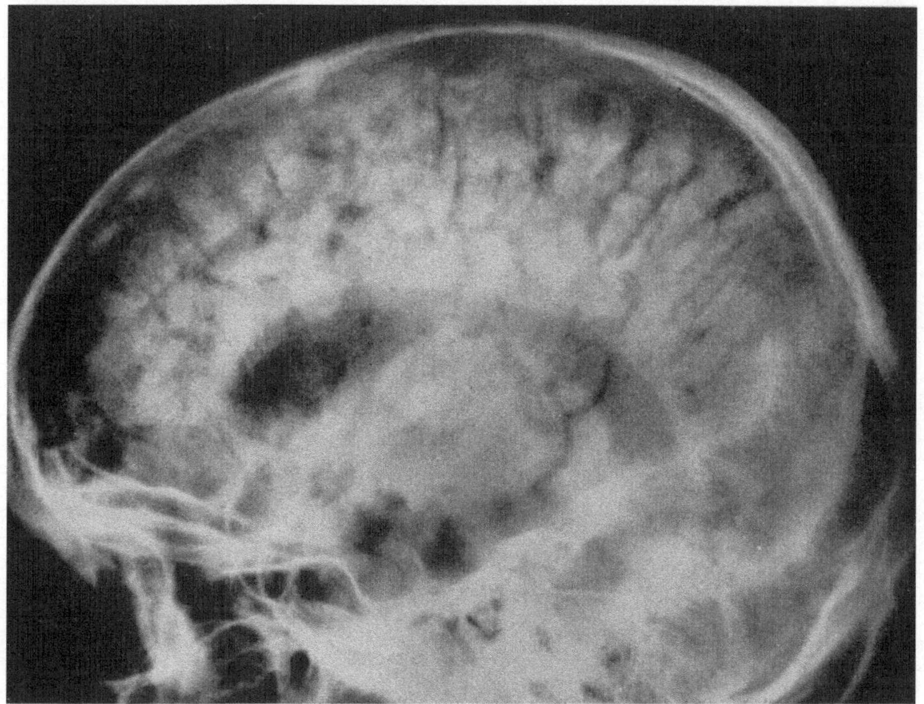

Abb. 84. Seitenbild einer mäßigen Hirnatrophie mit Betonung der Frontal- und Parietallappen.

des Ventrikelsystems bewerten: beim Glioblastom entsteht häufiger ein Hydrocephalus der Gegenseite, da es meist rasch wächst, eine erhebliche Hirnschwellung erzeugt und die Liquorpassage früh beengt. Beim Meningeom hingegen bleiben die Ventrikel eher enger, da es langsam wächst, die Hirnschwellung meist gering ist und die Liquorbahnen sich allmählich verformen können.

Auch das Verhalten zur Ventrikelwand kann gewisse Aufschlüsse geben. Verändert ein Meningeom durch örtlichen Druck die Ventrikelkontur, so ist die Begrenzung meist glattwandig und sattel- oder halbmondförmig. Erreichen jedoch Gliome (Oligodendrogliome) die Ventrikelwand, so entstehen bald durch Einwachsen sanduhrförmige oder höckerige Einschnürungen (LORENZ). Auch regressive Veränderungen der Tumoren bilden sich durch Zufall im Luftbild ab und können uns Hinweise geben: Hat man durch Anstechen bei der Ventrikelpunktion eine Cyste in einem Großhirnblastom luftgefüllt, so gehört dieses

beim Jugendlichen fast immer zur Gruppe der Ependymome, bei Angehörigen
mittlerer Jahresklassen zu den Astrocytomen und bei Älteren liegt gewöhnlich
ein Glioblastom oder eine Metastase vor.

2. Schrumpfungsprozesse.

Die Luftbilder bei cerebralen Schrumpfungsprozessen lassen sich leicht deuten,
wenn man die morphologischen Veränderungen des Gehirns bei der betreffenden
Krankheit ausreichend kennt und die dadurch entstehenden Formveränderungen

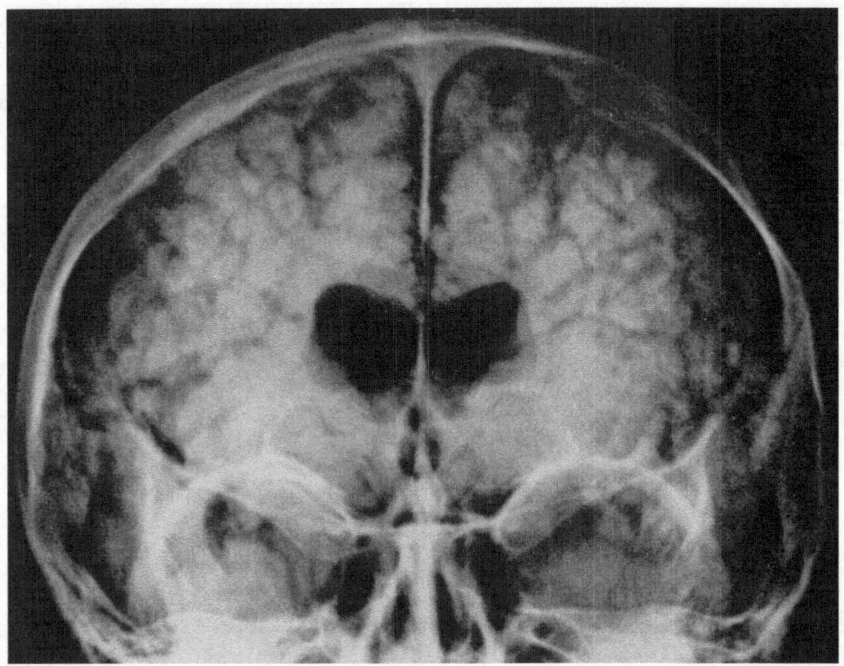

Abb. 85. Vorderbild einer Hirnatrophie mit gleichmäßiger Erweiterung der inneren und äußeren Liquorräume.

berücksichtigt. Darauf wurde im Abschnitt über die intrakranialen Massenverschiebungen bereits hingewiesen. Es genügt daher hier kurz auf die besonderen
Eigenheiten der röntgenologischen Abbildung dieser Veränderungen hinzuweisen.
Es ist aber zu betonen, daß das Luftbild nur sehr selten artspezifisch für einen
bestimmten Krankheitsprozeß ausfällt. Vielmehr können gleiche Bilder durch
die verschiedensten pathologisch-anatomischen Prozesse bedingt sein. Die
verschiedenen Schrumpfungsprozesse unterscheiden sich eigentlich nur durch
ihren Sitz und ihre Ausdehnung. Sie haben allenfalls darin eine artspezifische
Prädilektion. Man kann eine kontinuierliche Reihe von Veränderungen beschreiben, die bei der allgemeinen Hirnatrophie beginnt, und bei der umschriebenen Atrophie nach örtlicher Hirnzerstörung endet.

Allgemeine Hirnatrophien. Die verschiedensten pathologisch-anatomischen
Prozesse können eine allgemeine Hirnatrophie erzeugen (Abb. 84 und 85), so
z. B. ein übermäßiges verfrühtes Altern, Arteriosklerose, die Hochdruckkrankheit,
Thrombangitis obliterans und andere, z. B. luische Gefäßprozesse, Encephali-

tiden (besonders Fleckfieber, progressive Paralyse, Toxoplasmose), Meningitiden, encephalitische Begleitreaktionen bei den großen Infektionskrankheiten, fetale Erkrankungen, frühkindliche Hirnschäden, Vergiftungen (besonders durch Kohlenoxyd), die verschiedensten Traumen, unter anderem das mechanische Geburtstrauma, hypoxämische Schäden (Asphyxie bei der Geburt, hypoglykämische Schocks, Anfallskrankheiten), dystrophische Erkrankungen im Säuglingsalter

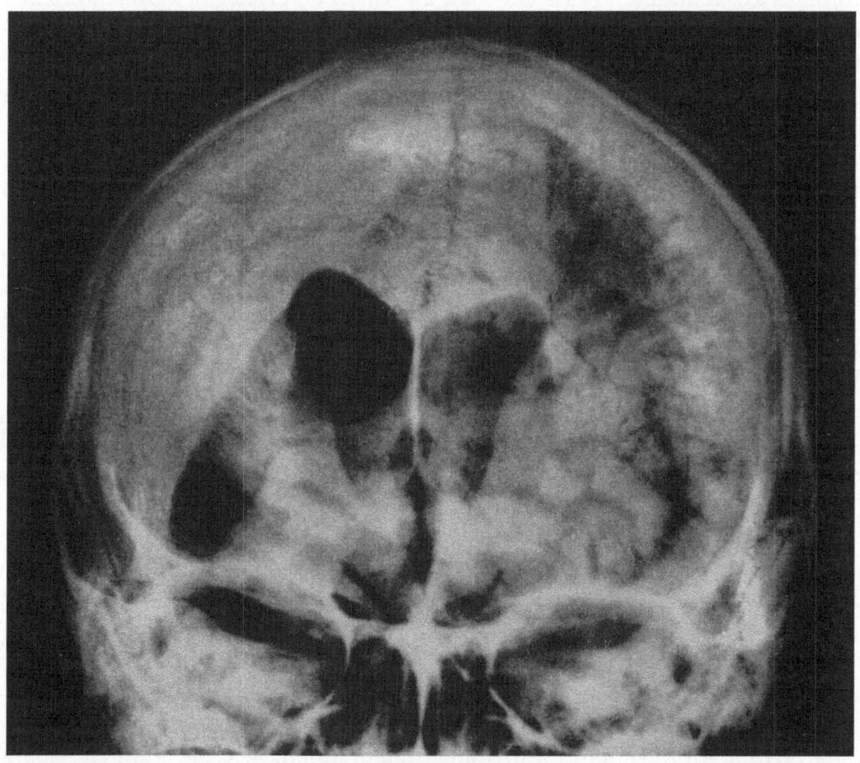

Abb. 86. Hochgradige Hirnatrophie mit besonderer Betonung der Arachnoidalräume der linken Seite (rechtsseitige Hemiplegie! bei Purpura haemorrhagica WERLHOFF). Rechts sind auch die ganze Cella media und das Trigonum gefüllt.

und beim Erwachsenen (SCHULTE, FAUST), die genuine Epilepsie (LAUBENTHAL), spezifische, diffuse Hirnatrophien (ALZHEIMER), und andere seltener encephalographierte Hirnprozesse (wie multiple Sklerose, Schizophrenie u. a.) (Abb. 86). Ihnen allen ist als Endergebnis die diffuse Hirnatrophie gemeinsam, die sich in einer Erweiterung der äußeren und inneren Liquorräume zeigt. Der Hydrocephalus internus beginnt auch hier — ähnlich wie der Hydrocephalus occlusus — im Bereich der Vorderhörner und erstreckt sich allmählich auf die übrigen Teile der Seitenventrikel. Am spätesten und geringsten sind gewöhnlich die Unterhörner betroffen. Auch sind die Arachnoidalräume vergröbert und verbreitert (es ist nicht die *Zahl* der dargestellten Furchen, die eine Atrophie anzeigt!), und zwar bevorzugt am Frontallappen und Parietallappen (Abb. 84), während die frontale Basis und der Occipitallappen nur selten atrophisch sind. Sehr frühzeitig erkennt man eine allgemeine Atrophie an dem Schwund des Hirngewebes um die Fissura Sylvii und besonders um die Insel: die gute Darstellung der Inselzisterne im Luftbild (Abb. 33) gehört daher zu den recht sicheren Zeichen der beginnenden Atrophie. Sie kommt auf der ap- und pa-Aufnahme sehr charakteristisch zur Abbildung (Abb. 87).

Besonders stark ist die Erweiterung der Arachnoidalräume oft bei den frühkindlichen Hirnschäden (Encephalopathien der Kinder mit Schwachsinn und Krämpfen) ausgebildet. Hier sieht man zwischen den riesig erweiterten Arachnoidalräumen die Hirnwindungen gelegentlich nur noch als schmale Leisten oder hahnenkammartige Gebilde (KRUSE, LEARMONTH).

Halbseitige atrophische Prozesse. Ein halbseitiger Hirnschwund kommt besonders häufig bei arteriovenösen Aneurysmen, nach Gefäßverschlüssen (Carotis) und nach Traumen (unter anderem auch Geburtstraumen) vor. Die Asymmetrie des Ventrikelsystems steht im Vordergrund. Eine halbseitige Erweiterung aller Teile der Seitenkammer unter besonderer Bevorzugung der Cella media und des Trigonums sowie eine halbseitige Erweiterung des 3. Ventrikels kennzeichnet diesen Schädigungstyp. Meist finden sich auch große äußere Pori imAusbreitungsgebiet der A. cer. media. Allerdings füllen sich die großen äußeren Cysten nicht immer, und man muß sie mit einer gezielten Füllung (Zisternographie) darstellen. Der halbseitige Schaden nach Carotis-Unterbindung (ZÜLCH und HERBERG) und -thrombose erzeugt gewöhnlich im späteren Alter weniger massive Röntgenveränderungen als am jugendlichen Hirn. Auffällig ist die starke Ventrikelwanderung zur kranken Seite (Abb. 87). Auch sind die äußeren Liquorräume um die Fissura Sylvii halbseitig erweitert. Eine mäßige Erweiterung zeigt auch die Gegenkammer.

Im Schrifttum und in Vorträgen trifft man immer häufiger auf die Behauptung, daß die Erweiterung des 3. Ventrikels als ein Anzeichen für eine Schädigung des *Zwischenhirns* gewertet werden könne. Nach unseren anatomischen Untersuchungen entsteht die Erweiterung des 3. Ventrikels durch den Schwund benachbarter *Markmassen.*

Die Verlagerung des ganzen Ventrikelsystems zur erkrankten Seite bei halbseitigen Hirnatrophien kann Luftbilder nachahmen, wie sie ähnlich bei raumfordernden Prozessen beschrieben wurden. Auf die Differentialdiagnose wird unten (s. S. 114) noch näher eingegangen.

Lappenatrophien. Atrophien von Hirnlappen finden sich besonders bei der systematischen Atrophie nach PICK. Je nach ihrer Lokalisation („Frontallappen-PICK", „Temporallappen-PICK", Kombination beider) trifft man eine hochgradige Ansammlung von Luft über den atrophischen Windungen, diesmal aber auch der basalen Lappenteile, die sich ja sonst an den atrophischen Prozessen kaum oder erst sehr spät beteiligen.

Örtlich umschriebene Atrophien. Ein örtlich umschriebener Untergang von Hirngewebe ist meist Folge der Verlegung kleinerer Gefäße oder einer örtlich einwirkenden Gewalt (Kontusion oder Hirnwunde). Ist der Ausfall eines kleineren Gefäßes die Ursache, so liegt das atrophische Gebiet meist rindennahe und zeigt sich im Röntgenbild als eine cystische Luftansammlung in der Hirnmasse oder in den Arachnoidalräumen. Der Verschluß größerer Gefäße oder schwerere Traumen führen meist zu einem erheblichen Schwund der Markmasse, so daß auch örtliche Erweiterungen des Kammersystems entstehen. Die einzelnen

Formen der Veränderungen des Luftbildes beim Hirntrauma werden unten beschrieben. Es ist auch hier auf die eigenartige Tatsache hinzuweisen, daß sich selbst größere rindennahe Defekte, z. B. als Folge eines Zangenschadens (bei der Geburt), oft bei der Routineencephalographie nicht füllen und dann mit der besonderen Technik der Zisternographie abgebildet werden müssen (TÖNNIS).

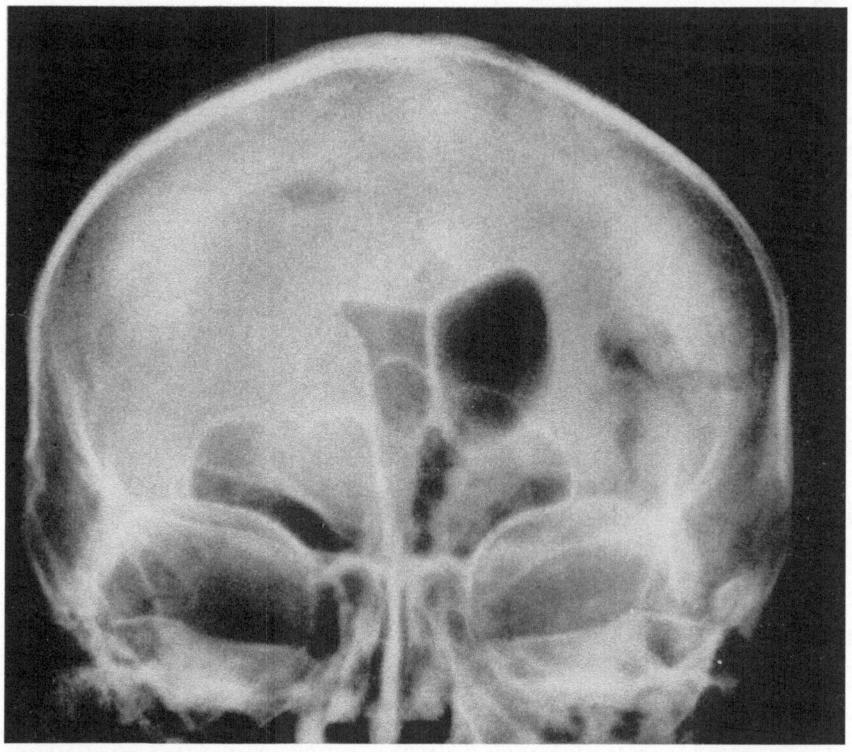

Abb. 87. Typische halbseitige Hirnatrophie mit „Ventrikelwanderung" nach akuter Carotisverlegung (Schußverletzung). Man beachte besonders die Erweiterung der Cysterna fossae Sylvii.

Befunde nach Schädelhirntraumen. Da die Folgezustände eines Schädelhirntraumas besonders häufig die Anzeige zur Luftfüllung des Kammersystems geben, werden die traumatischen Hirnveränderungen im folgenden noch genauer beschrieben.

Obwohl beim Schädelhirntrauma die Hirngewebszerstörung theoretisch an jeder Stelle und in jeder Ausdehnung entstehen kann, findet sich doch eine gewisse Prädilektion im Sitz und in der Art der entstehenden Hirnschrumpfung. Die folgende Zusammenstellung zeigt die häufigsten Möglichkeiten in einem Schema (Abb. 88).

a) *Örtliche Veränderungen* an einem Kammerteil erscheinen am häufigsten in Form einer zelt- oder zipfelförmigen Ausweitung oder Ausziehung der Kammerdecke in Richtung auf einen umschriebenen Zerstörungsherd (s. auch HEEP). Ob sich hier ein Luftbild im Laufe der Jahre ändern kann, insbesondere ob es zu einer „fortschreitenden" Narbenkontraktion kommt (FOERSTER und PENFIELD), ist im einzelnen noch nicht geklärt.

b) *Große cystische Ausweitungen* der Kammern trifft man besonders in der Nähe der großen Marklager, d. h. am Vorder-, Unter- oder Hinterhorn (ZÜLCH). Im Anfang durchlaufen diese großen Kontusionsherde eine raumfordernde Phase. Später können die erweichten Herde ins Liquorsystem einbrechen, worauf die cystischen Ausweitungen entstehen (TÖNNIS). Bei Jugendlichen nehmen derartige Cysten oft besonders große Ausmaße an (BORSCHEL). Sie sind häufig auch Folge von Zangenschädigungen bei der Geburt.

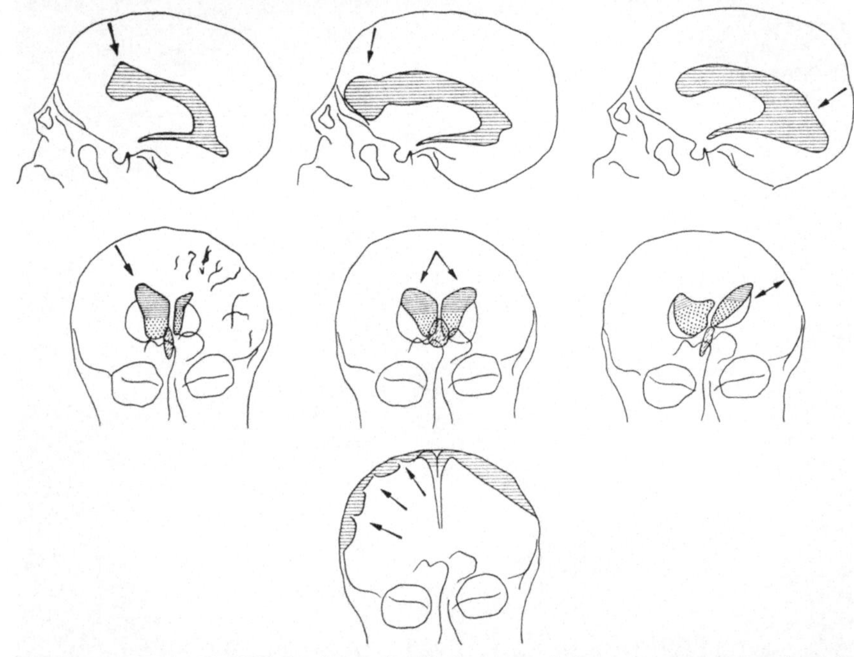

Abb. 88. Das Schema zeigt die häufigsten Typen der Hirnkammerveränderungen nach offenen oder gedeckten Schädeltraumen. Oben links: Zelt- oder zipfelförmige Ausbeulung. Mitte: Cystenbildung im Frontobasalgebiet Rechts: Vergrößerung eines Kammerteils ohne Formveränderung. Mitte links: Halbseitige Kammererweiterung mit Verlötung der Arachnoidalräume. Mitte: Allgemeiner Hydrocephalus. Rechts: Verziehung des ganzen Kammersystems in Richtung auf die Stelle der Gewalteinwirkung. Unten: Zipfelförmige Dura-Hirnverwachsungen bei subduraler Luftfüllung.

c) Die *diffuse Erweiterung* eines *Kammerabschnittes* findet sich besonders an den Spitzen von Vorder-, Unter- oder Hinterhorn. Sie entsteht wahrscheinlich durch eine allgemeine diffuse Schädigung eines Lappens infolge von Ödem oder Hypoxämie.

d) Die *diffuse Erweiterung* einer *ganzen Kammer* zeigt einen allgemeinen Markschwund der ganzen Hemisphäre an. Die äußeren Liquorräume können auf der Herdseite obliterieren, wenn sie nach einer Blutung eine entzündliche Reaktion gezeigt haben.

Derartige Asymmetrien der Seitenkammern im Röntgenbild als *pathologischen Befund* wahrscheinlich zu machen, gehört zu den schwierigsten Teilen einer Begutachtung. Wir erinnern noch einmal an die große Zahl der technischen Möglichkeiten, die einen solchen Befund „vortäuschen" können (s. S. 63ff.). Auch kann die linke Kammer physiologisch etwas weiter sein als die rechte. Dann aber erhebt sich die Frage: *wann* ist ein Seitenunterschied *so groß*, daß er als *pathologisch* angesehen werden muß ? Die Entscheidung kann sich noch auf kein Meßverfahren stützen und ist nur auf Grund persönlicher Erfahrungen zu treffen. In diesem Punkte werden sich daher auch die Gutachten oft unterscheiden. Ähnliches gilt übrigens für die Feststellung einer „allgemeinen Erweiterung" und ihre Abgrenzung von den Altersveränderungen (s. S. 64ff.).

e) *Allgemeine Erweiterungen* des *ganzen Kammersystems* infolge eines diffusen Substanzverlustes sind zwar oft Folge einer diffusen traumatischen Hirnschädigung. Da gerade sie aber auch auf die verschiedenste andere Weise entstehen können, haben sie am wenigsten Wert für den Nachweis eines Traumas. Darauf wird bei der Frage der Begutachtung noch eingegangen.

f) Die *Wanderung des Ventrikelsystems* zur Herdseite wird bei diffusen halbseitigen Hirnschädigungen nicht so selten beobachtet (Abb. 9). Das ist verständlich, wenn die Rinde infolge von Vernarbungen an die Dura gefesselt ist. Doch kann eine derartige Ventrikelwanderung auch bei halbseitigen Hirnatrophien (Carotisunterbindung) vorkommen, bei welchen eine Verlötung der beiden Hirnhäute nicht besteht (Abb. 87).

g) *Örtliche Hirnduranarben* oder flächenhafte Verwachsungen ohne grobe Ventrikelerweiterung entstehen ab und zu als Traumafolge bei *oberflächlicher* (gedeckter) Hirnkontusion. Sie entziehen sich aber häufig der normalen encephalographischen Darstellung. Die Subdurographie (s. S. 36 ff.) ist eine spezifische Methode für ihren Nachweis.

Bedeutung der Encephalographie für die Begutachtung von Schädelhirntraumen. Das Luftencephalogramm hat neben dem Elektroencephalogramm heute noch einen sehr bedeutenden Wert als Methode zum Nachweis von morphologischen Folgen eines Schädelhirntraumas. Es muß allerdings mit der notwendigen Kritik ausgewertet werden. So ist es nicht zulässig, einfach auf eine Veränderung im Röntgenbild hinzuweisen und dann automatisch den Kausalzusammenhang mit einem früheren Trauma als gegeben hinzunehmen. Vielmehr muß erst durch Vorgeschichte und klinischen Befund wahrscheinlich gemacht werden, daß gerade *diese besondere röntgenologische Veränderung* Folge eines bestimmten Traumas ist. Die große Zahl der andersartigen Schädigungsmöglichkeiten wurde oben aufgezählt (s. S. 108, 109). Ebensowenig kann man aus dem gleichen Grunde ein klinisches Symptom — etwa Krampfanfälle — per se schon auf einen im Encephalogramm nachgewiesenen krankhaften Prozeß beziehen, ohne eine besondere Begründung zu geben. *Das Röntgenbild sagt nur aus, daß eine bestimmte Hirnveränderung vorliegt, meist aber nichts über die Art der Entstehung und die klinischen Folgen.* Obwohl wir oben eine schematische Übersicht über die häufigsten Typen der Hirntraumafolgen im Encephalogramm geben konnten, sind nur wenige von ihnen so artspezifisch, daß man sie ohne weitere Diskussion als Traumafolge bezeichnen kann (s. S. 111). Diese Feststellung beleuchtet besonders die Grenzen der Röntgendiagnostik. Dazu kommt noch, daß nun umgekehrt auch ein *negativer* Befund noch nicht das *Fehlen* von Traumafolgen beweist. Diese können sich vielmehr der Kontrastdarstellung entziehen. Auch kann eine eindeutige traumatisch entstandene Hirnschädigung Folge einer nicht entschädigungspflichtigen Krankheit sein (etwa Sturz im Anfall). Diese Sätze weisen darauf hin, daß der encephalographische Befund nur als *eines der Beweismittel im Gutachten* zu gelten hat und daß man die Frage des Kausalzusammenhanges nur unter Wertung *aller* klinischen Ergebnisse (Vorgeschichte, neurologischer Befund, EEG usw.) beantworten darf.

Unterscheidung raumfordernder und atrophischer Prozesse. Es ist gelegentlich nicht ganz einfach zu unterscheiden, ob eine halbseitige Ventrikelerweiterung mit Verlagerung des Kammersystems Folge eines *raumbeengenden* oder eines *schrumpfenden* Prozesses ist, d. h., ob das Kammersystem durch Raumbeengung

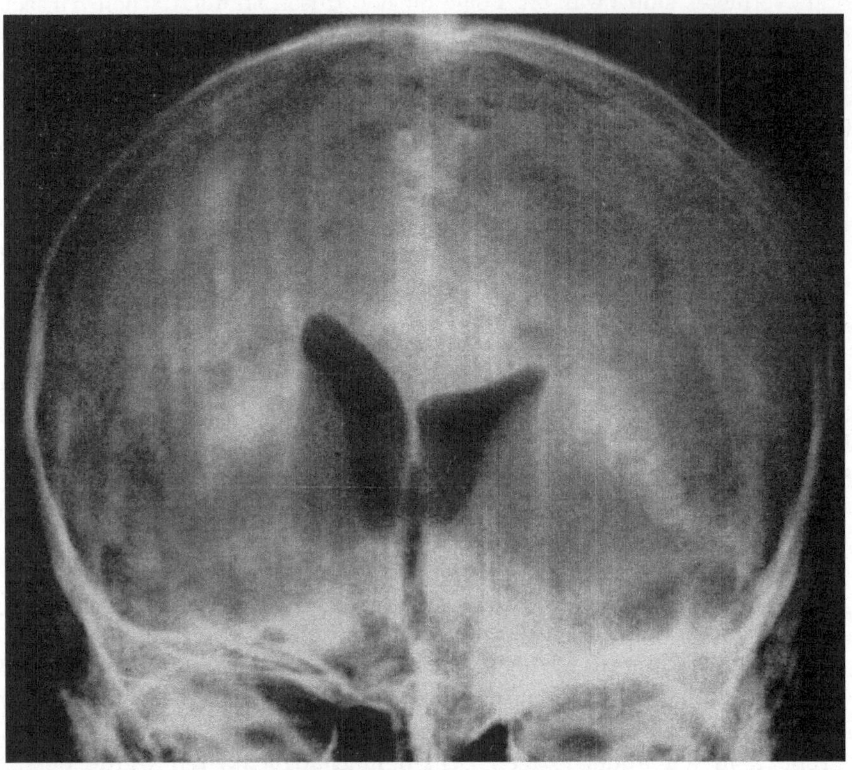

Abb. 89. Vorderbild eines kleinen linksseitigen parietalen Astrocytoms nahe der Mantelkante. Die Diagnose war zunächst unklar, da mehrere Traumen vorlagen, nach denen die klinische Symptomatologie erst begonnen hatte (s. Text). Die Seitenverschiebung fehlt noch. Das pa-Bild zeigte nur die gleiche Senkung.

zur „gesunden" Seite oder durch Schrumpfung zur „kranken" Seite verlagert wurde und ob „Druck" oder „Zug" wirksam waren, besonders wenn entsprechende klinische Halbseitenzeichen fehlen. Wenn sich die äußeren Liquorräume gut gefüllt haben, ist die Unterscheidung meist einfach, da eine hochgradige halbseitige Atrophie im Gebiet der Arachnoidalräume die Herdseite anzeigt. Besteht eine Ausweitung des 3. Ventrikels nur auf einer Seite, so ist diese als Herdseite anzusprechen. Der folgende Fall beweist aber, daß derartige Unterscheidungen sehr schwierig sein können (s. Abb. 89).

Hier handelt es sich um einen 29jährigen Packer, der vor 12 und 9 Monaten gedeckte Hirnschädigungen erlitten hatte. Kurz danach trat der erste generalisierte Anfall auf, dem acht weitere folgten. Daneben bestanden nur Kopfschmerzen und Schwindel, keine sicheren Halbseitenzeichen. Bei der Encephalographie fand sich eine leichte linksseitige Senkung der Cella media mit Schiefstand des Balkens, während die Cella media der Gegenseite etwas steiler stand und ausgezogen war. Aus diesem Befund ließ sich zunächst noch nicht entnehmen, ob es sich um einen Zustand nach Hirnnarbenbildung auf der rechten Seite oder um einen kleinen raumbeengenden Prozeß links handelte. Erst durch Arteriographie wurde der Prozeß als raumbeengend gesichert.

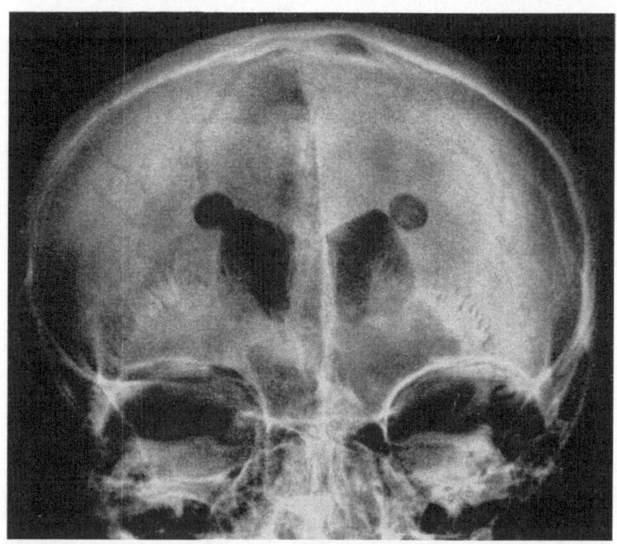

Abb. 90. Typisches Vorderbild einer „geschlossenen" Septum pellucidum-Cyste. (Man sieht zwei Ventrikel-Bohrlöcher.)

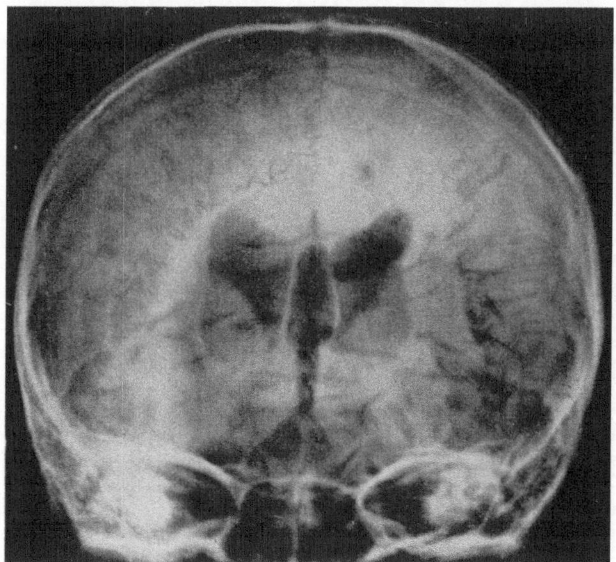

Abb. 91. Typisches Vorderbild einer „offenen" Septum pellucidum-Cyste (vgl. Abb. 90).

3. Mißbildungen.

Die Septum pellucidum-Cyste. Die häufigste im Luftbild sichtbare Mißbildung ist die Erweiterung des Cavum septi pellucidi, die sog. *Septum pellucidum-Cyste,* bei Lage im hinteren Teil des Septums auch Cavum Vergae-Cyste genannt. Sie

8*

hat keinen pathognomonen Wert und findet sich in 5% aller Sektionen. Die Septum pellucidum-Cyste kommt in zwei Formen vor: „offen" und daher im Pneumogramm luftgefüllt — d. h. in Verbindung mit dem Liquorsystem — oder

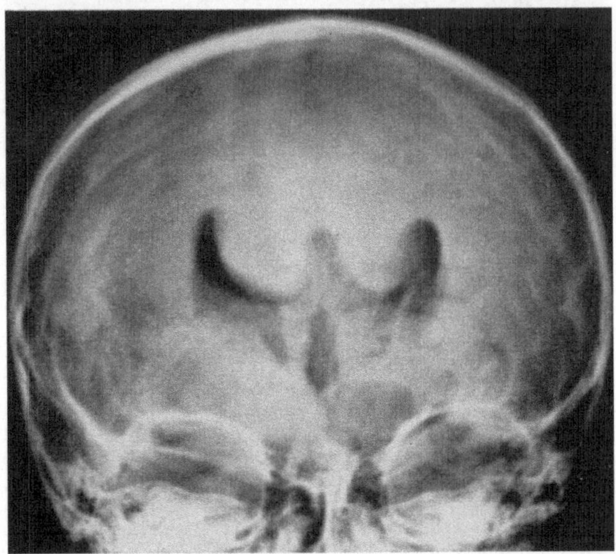

Abb. 92. Typisches Vorderbild der „Stierhorn"-Ventrikel bei Balkenmangel.

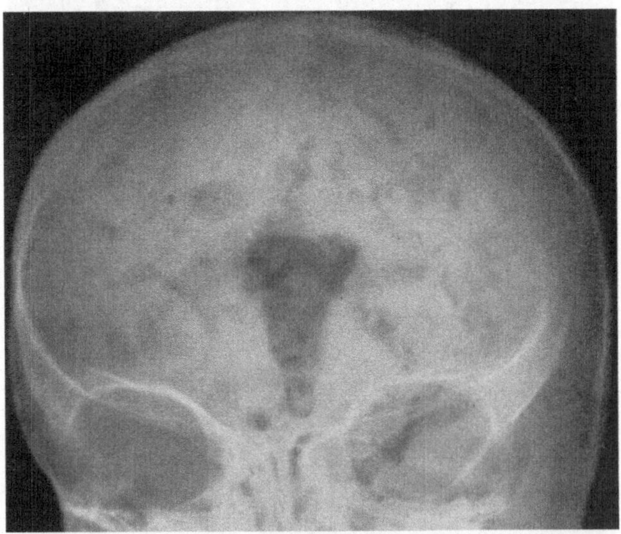

Abb. 93. Typisches Vorderbild eines sog. „Cyklopen"-Ventrikels.

„geschlossen". Sie soll in ganz seltenen Fällen auch raumbeengend wirken können.

Im Luftbild erscheint die geschlossene Septum pellucidum-Cyste (bei ap- und pa-Projektion) als eine glattwandige Verbreiterung des normalen Septums bis auf etwa 1 cm (Abb. 90). Beide Seitenkammern sind durch diesen Raum des erweiterten Septums gleichmäßig auseinandergeschoben. Ist die Cyste offen

(Abb. 91), so erscheint in der Mitte dieses Hohlraumes Luft. Differentialdiagnostisch läßt sich die geschlossene Septumcyste vom Balkentumor, der in das Septum eingewachsen ist, durch die symmetrische Verbreitung des *ganzen* Septums, die glatten Konturen und das Fehlen von Veränderungen am Balken, d. h. an den Ventrikeldächern, unterscheiden (s. S. 81).

Der Balkenmangel. Eine vollständige oder partielle Aplasie des Balkens erzeugt eine artspezifische Veränderung des Ventrikelsystems im Luftbild. Auf dem

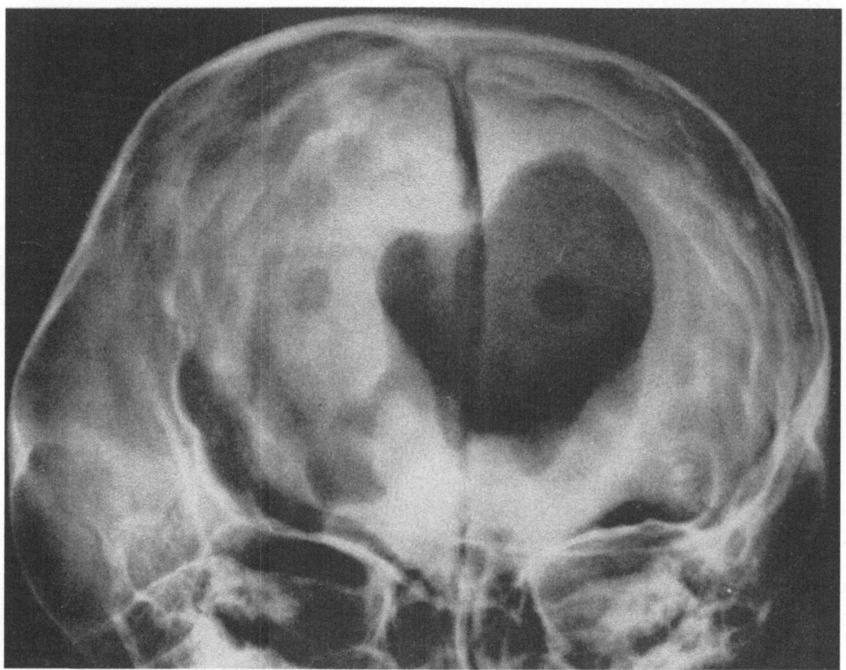

Abb. 94. Eigenartige Hirnmißbildung mit Erweiterung besonders der (cyklopischen ?) Vorderhörner. Die rechte Temporalschuppe ladet weit aus, wahrscheinlich infolge einer großen angeborenen Arachnoidalcyste in der rechten Fissura Sylvii.

ap-Bild sind die Vorderhörner auseinandergerückt und „stierhornförmig" nach außen geschwungen. Ihr normaler gegenseitiger Kontakt im Septum fehlt. Der 3. Ventrikel ist jedoch vorhanden und steigt häufig zwischen den Seitenkammern hoch (Abb. 92). Der Balkenmangel findet sich gelegentlich bei der „idiopathischen" Epilepsie (BANNWARTH) oder auch vergesellschaftet mit anderen Mißbildungen. Man trifft ihn aber auch als Zufallsbefund bei Gesunden. Er hat daher keinen sicheren pathognomonen Wert.

Der (unpaare) „Zyklopenventrikel". Cyclopie nennt man einen besonders hohen Grad der als Arhinencephalie bezeichneten Mißbildung. Hier kommt es zu einer mangelhaften Trennung in den vorderen Teilen der Großhirnhemisphären. Die Ursache liegt in einer gestörten Riechhirnbildung. Die Vorderhörner und Cellae mediae der Seitenkammern bilden einen unpaaren Hohlraum (Abb. 93). Trigona und Unterhörner sind gewöhnlich paarig angelegt.

Daneben gibt es noch weitere seltene und nicht artspezifische Bilder von Mißbildungen (s. Abb. 94).

C. Die kraniale Angiographie.

I. Geschichte.

Im Jahre 1927 berichtete Egas Moniz über eine neue Methode der neurologischen Diagnostik, mit der man durch Injektion eines Kontrastmittels die kranialen Gefäße und ihre pathologischen Veränderungen röntgenologisch abbilden kann.

Die ursprüngliche Bezeichnung der Methode als „arterielle Encephalographie" wurde von Moniz selbst später durch den zweckmäßigeren Namen „cerebrale Arteriographie" (bzw. Arteriogramm) für die Darstellung der cerebralen Arterien und durch die Bezeichnung „Phlebographie" (bzw. Phlebogramm) für die Abbildung der Venen ersetzt. Als übergeordneten Begriff wählte er den Ausdruck *Angiographie* (bzw. Angiogramm). In sorgfältigen Vorarbeiten hatte Moniz zunächst ein geeignetes Kontrastmittel gesucht, hatte im Tierversuch geprüft, ob man die Carotis ohne Schaden anstechen könne und wie die Röntgenaufnahme gemacht werden müsse, um die mit Kontrastmittel gefüllten Gefäße darzustellen. Parallel liefen Versuche an menschlichen Leichen, um sich über das arteriographische Bild cerebraler Gefäße zu orientieren. Erst danach wurden Kontrastmittel (Strontiumsalze) auch beim Menschen intravenös injiziert und die ersten Versuche der Carotisinjektion am lebenden Menschen durchgeführt. Die Röntgenaufnahmen der ersten 5 Fälle zeigten keine Darstellung der Gefäße. Der 6. Fall war ein Patient mit schwerstem postencephalitischen Parkinsonismus. Moniz beabsichtigte, wegen des Versagens jeder anderen Therapie, einen Behandlungsversuch mit intraartiell verabreichten Strontiumsalzen. Dabei wollte er gleichzeitig die Möglichkeit einer cerebralen Arteriographie prüfen. Da das Mittel überdosiert und die Carotis zu lange abgeklemmt wurde, trat eine Thrombose der Carotis ein, die den Tod des Patienten zur Folge hatte. Die Röntgenaufnahmen ließen jedoch einige Gehirngefäße erkennen. Nach langem Zögern entschloß man sich nach diesem Zwischenfall, von den Strontiumsalzen auf Jodsalze überzugehen. Mit verbesserter Technik wurden die Injektionen am Menschen wieder aufgenommen und nach zwei vergeblichen, wenngleich ohne Zwischenfall verlaufenen Versuchen gelang es schließlich, einen Teil des Hirngefäßbaumes beim lebenden Menschen sichtbar zu machen (1927). Damit war zwar die grundlegende Arbeit getan, doch ergab sich eine Fülle weiterer Probleme allein schon bezüglich der normalen Anatomie und Physiologie der Hirngefäße.

Wir wissen seit langem, daß das Gefäßnetz des Kopfes beim Menschen durch 4 große Gefäßstämme, die beiden *Carotiden* und die beiden *Aa. vertebrales*, gespeist wird. Dabei erhält das *Gehirn* sein Blut aus den durch kräftige Anastomosen verbundenen inneren Carotiden und Aa. vertebrales, während die *extracerebralen Teile* des Kopfes (mit Ausnahme des Gebietes der A. ophthalmica) vorwiegend durch die A. carotis externa beider Seiten versorgt werden. Erst die Entwicklung der Angiographie zeigte, daß ungeachtet der anatomischen Anastomosen im Bereiche des Gehirnes beim Menschen die *Stromgebiete der Hauptarterien funktionell* voneinander *getrennt* sind. Es sind im wesentlichen drei: die Gebiete der rechten und linken A. carotis interna und das beim Menschen durch die A. basialis weitgehend fusionierte Gebiet der beiden Aa. vertebrales. Mit anderen Worten bedeutet dies: Wenn man Kontrastmittel in eines der großen Kopfgefäße einbringt, so gelangt auf der Röntgenaufnahme normalerweise nur ein bestimmter, diesem Arterienstamm zugeordneter Gefäßbezirk zur Abbildung.

Weiterhin erkannte man folgendes: Die geringe Menge des Kontrastmittels, die man in den Gehirnblutkreislauf bringen darf, ohne Schäden zu setzen, wird mit dem Blutstrom rasch durch die Strombahn getragen und bringt auf ihrem Weg von den großen Arterien über die Capillaren zu den Venen und Sinus im Röntgenbild stets nur jenen Gefäßabschnitt zur Darstellung, der im Augenblick eine ausreichende Kontrastmittelmenge enthält. Das heißt wiederum: Wenn man unmittelbar nach Einspritzen des Mittels in die Arterie eine Röntgenaufnahme mit nicht zu langer Belichtungszeit macht, wird nur der arterielle Schenkel des zugehörigen Gefäßbaumes abgebildet, macht man die Aufnahme etwas später, so werden die Capillaren oder schließlich die Venen des vom Kontrastmittel durchströmten Gefäßbezirkes dargestellt. Man spricht von der arteriellen, capillaren und venösen Phase oder auch vom *Arteriogramm* und *Phlebogramm*. (Die Capillaren erscheinen nicht einzeln, sondern als diffuse Verschattung.) Für die Abbildung wichtig ist die Tatsache, daß das Gefäßnetz des Kopfes sich dreidimensional ausbreitet. Ziel der Angiographie ist es daher, unter Auswertung der Durchströmungszeit eine räumliche Vorstellung der verschiedenen neben- und hintereinander geschalteten Abschnitte des kranialen Gefäßbaumes zu vermitteln.

Diesem Ziel näherte man sich im Laufe etwa eines Dezenniums durch eine schrittweise entwickelte Technik beachtlich. Das zunächst angewandte Kontrastmittel wurde durch andere ersetzt (Thorium = später *Jodsalze*). Man ging von der anfänglich durchgeführten provisorischen Unterbindung der Carotis unterhalb der gewählten Injektionsstelle ab, da sie sich als unzweckmäßig erwies. Die Einstichstelle (Carotis comm. oder Carotis int.) wurde variiert und man lernte die *percutane Punktion* des Gefäßes. Die Röntgentechnik wurde verbessert. Es wurden nicht nur Seitenbilder, sondern auch solche in anteroposteriorer Richtung (1931) sowie *Stereogramme* aufgenommen. Durch rasch aufeinanderfolgende Röntgenaufnahmen in verschiedenem Zeitabstand vom Augenblick der Einspritzung gelang es nicht nur, 3 Bilder — von den intrakranialen Arterien, Venen und Sinus durae matris — zu erhalten, sondern mit modernen Apparaturen nahezu beliebig viele Zwischenphasen darzustellen: *Stufen- bzw. Serienangiographie*. Schließlich glückte es sogar, den Durchlauf des Kontrastmittels kinematographisch festzuhalten und durch leichte Bewegungen des Kopfes während der Kontrastmitteldurchströmung einen stereoskopischen Effekt zu erreichen.

Abgesehen von diesem allmählichen Fortschritt in der Erkennung der einzelnen Elemente des cerebralen Gefäßsystems, wurde die Gehirngefäßdarstellung auch als diagnostische Methode in breiterem Rahmen angewandt. Nachdem zunächst nur die *Lokalisation* von Hirntumoren gelungen war, wurde später auch die *Artdiagnose* aus den angiographischen Eigenschaften der verschiedenen Tumorformen immer besser herausgearbeitet (MONIZ, TÖNNIS u. a.). Sehr früh erkannte man begreiflicherweise den Wert der Methode auch für die Diagnose *primärer Gefäßprozesse*, vor allem der verschiedenen Formen der Aneurysmen, Angiome und Gefäßverschlüsse (MONIZ, DOTT, JEFFERSON, CAIRNS, LÖHR, OLIVECRONA, TÖNNIS, RIECHERT, SORGO) und zog sie später auch für die Beurteilung von Schädelverletzungen heran (LÖHR). In letzter Zeit versucht man, nicht nur morphologische, sondern durch Serienuntersuchungen auch *funktionelle Störungen* der Hirndurchblutung zu erfassen.

II. Technik der kranialen Angiographie.

Bei der Technik der Angiographie können zwei Phasen unterschieden werden: die Punktion und die Aufnahme. Die Injektion erfolgt, wie aus dem Vorangegangenen verständlich, entweder in eine A. carotis oder seltener in eine A. vertebralis.

1. Die Punktion der Arteria carotis.

a) Percutane Methoden.

Im allgemeinen wird die A. carotis an ihrer *Teilungsstelle* (Abb. 95) in der Mitte des Vorderrandes des M. sternocleidomastoideus punktiert. Diese Stelle entspricht der Höhe des Schildknorpels. Ein Teil der Autoren bevorzugt die Punktion der A. carotis *interna* über der Teilungsstelle, ein anderer die der A. carotis *communis* unterhalb dieser. Wir pflegen — und würden dies besonders dem Anfänger raten — einfach die Stelle zu wählen, an der die Pulsation am besten zu tasten ist. Bei mäßiger Hängelage des Kopfes wird die Arterie durch die Spannung etwas fixiert und die Pulsation besser fühlbar. Nach *örtlicher Anaesthesierung* der Punktionsstelle mit einigen Kubikzentimetern 2%igen Novocains (ohne Adrenalinzusatz, um Gefäßkontraktionen zu vermeiden) wird mit einer gewöhnlichen, aber möglichst scharfen, etwa 1 mm starken *Lumbalpunktionsnadel* von 6—7 cm Länge punktiert. (Bei Kindern und unruhigen Patienten eventuell zusätzlich unter Evipannarkose). Die Nadel kann man vorher in steriles Öl eintauchen, dann haftet sie bei der Punktion etwas weniger an der oft derben Haut. Ist die Haut unter einem Winkel von etwa 60° durchstochen, entfernt man am besten gleich den Mandrin und tastet sich nun vorsichtig in die Tiefe, bis die Nadelspitze genau die Mitte des Arterienrohres trifft, was man daran erkennt, daß die *Pulsation* sich *in der Achse der Nadel* auf die punktierende Hand überträgt. Man kann dies recht gut von einem seitlichen Anschlagen des pulsierenden Gefäßes gegen die Nadel unterscheiden. Sobald man die Arterie dieser Art *unter* der Nadelspitze fühlt, sticht man das Gefäß ruckartig an. Liegt die Nadel richtig im Gefäß, so spritzt sofort pulsierend arterielles Blut aus der Kanüle. Hierauf wird der Mandrin in die Nadel geschoben und die Aufnahme vorbereitet.

Häufig geschieht es, daß die Nadel das Gefäß durchstößt, bis in die Hinterwand vordringt und diese sogar perforiert. Deshalb empfiehlt es sich, sie — falls nach der Punktion kein Blut austritt — langsam ein *wenig zurückzuziehen*. Oft gelangt so die Nadelspitze wieder in das Lumen der Arterie. Im allgemeinen ist es zweckmäßig, die Kanülenspitze, wenn möglich, noch ein wenig in der *Längsrichtung* des Gefäßes vorzuschieben. Jensen hat kürzlich eine Spezialnadel angegeben, in die man nach Punktion des Gefäßes einen stumpfen Mandrin einführen kann, welcher ein wenig länger ist als die Kanüle. Mit dieser Vorrichtung kann man die Nadel im Gefäßlumen vorschieben, ohne eine Perforation der Hinterwand zu fürchten. Hat man bei der Punktion das Gefäß nicht getroffen, so wiederholt man das Manöver, nachdem man die Kanüle wieder bis unter die Haut zurückgezogen hat. Liegt die Nadel richtig im Gefäß, wird alles für die Röntgenaufnahme vorbereitet, der Mandrin aus der Kanüle gezogen und nun die mit Kontrastmittel gefüllte Spritze unmittelbar aufgesetzt. Eventuell kann man die Nadel zuvor noch mit etwas physiologischer Kochsalzlösung durchspülen, um Verstopfungen zu verhindern. Nun erfolgt auf ein Kommando des Punktierenden die 1. Aufnahme.

Nach der Kontrastinjektion und dem Absetzen der Spritze soll wieder pulsierend Blut austreten, worauf der Mandrin neuerlich in die Kanüle eingeführt wird. Man kann, statt den Mandrin einzuschieben, die liegende Punktionskanüle auch dauernd langsam mit physiologischer Kochsalzlösung durchspülen. Unbedingt erforderlich ist dies, wenn man — wie manche — ein *Kanülen-Schlauch-Spritzensystem* verwendet, das dann am besten von einem Assistenten bedient wird. Während die Anwendung der bloßen Kanüle etwas einfacher ist und daher weniger Gelegenheit zu technischen Störungen bietet, hat der Verbindungsschlauch den Vorteil, daß der Strahlenschutz der eigenen Hand durch den größeren Abstand vom Kopf des Patienten leichter durchführbar ist. In jedem Falle kann die Kanüle nun ruhig bis zur nächsten oder einer weiteren Injektion liegen bleiben.

Es ist wichtig, den Patienten vor jeder Injektion (von Perabrodil) darauf aufmerksam zu machen, daß er während der Einspritzung ganz kurz ein unangenehmes, wenn auch nicht schmerzhaftes Hitzegefühl im Kopf empfinden wird und trotzdem ruhig liegen bleiben soll.

Bei der ersten Aufnahme zeigt sich gelegentlich, daß nur die Verzweigung der *Carotis externa* dargestellt ist. Das kann dadurch bedingt sein, daß die Nadelspitze zwar in der Teilungsstelle, aber etwas zu oberflächlich, näher dem Abgang der Carotis externa als dem der Carotis interna, liegt. Man kann dann versuchen, durch vorsichtiges Vorschieben der Nadelspitze in die Tiefe doch noch eine Füllung der A. carotis interna zu erzielen. Hat man die A. carotis externa selbst getroffen bzw. hat die Verbesserung der Nadellage in der A. carotis comm. nicht sofort Erfolg, muß die Punktion wiederholt werden und zwar zweckmäßiger etwas weiter caudal. Es kommt nämlich vor, daß die A. carotis externa oberflächlicher als die Interna zwischen dieser und der Einstichstelle in der Haut liegt. Deshalb muß man versuchen, durch Punktion der A. carotis comm. beide Äste gemeinsam darzustellen oder die Carotis interna ganz hoch hinter dem Kieferwinkel zu treffen. Bei reiner Carotis externa-Füllung achte man darauf, ob die Gegend der Carotisgabel auf dem Film dargestellt ist und ob nicht etwa ein *Verschluß der Carotis interna* vorliegt (s. S. 196). Auch ein zeitweiliger Spasmus der A. carotis interna, der einen Verschluß vortäuschen kann, kommt ab und zu vor.

Sind die Aufnahmen fertig, wird die Nadel einfach herausgezogen und die Punktionsstelle für 1—2 min mit einem Tupfer komprimiert.

Gelegentlich hat auch der Geübte Schwierigkeiten bei der Punktion der Arterie, sei es, daß er das Gefäß nicht trifft, sei es, daß die Nadel beim Versuch zu injizieren wieder herausrutscht. Dann empfiehlt es sich, die Angiographie abzubrechen und nach 1—2 Tagen zu wiederholen. Häufig ist die Arterie durch das Hämatom vom ersten Punktionsversuch dann so im umliegenden Gewebe fixiert, daß sie nun leicht getroffen werden kann.

Von Säuberling und Gerecht und von Ecker und Chamberlain wurde für die percutane Injektion die Eintrittsstelle der Carotis in den knöchernen Kanal an der Schädelbasis gewählt. Der Vorteil ist, daß das Gefäß hier kaum verschieblich ist. Der Einstich erfolgt zwischen Mastoid und Kieferköpfchen. Die Nadel zielt auf den Proc. styloideus. Hierauf gleitet sie um diesen vorne herum und wird in die unmittelbar vor dem Proc. styloideus liegende A. carotis eingestochen. Die Methode ist unseres Wissens noch nicht in größerem Umfange erprobt und wohl auch dem üblichen Verfahren unterlegen.

b) Operative Methoden.

Die A. carotis kann für die operative Angiographie an zwei Stellen freigelegt werden: entweder an der *Teilungsstelle in Carotis externa und interna* oder knapp über dem Schlüsselbein.

Im ersten Fall wird die Gegend des Trigonum caroticum vom Kieferwinkel entlang dem M. sternocleido-mastoideus etwa zum Ringknorpel mit Novocain infiltriert. Der etwa 5 cm lange *Hautschnitt* wird entlang dem vorderen Rand des Kopfnickers, und zwar in seinem mittleren Drittel geführt (Abb. 95). Man kann den Schnitt auch aus kosmetischen Gründen in Höhe der Schildknorpelprominenz in die Verlaufsrichtung der queren Halsfalten legen. Haut, Subcutis und Platysma werden durchtrennt und der Vorderrand des M. sternocleido-mastoideus dargestellt. Medial von ihm fühlt man meist bereits die Pulsation der Carotis. Hier wird das über ihr liegende Fascienblatt in der Richtung des Gefäßverlaufes durchtrennt. Häufig trifft man unter oder auch schon über der Fascie auf eine oder zwei starke Venen; wenn man sie nicht wegziehen kann, werden sie doppelt unterbunden und durchtrennt. Über den großen Halsgefäßen liegt der Ramus descendens des N. hypoglossus. Er soll geschont werden, doch hat seine Schädigung keine ernsteren Folgen. Wohl aber muß man sich hüten, den *Hauptstamm* des *Hypoglossus* im oberen Wundwinkel zu verletzen. Beim weiteren Vordringen in die Tiefe gelangt man sofort auf die A. carotis, Vena jugularis und den dazwischen liegenden N. vagus, die sämtlich von einer gemeinsamen Bindegewebsscheide umhüllt sind. Man spaltet diese über der Arterie, die nun frei zu übersehen ist. Die Vena jugularis liegt dann zwischen der Arterie und dem M. sternocleido-mastoideus. Man braucht die Vene und den N. vagus meist gar nicht darzustellen, doch ist größte Achtsamkeit geboten, damit die dünnwandige Vene nicht verletzt wird. Man verwendet deshalb bei diesem Teil der Operation am besten keine chirurgischen, sondern nur anatomische Pinzetten.

Bei diesem Vorgehen gelangt man gewöhnlich auf die A. carotis *communis*, dicht unterhalb ihrer Teilung. Es ist zweckmäßig, das Gefäß an dieser Stelle mit einem $^1/_2$ cm breiten Leinenbändchen anzuschlingen und dann die Teilungsstelle von außen noch etwas freizupräparieren. Die A. carotis externa liegt gewöhnlich ein wenig oberflächlicher und ventral von der A. carotis interna. Sie ist am Abgang der knapp über der Gabelung entspringenden A. thyreoidea superior zu erkennen, während die A. carotis interna astlos ist. Die Gegend des Teilungswinkels infiltriere man eigens mit Novocain und berühre sie möglichst wenig, da vom Glomus caroticum unliebsame Kreislaufreflexe ausgelöst werden können (FISCHER und SUNDER-PLASSMANN).

Nun bereitet man die Röntgenaufnahme vor und sticht hierauf die Punktionskanüle in die Arterie ein. Für die übliche cerebrale Arteriographie empfiehlt es sich, die A. carotis communis knapp unterhalb der Teilung zu punktieren und dann die Kanüle in die A. carotis interna vorzuschieben (statt die Carotis interna selbst zu punktieren). Gelegentlich kann aber auch ein Arteriogramm der Carotis externa von Interesse sein, wie später gezeigt werden wird. Zur

Punktion verwendet man eine ähnliche Kanüle, wie sie für die percutane Methode beschrieben wurde. Allerdings haben wir sie für die *operative* Arteriographie bajonettförmig gebogen.

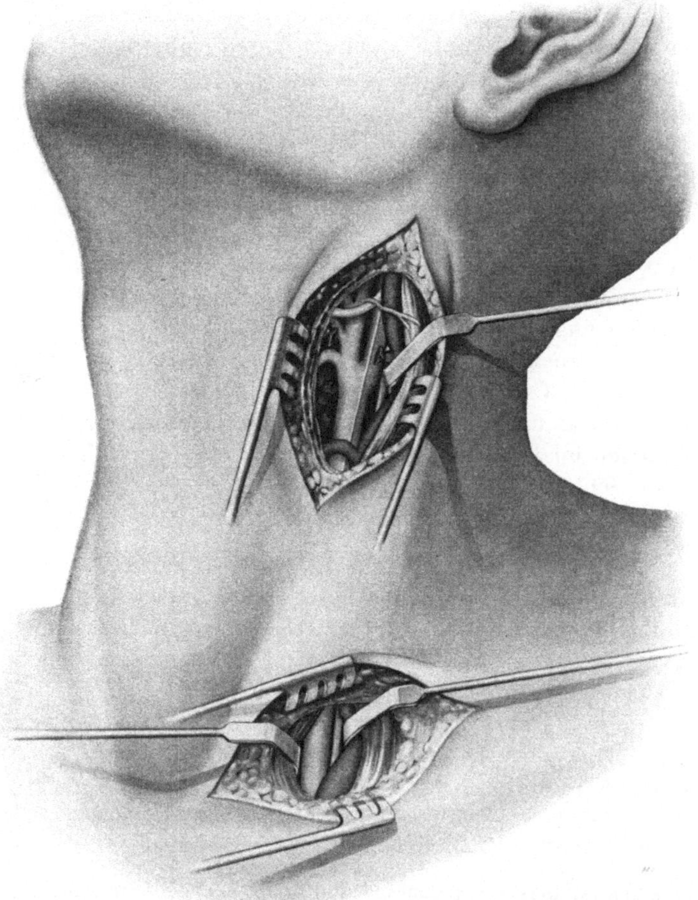

Abb. 95. Die Lagebeziehungen der A. carotis im Trigonum caroticum und bei der Freilegung über der Clavicula. Im Trigonum sieht man die Aufteilung der A. carotis comm. in die verästelte A. carotis ext. (A. thyr. sup., A. ling., A. max. ext. und Reststamm) und die astlose A. carotis. int. Die Vena jugul. int. wird durch einen Haken zur Seite gezogen. Eine die Carotis kreuzende Vene ist doppelt unterbunden und durchtrennt. In der Tiefe zwischen Carotis und Jugularis sieht man den Vagus. Die Carotisäste kreuzt die Schlinge des N. hypoglossus, dessen dünner Ramus descendens vor der Arterie absteigt. Durch die Hypoglossusschlinge zieht die A. sternocleidomastoidea zum Muskel. Im unteren Operationsfeld sieht man wieder die Vene durch einen Wundhaken weggezogen, vor ihr die A. car. comm. und in der Tiefe den Vagus.

Ist die erste *Injektion* des Kontrastmittels ausgeführt, so zieht man die Kanüle heraus und drückt einen Tupfer auf die blutende Punktionsstelle. Man soll im allgemeinen die Entwicklung der ersten Aufnahme abwarten, ehe man eine zweite Einspritzung vornimmt. Erstens kann das Resultat der ersten Aufnahme für das Vorgehen bei der nächsten von Bedeutung sein, und zweitens ist das Warten auch deshalb ratsam, weil ein gewisser zeitlicher Abstand zwischen zwei Injektionen die gefäßschädigende Wirkung des Kontrastmittels verringert (OLSSON). Weitere Injektionen werden dann in der gleichen Weise wie beschrieben ausgeführt. Stets steht die Blutung nach dem Herausziehen der Nadel innerhalb kürzester Zeit.

Schließlich muß die *Blutstillung* im ganzen Operationsbereich besonders sorgfältig durchgeführt werden. Dafür ist es auch wichtig, das Platysma bei dem nun folgenden schichtweisen Wundverschluß gut mitzufassen. Auf eine Drainage der Wunde, wie sie von manchen Operateuren empfohlen wurde, verzichten wir stets, ohne davon jemals einen Schaden gesehen zu haben.

Zur Freilegung der A. carotis communis in der Fossa supraclavicularis wird etwas kranial über dem medialen Drittel des *Schlüsselbeins* (Abb. 95) und parallel zu diesem ein ebenfalls etwa 5 cm langer Hautschnitt bis auf die Oberfläche des M. sternocleidomastoideus geführt. Nach Auseinanderdrängen der sternalen und claviculären Portion des Muskels gelangt man unmittelbar auf das Gefäßpaket. Die oberflächlich liegende Vena jugularis muß etwas zur Seite gezogen werden, damit man die A. carotis communis mit einem Bändchen anschlingen und die Punktion ausführen kann.

Die meisten Neurochirurgen ziehen unter den operativen Methoden, die an der Teilungsstelle der Carotis vor, da man auf diese Art eine isolierte Füllung der A. carotis interna und externa erzielen kann. Besteht aber der Verdacht auf Veränderungen im Halsteil der Carotis, z. B. eine Thrombose, ist die Punktion über dem Schlüsselbein zweckmäßiger.

2. Die Punktion der Arteria vertebralis.

Auch für die Punktion der A. vertebralis sind verschiedene percutane und operative Methoden beschrieben worden, die aber zum Teil schon wieder verlassen wurden. Es sollen hier daher nur die Verfahren eingehender dargestellt werden, die sich in der Praxis bewährt haben.

a) Percutane Methoden.

1937 berichtete SHIMIDZU über eine Methode, mit der man die A. subclavia in der Fossa supraclavicularis punktieren kann, worauf nach manueller Kompression der A. axillaris gegen den Strom Kontrastmittel injiziert wird. Hierdurch erzielt man eine Füllung der A. vertebralis.

1940 schlug TAKAHASHI die percutane Punktion der A. vertebralis am Tuberculum caroticum, vor ihrem Eintritt in den Canalis arteriae vertebralis in den Wirbelfortsätzen vor.

1948 empfahl ENGESET die Injektion des Kontrastmittels in die A. carotis communis, von wo sich nach Kompression des Gefäßes peripher von der Einstichstelle rückläufig die A. vertebralis füllen solle.

Alle drei Methoden haben sich nicht durchgesetzt. Am meisten wird die percutane Punktion nach LINDGREN heute für die Vertebralisangiographie verwendet (s. Abb. 96).

Der Patient liegt mit leicht retroflektiertem Kopf auf dem Röntgentisch. Unter Lateralverschiebung der Carotis tastet man sich mit den Fingern der linken Hand knapp neben dem durch den Fingerdruck leicht nach medioventral gedrängten Schildknorpel die Vorderfläche der Wirbelkörper (etwa C_3, C_4). Hierauf infiltriert man hier die Weichteile ein wenig mit Novocain und sticht nun etwa 2 cm paramedian in einer Sagittalebene senkrecht auf die Haut eine 7—10 cm lange Lumbalpunktionsnadel von etwa 1 mm Durchmesser ein, bis man den knöchernen Widerstand der Wirbelkörper spürt. Für Rechtshänder ist es bequemer, die rechte Seite zu wählen. Sie ist auch deshalb günstiger, da die A. vertebralis gelegentlich auf einer Seite aplastisch ist, und dies scheint häufiger links als rechts der Fall zu sein. Man kann auch eine etwas caudalere Stelle für den Einstich wählen, muß dann aber die Nadel leicht kranial richten. Man erreicht den Wirbelkörper je nach der Dicke des Halses, dem Einstichwinkel und der Intensität, mit der man die Weichteile mit der linken Hand gegen die Wirbelsäule drückt, während man mit der rechten die Nadel führt, in einer Tiefe von 1 bis mehreren Zentimetern. Nunmehr tastet man mit der Nadelspitze nach lateral und ein wenig nach oben und unten und gelangt so in den Raum, der kranial und caudal von einem Wirbelquerfortsatz und medial vom Wirbelkörper begrenzt ist. Hier sticht man die Nadel 1 cm weiter in die Tiefe. Wenn man — wie bei der Carotisarteriographie — mit offener Kanüle millimeterweise lateral und medial tastend das Gefäß zu treffen versucht, erkennt man den Erfolg sofort am pulsierenden Austreten arteriellen Blutes aus der Nadel. Nach jedem scheinbar erfolglosen Stich ziehe man die Kanüle ganz langsam zurück, da das Gefäß häufig durchstochen wird und die Nadelspitze dann erst nach leichtem Zurückziehen im Lumen liegt. Oft klagen die Patienten über einen heftigen, in Nacken und Schulter ausstrahlenden Schmerz. Er entsteht durch die Berührung der 3. oder 4. Cervicalwurzel und ist ein Zeichen für eine zwar gute Nadelrichtung, aber eine etwas zu tiefe Lage der Nadelspitze. Die Spinalwurzel liegt nämlich unmittelbar dorsal von der A. vertebralis.

Nun wird die Aufnahme vorbereitet und die Injektion von etwa 10 cm³ Kontrastmittel kann mit einer direkt aufgesetzten Spritze erfolgen. Man kann auch einen Gummischlauch zwischen Kanüle und Spritze einschalten und die Injektion von einem Assistenten ausführen lassen. Größte Achtsamkeit ist darauf zu verwenden, daß dabei die Kanüle nicht bewegt wird. Infolge des geringen Kalibers der Arterie ist die Gefahr, daß die Nadelspitze aus dem Lumen rutscht, größer als bei der Carotis. Leider genügt auch der Druck des aus der Nadel austretenden Kontrastmittels manchmal schon, um ihre Lage im Gefäß zu stören. Es darf deshalb auch nicht zu rasch und heftig injiziert werden. Besonders zu beachten ist, daß nur injiziert werden darf, wenn die Nadel einwandfrei liegt und kein Widerstand bei der Injektion auftritt, was für falsche Kanülenlage spricht. Abgesehen von dem negativen Ausfall der Injektion besteht in diesem Falle auch die Gefahr, daß durch gewaltsames Spritzen Kontrastmittel in den Wirbelkanal, eventuell sogar durch die Wurzeltaschen in den Duralsack und den Arachnoidalraum gelangt, was begreiflicherweise katastrophale Folgen haben kann. Aus diesem Grunde muß man sich auch vor der Injektion besonders sorgfältig vergewissern, daß man keinen Liquor aus der Kanüle ansaugen kann.

Ab und zu gelingt es trotz einwandfreier Nadellage und zeitgerechter Injektion nicht, die A. vertebralis weiter als bis zur Schädelbasis mit Kontrastmittel zu füllen. Wahrscheinlich liegt dies an den Strömungsverhältnissen am Zusammenfluß beider Vertebralarterien (s. S. 145) oder an einer einseitigen Aplasie des Gefäßes (s. oben).

Eine andere Punktionsstelle hat MASLOWSKI gewählt. Er punktiert die Arterie in ihrem Verlauf *über dem Atlasbogen* (Abb. 96, s. auch Abb. 110, *4*). Die Methode wird von KRAYENBÜHL und von NIEMEYER und POMPEU befürwortet. Der Einstich erfolgt knapp hinter der Mastoidspitze. Von hier aus wird die Kanüle in einer Frontalebene genau horizontal 4¹/₂ cm vorgeschoben. So soll

die Nadel axial in die etwa 2 cm lange horizontale Verlaufsstrecke an die Oberfläche des Atlas gelangen. Ist das Gefäß einmal getroffen, so ist ein Heraus-
rutschen der Nadel weniger zu fürchten als bei der Methode nach LINDGREN.

Bei wenig empfindlichen Patienten kann man auch die Vertebralispunktion
in Lokalanaesthesie ausführen, andernfalls ist eine Evipannarkose zweckmäßig.

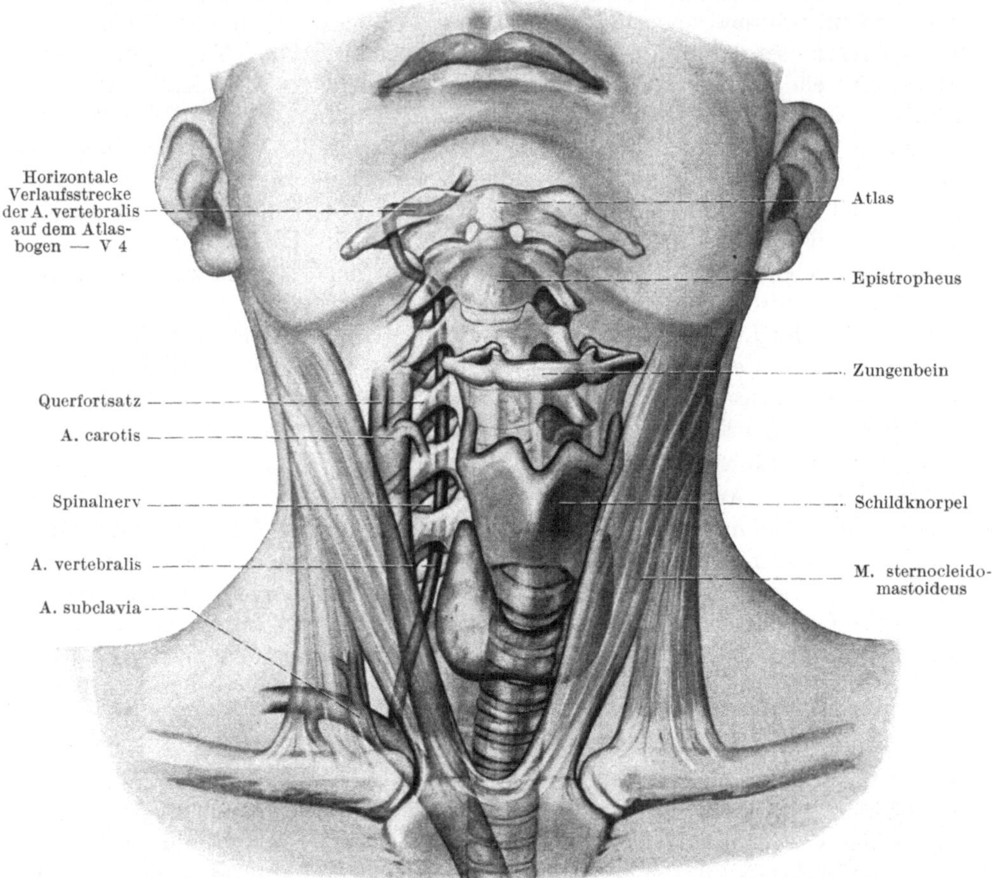

Abb. 96. Die A. vertebralis in ihrem Kanal. Der Schildknorpel ist etwas nach links gedrängt, wie das durch den
Fingerdruck bei der Punktion geschieht. *V4* Punktionsstelle nach MASLOWSKI.

b) Operative Methoden.

Die von MONIZ angegebene Originalmethode zur operativen Vertebralispunktion besteht
darin, daß zunächst die A. subclavia in der Supraclaviculargrube freigelegt und in Richtung
auf den Abgang der A. vertebralis zentralwärts verfolgt wird. Die A. subclavia wird peripher
provisorisch unterbunden bzw. abgeklemmt. Nun wird sie distal vom Vertebralisabgang,
also zwischen diesem und der Unterbindung, punktiert und das Kontrastmittel kräftig gegen
den Blutstrom eingespritzt.

Die Injektion in die freipräparierte A. vertebralis selbst ist nicht zu empfehlen, da das
dünnwandige Gefäß leicht zerreißt und eine zweite Injektion gewöhnlich nicht zuläßt.

SJÖQVIST empfahl die direkte Injektion in die A. vertebralis bei ihrem Eintritt in den
Querfortsatz des 6. Halswirbels. Hier ist sie in Muskulatur eingebettet und widerstands-
fähiger.

Am besten scheint sich unter den operativen Methoden der beschriebenen Art ein Verfahren zu bewähren, das SORGO nach einer persönlichen Mitteilung bereits vor einigen Jahren angewandt hat und das unabhängig davon vor einiger Zeit von RIECHERT veröffentlicht wurde. Man legt wie zur operativen Carotis-arteriographie das Gefäßnervenpaket im Trigonum caroticum frei, zieht es nach lateral und gelangt so auf die Vorderfläche der Wirbelsäule. Hier präpariert man die Muskulatur von einem Querfortsatz ab und knabbert mit einer Zange seinen vorderen Bogen weg. Damit liegt die A. vertebralis im Kanal frei und kann — auch mehrmals — punktiert werden.

Einen ganz anderen Weg hat RADNER seit 1947 gewählt. Er legt die A. radialis von einem kleinen Hautschnitt aus am Unterarm frei und schiebt nun einen langen Uretherenkatheter durch die Aa. brachialis, axillaris und subclavia in die A. vertebralis. Röntgenkontrolle und Antikoagulantien ermöglichen die richtige Führung des Katheters und das Freibleiben seines Lumens. Die erzielten Bilder sind ausgezeichnet. RADNER konnte schon 1951 einen sehr wertvollen Bericht über 200 mit seiner Methode erzielte Vertebralisangiogramme geben.

3. Wahl der Punktionsmethode.

Auf die Vor- und Nachteile der verschiedenen Methoden zur Punktion der A. carotis und vertebralis wurde bereits bei deren Beschreibung hingewiesen. Die Konkurrenz zwischen operativen und percutanen Verfahren ist eindeutig zugunsten der letzten entschieden. Vor allem sind sie für den Patienten angenehmer und außerdem erfordern sie viel weniger Zeit und Aufwand. Die Gefahren der percutanen Injektion sind bei Verwendung von Kontrastmitteln der Perabrodil-gruppe eher geringer. Eine paravasale Injektion verursacht bei ihrer Verwendung höchstens etwas Schmerzen und Schwellung. Die Bilder sind bei genügender Übung praktisch ebensogut wie bei operativer Technik. Die Trefferzahl der percutanen Carotisarteriographie ist bei ausreichender Erfahrung fast 100%. Bei der Vertebralisangiographie ist die Treffsicherheit noch nicht so groß. Fehlschläge werden aber mit zunehmender Übung auch immer seltener. Schließlich bleibt in den wenigen Fällen, bei denen die percutane Methode kein ausreichendes Resultat ergeben hat — z. B. bei kleinen Kindern — immer noch die Möglichkeit der operativen Freilegung.

4. Kontrastmittel.

Nachdem MONIZ anfänglich 20—25%ige Jodnatriumlösungen verwandt hatte, ging er selbst 1931 zur Injektion eines 25%igen Thoriumdioxydsols — *Thorotrast* — über, das bei gutem Kontrast weniger unangenehme Nebenwirkungen hatte. Dieses Mittel ist auch von den anderen Autoren lange Zeit allgemein verwendet worden, da Abrodil und Uroselectan sich als weniger geeignet erwiesen (BÄTZNER). Erst 1939 wurde erstmalig von HÄUSSLER in der Hirnangiographie das von DEGKWITZ angegebene kolloiddisperse Äthyltrijodstearat — *Vasoselectan* — angewandt. Es hat sich in der Folgezeit — exakte Herstellungstechnik vorausgesetzt — auf Grund des guten Kontrastes und seiner Unschädlichkeit sehr bewährt, ist aber zur Zeit nicht erhältlich. Man hat daher, um das radioaktive Thorotrast möglichst zu vermeiden, allgemein wieder zu einem Jod-präparat — Perabrodil (-Diotrast-Umbradil) — in Konzentrationen von 35 bis

50% zurückgegriffen. Seine Nachteile sind im Abschnitt „Gefahren der Angiographie" ausführlich behandelt. Immerhin ist es unter den Mitteln, die uns zur Zeit zur Verfügung stehen, bisher das Geeignetste und wird deshalb allgemein angewandt. Nur bei Überempfindlichkeit gegenüber Perabrodil, bei Nierengeschädigten oder bei alten Leuten, bei denen aus irgendeinem Grund Perabrodil nicht geeignet erschien, gebrauchte man bis vor kurzem gelegentlich Thorotrast; es wird jedoch jetzt in Deutschland nicht mehr hergestellt.

Die Menge des verwendeten Kontrastmittels schwankt zwischen 6 und 15 cm³ für eine Injektion; meist werden 8—10 cm³ verwendet, was einer Gesamtmenge von 20—50 cm³ für alle Injektionen entspricht; nur in besonderen Fällen, z. B. bei der Injektion in die A. subclavia oder bei großen Aneurysmen, wird man zu größeren Einzeldosen greifen (s. auch Abschnitt „Gefahren der Angiographie").

5. Röntgentechnik.

Aufgabe der cerebralen Angiographie ist es, ein möglichst genaues Bild der arteriellen, capillaren und venösen Hirngefäße in ihrer *räumlichen* Anordnung und ihrer *zeitlichen* Durchströmung zu geben.

So ist es, wie schon berichtet, gelungen, den Durchlauf des Kontrastmittels durch die kranialen Gefäße *kinematographisch* festzuhalten und dabei durch leichte Kopfbewegungen sogar einen stereoskopischen Eindruck zu erzielen. Diese Filme sind durch das Fehlen der Einzelheiten stehenden Bildern zur Zeit jedoch noch unterlegen, so daß man in mancher Hinsicht von einer Serie stehender Bilder mehr erwarten darf. Aber auch eine *Serie* von 10 oder 20 Bildern während eines Kontrastmitteldurchlaufes beansprucht noch einen komplizierten technischen Apparat und einen großen finanziellen Aufwand. Deshalb hat man sich auf 2—4 *Stufenaufnahmen* während eines Durchlaufes beschränkt. Die Apparatur nach Tönnis und Bergerhoff erlaubt, solche Stufenaufnahmen mit zwei Röhren gleichzeitig in zwei Ebenen herzustellen (Abb. 97). (Dyes hatte schon vor Jahren eine Apparatur mit gekreuztem Strahlengang für Einzelbilder angegeben.) Zwar ist der Apparat nach Tönnis und Bergerhoff ein sehr kostspieliges Gerät, doch gibt er die Möglichkeit einer exakten und variablen Anwendung der vier Aufnahmen. Das ist für die „funktionelle" Angiographie und für die Artdiagnose mancher Tumoren Voraussetzung. Eine ungleich billigere und einfachere Vorrichtung hat kürzlich Buchtala konstruiert, mit der er allerdings bei einer Einspritzung nur Aufnahmen in einer Projektionsebene herstellen kann.

Auch *Stereogramme* wurden empfohlen (Häussler). Sie haben zweifellos ihre Vorzüge und werden in manchen Kliniken routinemäßig angefertigt (Krayenbühl). Besonders wichtig scheinen sie bei der Vertebralisangiographie zu sein. Nach einem Vorschlag von Benedek und Hüttl können auch sie mit *einer* Kontrastinjektion gewonnen werden. Man braucht dafür, wie für die Apparate nach Dyes, Tönnis und Bergerhoff, allerdings zwei in besonderer Weise geschaltete Röhren. Die Gefahr störender Streuungseffekte bei zwei Röhren läßt sich jetzt beherrschen.

Schließlich sind von Lorenz und von Zehnder Vorrichtungen zur *automatischen Betätigung der Injektionsspritze* und eine *elektrisch gekoppelte Schaltung der Röntgenröhre* konstruiert worden. Zweifellos normalisiert eine solche

Apparatur den Vorgang der Arteriographie in begrüßenswerter Weise. Allerdings schließt sie, wie jede Mechanik, Komplikationsmöglichkeiten in sich, die bei manuellem Spritzen kompensiert werden können, fehlt dem Apparat doch das Feingefühl und die Reaktionsfähigkeit der menschlichen Hand.

Wenn auch zu erwarten ist, daß manche dieser Methoden sich bei weiterer Vervollkommnung in der neurochirurgischen Praxis allgemein durchsetzen werden, so ist das bisher noch nicht der Fall, weil der diagnostische Gewinn bei dem heutigen Stand ihrer Technik den Aufwand nicht immer aufwiegt. Als Routinemethode begnügt man sich daher in den meisten neurochirurgischen Kliniken mit der Herstellung von Röntgenogrammen bei seitlichem und sagittalem, eventuell gelegentlich auch bei halbaxialem oder axialem Strahlengang, wobei mit einer einfachen Wechselkassette bis zu 3 aufeinanderfolgende Aufnahmen gemacht werden.

Eine für den praktischen Betrieb der Diagnostik sehr brauchbare *Wechselkassette* liefert die Firma Schönander, Stockholm, in Kombination mit dem Spezialstativ für Schädelaufnahmen nach Lysholm. Der Kassettenwechsler kann aber leicht auch auf *jedem* anderen Röntgentisch montiert werden. Es handelt sich um ein quaderförmiges Gehäuse aus Aluminiumblech von etwa $35 \times 30 \times 7$ cm Größe. Eine Schmalseite ist offen. Von hier aus werden 3 Filmkassetten, deren jede an ihrer Unterfläche eine Bleiplatte trägt, in den Kasten geschoben. An der Schmalseite jeder Kassette, die in die Gehäuseöffnung zu liegen kommt, befindet sich ein fester Handgriff. Eine Feder drückt alle 3 Kassetten mit der Fläche gegen die Vorderwand des Gehäuses. Diese enthält eine stehende Feinrasterblende und liegt dem Kopf des Patienten seitlich an. Ist eine Aufnahme (auf dem der Blende anliegenden Film) gemacht, zieht eine Hilfskraft auf Kommando die belichtete Kassette an dem Handgriff aus dem Gehäuse. Durch den Federdruck rutschen die beiden anderen Kassetten nach und die der Blende nun anliegende zweite kann belichtet werden. Für die 3. Aufnahme wird nun die 2. Kassette herausgezogen, die 3. rutscht nach und ist zur Aufnahme bereit.

Dem praktischen Ziel dieses Buches entsprechend beschränken wir uns darauf, hier vorwiegend diese überall durchführbare *Methodik mit einfacher Apparatur* zu beschreiben.

Nach erfolgter Punktion der Arterie wird zunächst mit der ersten Kontrastinjektion eine Serie von 2—3 Aufnahmen bei seitlichem Strahlengang ausgeführt (Seitenaufnahmen). Hierauf wird die Röhre umgestellt und mit einer weiteren Injektion eine oder zwei Aufnahmen bei sagittalem Strahlengang angefertigt. (ap-Aufnahme oder Vorderbild.) Bei Tumorverdacht mit unsicherer Seitendiagnose pflegen wir jedoch zuerst die ap-Aufnahme zu machen, um uns so rascher über eine etwaige Seitenverdrängung der A. cerebri anterior orientieren zu können (s. S. 152). Bleiben nach den Aufnahmen in diesen beiden Projektionsrichtungen noch Fragen offen, so wird mit jeweils einer weiteren Einspritzung eine der Aufnahmen wiederholt oder zusätzlich ein Angiogramm bei halbaxialem, axialem oder halbschrägem Strahlengang (z. B. bei Aneurysmen der Carotisgabel) ausgeführt.

Von großer Bedeutung für die Herstellung brauchbarer Aufnahmen ist die richtige *Lagerung des Kopfes*. Bei der *ap-Aufnahme* liegt der Hinterkopf der Kassette auf. Das Kinn wird so weit wie möglich an die Brust gezogen. Dadurch projiziert sich die Carotisgabelung nicht in die Orbita, sondern über sie, und ist so besser zu beurteilen. Die Röhre zielt senkrecht von oben auf die Platte. Macht das Anziehen des Kinnes Schwierigkeiten, oder gelingt es nicht in ausreichendem Maße, so wird die Röhre ein wenig nach kranial gekippt, so daß sie

leicht fußwärts zielt. Als Anhalt mag gelten, daß der Zentralstrahl durch Nasenwurzel bzw. Auge und äußeren Gehörgang gehen soll (Augen-Ohrlinie). Wichtig
ist, daß jede seitliche Verkantung des Kopfes und der Röhre vermieden wird.

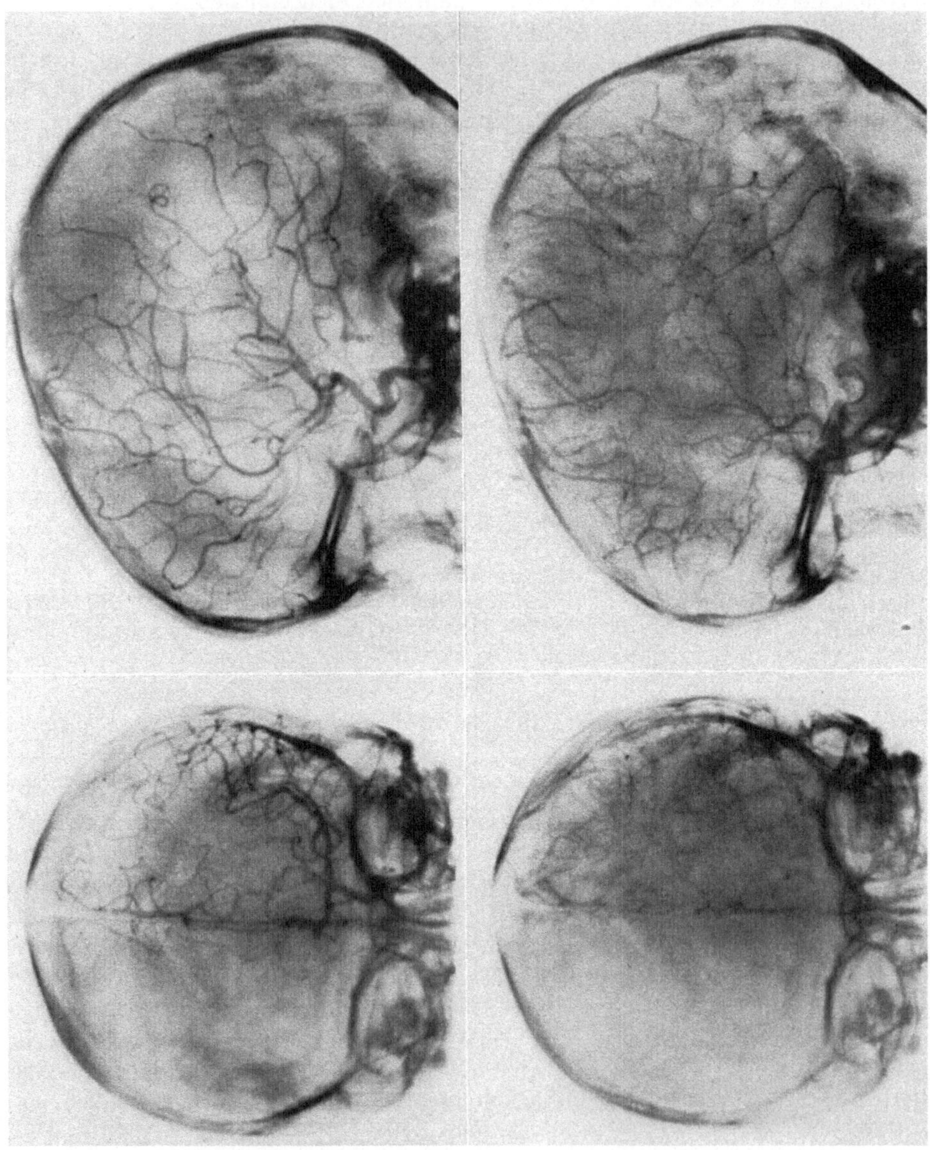

Für die *Seitenaufnahmen* wurde früher meist der Kopf zur Seite gedreht und
die gesunde Seite der horizontalen Platte angelegt, so daß die Einstichstelle nach
oben zu liegen kam. Es ist aber viel zweckmäßiger, den Kopf gerade liegen zu
lassen und bei horizontalem Strahlengang eine vertikal stehende Kassette (mit
feststehender Rasterblende) zu belichten, die der einen Kopfseite anliegt. Dies
erleichtert die Einstellung und man vermeidet, daß die Kanüle beim Drehungs-

manöver aus der Arterie rutscht. Wichtig ist es, daß der Kopf bei der Seitenaufnahme nicht dem Tisch direkt, sondern einem kleinen, etwa 20 cm hohen und 10 cm im Durchmesser betragenden Block aufliegt, den man eventuell erst vor

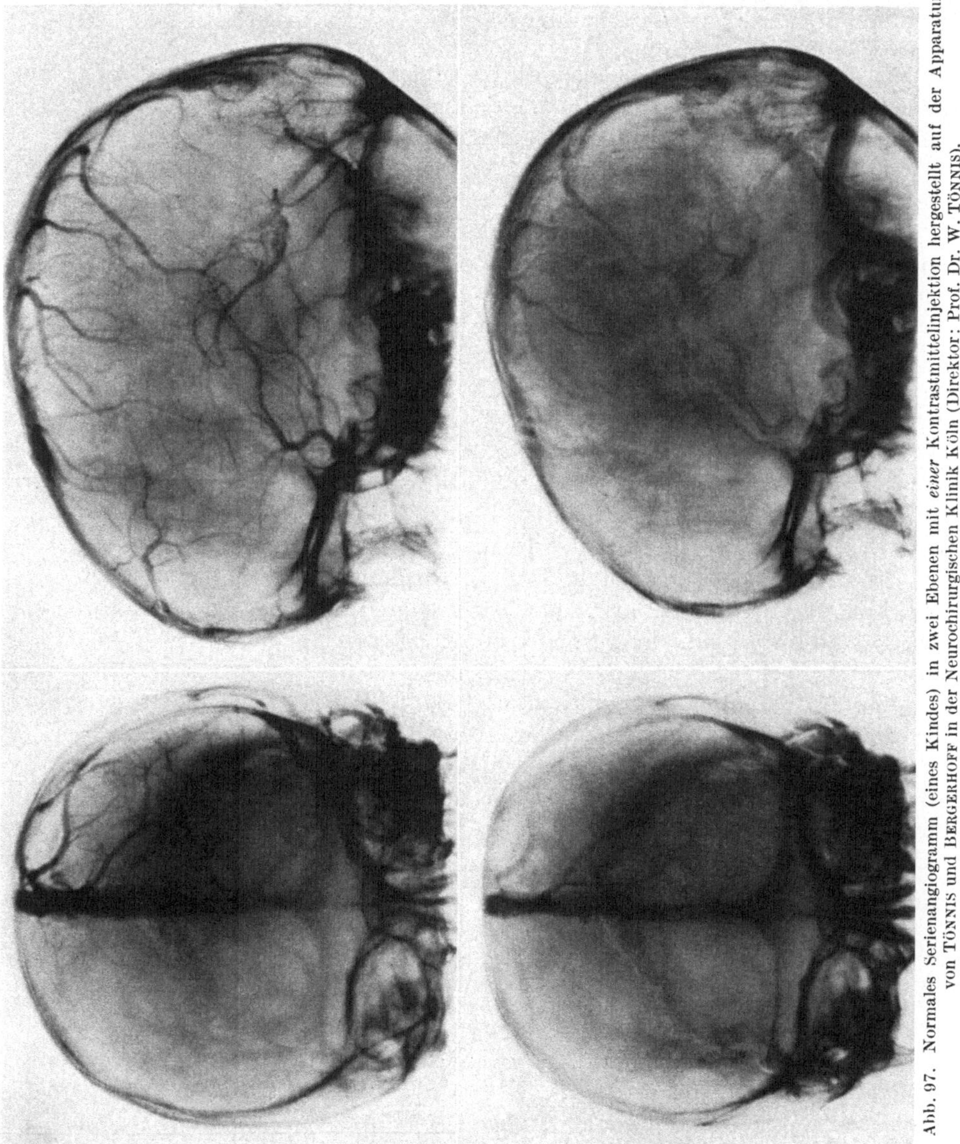

Abb. 97. Normales Serienangiogramm (eines Kindes) in zwei Ebenen mit *einer* Kontrastmittelinjektion hergestellt auf der Apparatur von TÖNNIS und BERGERHOFF in der Neurochirurgischen Klinik Köln (Direktor: Prof. Dr. W. TÖNNIS).

der Aufnahme unterschiebt. Dies bezweckt zweierlei: erstens bildet sich nur dann der ganze Kopf auf dem Film ab, da ja die Strahlen etwas divergieren, und zweitens führt der Tisch leicht zu einer Reflexion von Röntgenstrahlen, was eventuell zu einer Verschleierung der unteren Filmabschnitte führen kann.

Für *halbaxiale Aufnahmen* (z. B. bei der Vertebralisangiographie) soll der Patient auf dem Rücken liegen und das Kinn möglichst an die Brust ziehen. Der

Zentralstrahl tritt an der Stirn-Haargrenze ein und verläuft unter einem Winkel von 30° zur Vertikalen, so daß er etwa am Hinterhauptsloch austritt (s. S. 42).

Noch seltener sind *axiale Aufnahmen* notwendig. Für ihre Anfertigung hängt der Kopf des auf dem Rücken liegenden Patienten möglichst stark hintenüber. Der Zentralstrahl tritt etwas unter dem Kinn ein und soll die Schädelbasis möglichst senkrecht treffen (s. S. 42).

Bei der ap-Aufnahme machen wir im allgemeinen nur eine Aufnahme, und zwar mit der BUCKY-*Blende*. Für die Seitenaufnahmen eignet sich die beschriebene einfache Wechselkassette mit eingebauter stehender *Feinrasterblende* (s. später). Zweckmäßig ist es, den Kopf bei allen Aufnahmen, wie beim LYSHOLM-Gerät, durch ein Band zu fixieren.

Für *Stereoangiogramme* müssen, wenn nicht eine der genannten Spezialapparaturen vorhanden ist, zwei Aufnahmeserien mit je einer Kontrastmitteleinspritzung durchgeführt werden. Die Röhre wird zu diesem Zweck für die zweite Serie der Seitenaufnahmen 6 cm in frontooccipitaler Richtung verschoben. Die Gesamtmenge des verwandten Mittels steigt dadurch natürlich, es sei denn, daß man sich auf Seitenbilder beschränkt und auf Aufnahmen bei sagittalem Strahlengang verzichtet. Im übrigen ist die Technik die gleiche wie beschrieben.

Die günstigste *Belichtungszeit bei dieser* Methodik, d. h. bei 1—3 Aufnahmen je Injektion, liegt zwischen $^1/_2$ und 1 sec. Im übrigen hängt sie von der Zahl der Aufnahmen, der Leistung der Röhre, Blenden, Folien, dem Negativmaterial usw. ab. Das gleiche gilt für Stromstärke und Spannung.

Was den *Zeitpunkt der Aufnahmen* betrifft, so ist für die Diagnostik im allgemeinen zweifellos die Darstellung der Arterien am wichtigsten. Zu diesem Zweck muß die 1. Aufnahme bei der Carotisarteriographie dann erfolgen, wenn noch etwa 2—4 cm³ von der Gesamtmenge von 8—10 cm³ Kontrastmittel in der Spritze sind. Der Zeitpunkt variiert natürlich etwas in Abhängigkeit von der Mechanik des Röntgenapparates (Anlaufszeit). Bei der Vertebralisangiographie soll die 1. Aufnahme etwa nach Einspritzung von 10 cm³ Kontrastmittel vorgenommen werden. Capillaren und Venen gelangen 2—4 sec später am besten zur Darstellung. Im einzelnen sind diese Einstellungsdaten von der Art des zur Verfügung stehenden Kassettenwechslers, unter Umständen auch von der vorliegenden Erkrankung, abhängig.

So empfiehlt sich bei arteriovenösen Angiomen (und manchen Glioblastomen) eine etwas größere Kontrastmittelmenge und eine Verlängerung der Belichtungszeit. Dadurch gelingt es, Arterien und Venen schon auf der 1. Aufnahme darzustellen. Andernfalls sind bei Kassettenwechslern, die nicht sehr rasch arbeiten, auf der 1. Aufnahme nur die arteriellen Zuflüsse abgebildet, während auf der 2. Aufnahme oft gar nichts mehr zu sehen ist. Dies ist auf die kurze Durchströmungszeit bei diesen Krankheitsbildern zurückzuführen.

Sorgfältig zu beachten ist der *Schutz* aller an der Angiographie beteiligten Personen durch entsprechende *Bleischürzen und -schirme*.

III. Das normale kraniale Angiogramm.

Jede der großen cerebralen Arterien des Circulus Willisi versorgt — wie bereits betont — trotz der anatomischen Kollateralen nicht das ganze Gehirn mit Blut, sondern nur ein mehr oder weniger scharf begrenztes Teilgebiet (vgl. S. 118). Außerdem passiert das Kontrastmittel bei der Angiographie die cerebrale Blutstrombahn so rasch wie der Blutstrom selbst, d. h. in etwa 4—6 sec, während die

Durchströmung des Carotis externa-Gebietes etwa doppelt so lange dauert (MONIZ). Wenn daher einzelne Momentaufnahmen von 0,5—1,0 sec Belichtungsdauer ausgeführt werden, wie dies als Routinemethode in den meisten neurochirurgischen Kliniken geschieht, so erfassen diese stets nur eine bestimmte Gefäßstrecke, nämlich die, welche das Kontrastmittel im Zeitpunkt der Röntgenaufnahme eben durchläuft. Das angiographische Bild, das wir erhalten, hängt also stets von der *Injektionsstelle* (Carotis interna, communis usw.) und von dem *Zeitpunkt der Aufnahme* ab. Bei früher Aufnahme werden Gefäße des arteriellen Teiles, bei später solche der venösen Abschnitte des Gefäßbaumes abgebildet sein. Individuelle Varianten und physiologische Altersveränderungen (HEINRICH) spielen bei den größeren, diagnostisch wichtigen Gefäßen eine geringere Rolle. Es ist jedoch nicht zu verkennen, daß die großen Arterien auf Gefäßbildern von Kindern etwas gestreckter und weniger geschlängelt erscheinen als bei Erwachsenen.

Daß die *Strahlenrichtung* von entscheidender Bedeutung ist, bedarf keines besonderen Hinweises. Um eine *räumliche Vorstellung* zu gewinnen, ist es von großer Wichtigkeit, die auf verschiedene Ebenen projizierten Bilder nebeneinander zu betrachten und sich im einzelnen stets klar zu machen, welche Gefäßabschnitte im Vorderbild und im Seitenbild einander entsprechen. Hierzu kann die von FISCHER inaugurierte Nomenklatur der einzelnen Gefäßstrecken nutzbringend angewandt werden. Wenn diese Bezeichnungen nach FISCHER auch von dem Erfahrenen in der praktischen Diagnostik nicht mehr immer benutzt werden, so erleichtern sie doch zweifellos die allgemeine Verständigung und helfen dem Anfänger, sich zu einer systematischen Analyse der Angiogramme zu erziehen.

Es sollen daher im folgenden zunächst die einzelnen normalen Gefäßbilder unter Benutzung dieser Bezeichnungen beschrieben werden. Auf Stereogramme eigens einzugehen, erübrigt sich. Sie zu deuten kann dem Kenner des gewöhnlichen Angiogramms keine Schwierigkeiten bereiten.

1. Das Arteriogramm nach Injektion in die Arteria carotis interna.

Bei Injektion in die A. carotis interna erhalten wir in der arteriellen Phase (Abb. 98 und 100) ein Bild der *A. carotis interna* selbst, der *A. cerebri anterior* und *media* der gleichen Seite, manchmal der *A. chorioidea anterior* und der *A. cerebri posterior* der gleichen Seite, und nicht allzu selten der A. cerebri anterior der Gegenseite. Eine Füllung der A. cerebri anterior, posterior und media beider Seiten (HÄUSSLER) ist eine Ausnahme und leitet wahrscheinlich zu den Zirkulationsanomalien über (RIECHERT). Das gleiche gilt für die gelegentlich fehlende Darstellung der A. cerebri anterior, in seltenen Fällen auch der A. cerebri media der injizierten Seite. Keineswegs darf daraus ohne weiteres ein organischer Verschluß des Gefäßes angenommen werden, was sich schon aus der Tatsache ergibt, daß bei Wiederholung der Injektion — besonders bei *Kompression der kontralateralen Carotis* (RÖTTGEN) — das entsprechende Gefäß manchmal doch abgebildet wird.

Das Seitenbild.

Auf Seitenbildern ist die **A. carotis interna** im *Halsbereich* als ein breites Band zu erkennen, das in verschiedenen Varianten bald nahezu gestreckt, bald in Windungen, ja, manchmal unter Bildung vollkommener Schlingen von der

Injektionsstelle bis zur Schädelbasis verläuft. Hier biegt sie im Canalis caroticus in die Horizontale ein: — *„Kanalabschnitt"*. Hierauf steigt die A. carotis dem Keilbeinkörper anliegend steil nach oben (Abschnitt C_5 nach Fischer). Diese Verlaufsstrecke wird zum größten Teil lateral vom Ganglion Gasseri bedeckt; man kann sie demnach sinngemäß als *Ganglionabschnitt* bezeichnen. Nach diesem

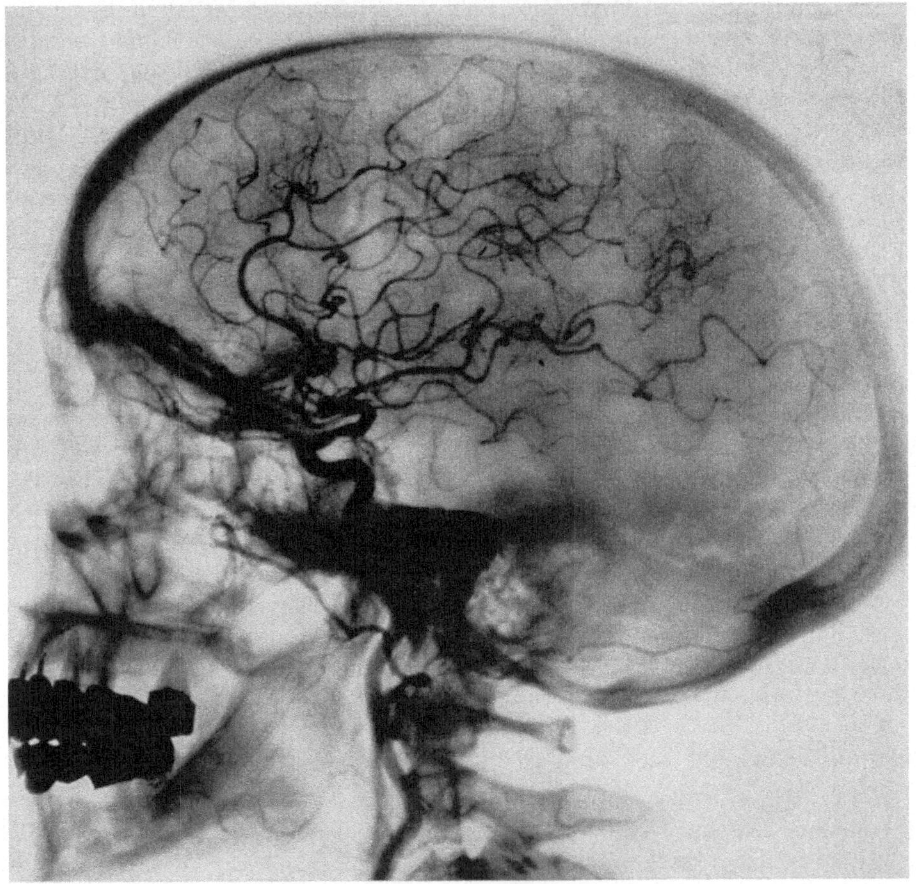

Abb. 98. Seitenbild eines etwa normalen Arteriogrammes (vgl. Abb. 99). Man erkennt den ganzen Verlauf der Carotis int.- und einen Teil der Carotis ext.-Äste.

biegt die Arterie im Sinus cavernosus wieder in die Horizontale (C_4), um sich beim Durchtritt durch die Dura scharf nach occipital zu wenden. Hierauf verläuft sie horizontal nach hinten etwa bis über das Dorsum sellae. Die beschriebene kurvenartig verlaufende Strecke der A. carotis, die sich in der Seitenaufnahme ungefähr auf die Sella projiziert (C_4—C_2), wird *Carotissyphon* genannt. Man kann an ihm einen (infraklinoidalen) *„Cavernosusabschnitt"* (C_4), das *Carotisknie* (C_3) und einen (supraklinoidalen) *„Zisternenabschnitt"* (C_2) unterscheiden.

Im Bereich des Halses verläuft die A. carotis interna unverzweigt. Im Sinus cavernosus gibt sie normalerweise einige kleine Ästchen unter anderem zur Hypophyse ab. Diese sind jedoch so zart, daß sie im Arteriogramm nicht zu sehen sind. Eine sehr seltene Variation ist eine starke *Anastomose*, die den Sinus cavernosus-Abschnitt der Carotis *mit der A. basilaris* verbindet. Sie liegt vorwiegend extradural und tritt am Clivus durch die Dura. Dieses

Gefäß muß aber auf Carotisangiogrammen, selbst wenn es vorhanden ist, nicht immer dargestellt sein, wie uns eine eigene Beobachtung gelehrt hat.

An den Syphon schließt das Endstück der A. carotis interna (C_1) an, das scheitelwärts aufbiegt und sich in die A. cerebri anterior und media teilt. Man bezeichnet diese Gefäßabschnitte C_1, A_1 und M_1 zusammenfassend als *Carotisgabel*.

Als ersten angiographisch wichtigen Seitenast der Carotis erkennt man die *A. ophthalmica*. Sie entspringt aus dem vorne konvexen Knie des Syphons, das

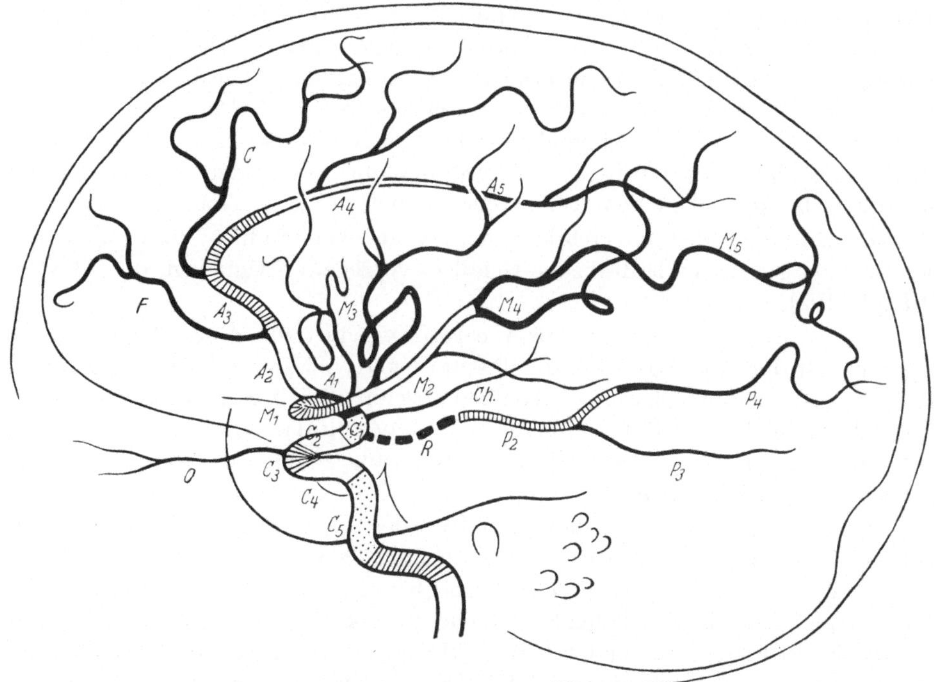

Abb. 99. Schematische Darstellung des Carotisarteriogramms in der Vorderansicht mit den Bezeichnungen der Gefäßstrecken nach FISCHER.

sich auf den Proc. clinoideus anterior projiziert, und zieht als zartes Gefäß in die Orbita. Aus der nächsten, occipital-konvexen Kurve zweigen die A. chorioidea anterior und — wenn sie überhaupt abgebildet sind — der Ramus communicans posterior bzw. die A. cerebri posterior ab und ziehen gegen die Hinterhauptgegend.

Die Darstellung der **A. cerebri posterior** auf Carotisarteriogrammen wechselt sehr. Das Gefäß ist überhaupt nur bei einem gewissen Prozentsatz der Fälle (nach MONIZ 20%) gefüllt. Sein Füllungsgrad hängt von anatomischen und physiologischen Varianten, von pathologischen Strömungsänderungen und dem Injektionsdruck ab. Doch kennen wir deren Bedeutung im einzenen noch nicht ausreichend. Wenn die A. cerebri posterior abgebildet ist, kann sie entweder als ein Ast der A. carotis erscheinen, oder man kann zwischen A. carotis und A. cerebri posterior einen zarten Ramus communicans posterior erkennen (weiteres s. unter Vertebralisarteriogramm S. 145ff.).

Die **A. cerebri anterior** verläuft nach ihrem Ursprung aus der Carotis zunächst horizontal nach fronto-medial — „*Chiasmaabschnitt*" (A_1). Diese Strecke ist jedoch auf dem Seitenbild schlecht zu sehen, da sie normalerweise vom Anfangsstück der A. cerebri media (M_1) etwas verdeckt wird (s. S. 158). Hierauf beschreibt die A. cerebri anterior eine sanfte S-Kurve — *Orbitalabschnitt* — der zunächst leicht basal-konvex und dann basal-konkav verläuft, um schließlich der Balkenkrümmung folgend, als *Knie* der A. corporis callosi (A. epicallosa oder pericallosa) scharf occipitalwärts umzubiegen (A_3). Der weitere Verlauf auf der Balkenoberfläche kann als *Balkenabschnitt* (A_4) bezeichnet werden. Die A. corporis callosi gibt gewöhnlich noch unterhalb des Balkenknies zwei stärkere Äste — die Aa. frontopolaris (F) und calloso-marginalis (C) ab. Die erste zieht zum Stirnpol, die zweite strebt zunächst parallel der über den Balken verlaufenden A. pericallosa im Sulcus cinguli occipitalwärts und steigt dann zur Mantelkante auf. Nach Abgabe mehrerer variabler Äste verliert sich das *Endstück* der A. cerebri anterior (A_5) in der Parietalgegend. Ist die A. cerebri anterior der anderen Seite auch abgebildet, so verläuft sie als Verdoppelung mehr oder weniger deutlich erkennbar knapp neben dem Gefäß der injizierten Seite (Abb. 158).

Das Seitenbild der **A. cerebri media** ist nur verständlich, wenn man sich den anatomischen Verlauf dieses Gefäßes vergegenwärtigt (vgl. die Abb. 99, 101 und 102).

Nach ihrem Ursprung aus der A. carotis verläuft die A. cerebri media als lateraler Ast der Carotisgabel in der Fissura Sylvii horizontal leicht bogenförmig hinter der Keilbeinflügelkante — „Keilbeinabschnitt". Hierauf biegt sie weiterhin in der Tiefe der Fissura Sylvii allmählich nach occipital um und steigt gleichzeitig parietalwärts auf — „Inselabschnitt". Schließlich teilt sie sich im Parietalbereich in ihre Endäste auf.

Auf dem angiographischen Seitenbild ist der *Keilbeinabschnitt* (M_1) röntgenorthograd projiziert. Er erscheint daher als ein scheinbar blind endendes Gefäßstück, das von der Carotisteilungsstelle nach vorn und etwas nach basal zieht. Das „blinde" Ende ist durch den Scheitel des vorn konvexen Bogens vorgetäuscht, den der Keilbeinabschnitt bildet. Das Bild wird außerdem noch dadurch kompliziert, daß sich der beschriebene Gefäßabschnitt der A. cerebri media (M_1) auf den Chiasmaabschnitt der A. cerebri anterior (A_1) projiziert. Klar erkennbar sind im Seitenbild der Inselabschnitt (M_2) und die Endverzweigung des Gefäßes (M_3, M_4, M_5). Der *Inselabschnitt* besteht entweder aus einem oder — bei früher Aufteilung aus mehreren — starken Ästen, die als ein Bündel parietalwärts aufsteigen. Man spricht deshalb von „SYLVIScher Gefäßgruppe". Die Achse dieser Gruppe verläuft normalerweise in einer Geraden, die durch das Foramen incisivum des Oberkiefers und die vorderen Clinoidfortsätze gelegt werden kann (etwa 60⁰ zur Basisachse).

Die *Endverzweigung* der A. cerebri media ist individuell recht verschieden ausgebildet. Relativ häufig kann man drei charakteristische, leicht divergierende Hauptäste unterscheiden, deren oberster als A. parietalis posterior, deren mittlerer als A. gyri angularis und deren unterster als A. temporalis posterior bezeichnet wird. Noch variabler sind die zum Scheitel- und Stirnlappen aufsteigenden Äste (Aa. ascendentes M_3). Sie werden A. orbitalis, Aa. frontales und Aa. parietales genannt. Die Aa. frontales hat man wegen ihres arteriographischen Bildes auch als Kandelaber bezeichnet. Die von der Fissura Sylvii basalwärts absteigenden Äste werden Aa. temporales (anterior und media) genannt.

Der Vollständigkeit halber muß noch die *A. chorioidea anterior* angeführt werden, die als zartes Gefäß nach der A. cerebri posterior (bzw. dem Ramus communicans posterior) aus dem Endstück der Carotis, seltener aus der A. cerebri media entspringt (MONIZ) und von hier leicht nach oben und außen in Richtung auf das Corpus genic. lat. verläuft.

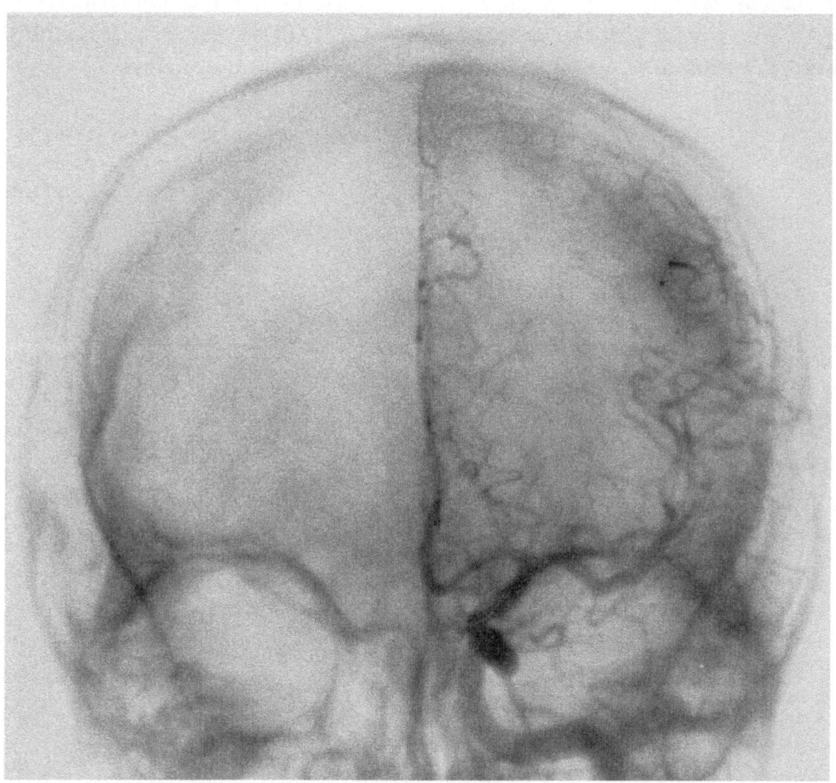

Abb. 100. Annähernd normales Vorderbild des Carotisarteriogramms. Leichte Pilzform der Carotisgabel bei mäßiger Hirnatrophie.

Das Vorderbild.

Auf der anteroposterioren Röntgenaufnahme, auch *Vorderbild* (Abb. 100 und 101) genannt, erscheint die *A. carotis interna* im *Halsbereich* zunächst als ein mehr oder weniger geschlängeltes Band, an das sich die horizontal-medialwärts ziehende Strecke im *Canalis caroticus* anschließt. Im nächsten, dem „*Ganglion*"-*Abschnitt* (C_5) steigt sie in einer Sagittalebene, zum Sinus cavernosus auf. Darüber projiziert sich der *Syphon* (C_4—C_2). Da er auch ungefähr in einer Sagittalebene, aber etwa in der Strahlenrichtung verläuft, erscheint er sehr verkürzt und ist nur als kurze Krümmung oder Verdickung des Kontraststreifens erkennbar. (Nicht für ein Aneurysma halten!) Die A. ophthalmica ist ebenfalls wegen ihrer sagittalen, mäßig lateral strebenden Verlaufsrichtung auf dieser Aufnahme nur schlecht auszuwerten. Das Endstück der Carotis (C_1) zieht je nach der Kopflage in 1 bis 2 cm Länge in der Sagittalebene parietalwärts, um sich dann in die Anfangsabschnitte der Aa. cerebri anterior und media (A_1 und M_1) zu teilen. Diese weichen horizontal, verschieden stark geschwungen, nach medial und lateral auseinander und bilden die *Carotisgabel.*

Die **A. cerebri anterior** zieht also nach medial und erreicht so nach kurzem Verlauf die Mittellinie — *Chiasmaabschnitt (A_1).* Hier biegt sie recht- bis spitzwinkelig parietalwärts um und gelangt in der Mediane verlaufend bis an die Schädelkalotte, wobei sie normalerweise die Mittellinie nicht überschreitet — *Orbital-, Knie- und Balkenabschnitt (A_2, A_3, A_4).* Auf dieser Strecke gibt die A. cerebri anterior mehrere ziemlich regellos angeordnete Äste ab, die sich

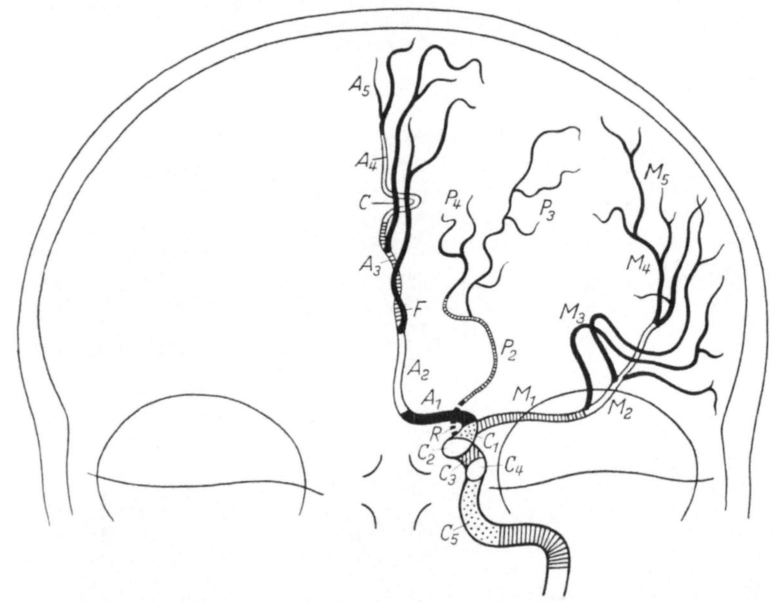

Abb. 101. Schematische Darstellung des Carotisarteriogramms im Vorderbild mit den Bezeichnungen der Gefäßabschnitte nach FISCHER.

zunächst auch in die Mediane halten und dann lateralwärts abbiegen. Etwas auffälliger kann die nach dem ersten Drittel abgehende A. frontopolaris sein. Auf der Vorderansicht zeichnet sich die bereits genannte, nicht seltene Mitfüllung der A. cerebri anterior der anderen Seite besonders deutlich ab (Abb. 123).

Die **A. cerebri media** hingegen zieht von ihrem Ursprung — der Carotisgabel — nach lateral. Aus ihrer ersten horizontalen Verlaufsstrecke, dem „*Keilbeinabschnitt*", entspringen einige kleine Gefäßchen und ziehen gegen die Stammganglien. Etwa über der lateralen Hälfte der Orbita angelangt, biegt die Arterie unter einem Winkel von 60⁰ nach außen und oben ab. Dies entspricht ihrem Verlauf im Bereich der Insel, weshalb diese Strecke als „*Inselabschnitt*" (M_2) bezeichnet wurde. Hier entspringen die Aa. ascendentes, frontales und parietales (M_3). Sie bilden, indem sie das Operculum umgreifen und der Konvexität zustreben, eigenartige Schlingen. Diese überlagern sich gegenseitig und zum Teil mit den eigentlichen *Endästen* der A. cerebri media (M_4, M_5), so daß ein schwer analysierbares Gefäßgewirr entsteht. (FISCHER bezeichnet die ganze Formation M_3, M_4, M_5 im Vorderbild als „Fächer" der A. cerebri media). An der Hirnkonvexität gewinnen diese Ausläufer den Anschluß an die Äste der

A. cerebri anterior. Einige absteigende Zweige (Aa. temporales) projizieren sich auf den Schläfenlappen.

Auch die **A. cerebri posterior** kann auf dem Vorderbild zu sehen sein (natürlich nur distal von der Einmündung des Ramus communicans posterior, über den sie sich bei der Carotisangiographie füllt). Der Ramus communicans posterior ist meist röntgenorthograd projiziert und von der Carotisgabel weitgehend verdeckt. Über der Gabel erscheint der Teil der A. cerebri posterior, der in der

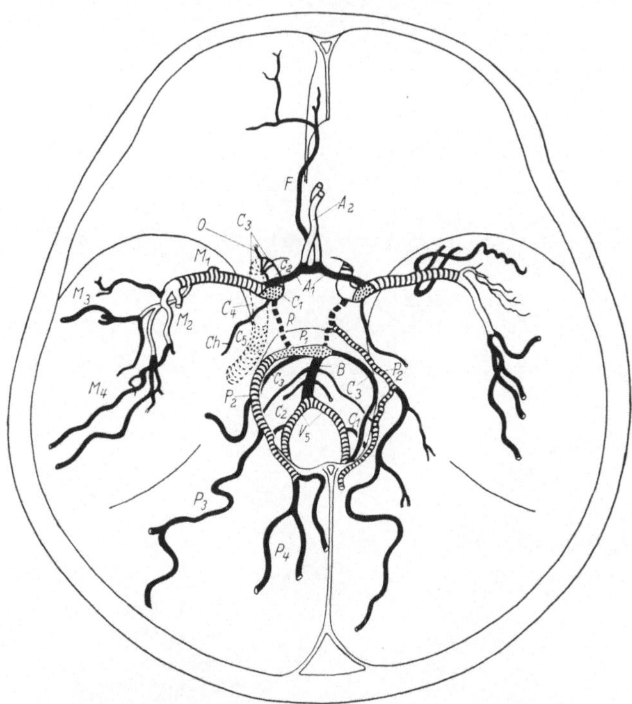

Abb. 102. Darstellung der basalen Hirngefäße. Bezeichnung der einzelnen Gefäßstrecken wie in den Abb. 99, 101, 108, 110, 111. (Wegen der gemeinsamen Darstellung der Carotis- und Vertebralisäste wird der Buchstabe C auf dieser Abbildung sowohl für Carotisabschnitte wie für die Cebellararterien gebraucht.)

Cisterna ambiens verläuft (P_2 — s. Vertebralisangiogramm S. 145 ff.). Er steigt zunächst schräg lateral auf, biegt dann zur Mittellinie zurück und gelangt ungefähr in die Gegend der Zirbeldrüse. Von den Endästen der Arterie sind die occipitalen (medialen) infolge der Projektion sehr verkürzt, während die temporalen aus der Gegend der Epiphyse schräg nach lateral aufsteigen.

Die **A. chorioidea anterior** ist auf dem Vorderbild nur schwer zu erkennen. Sie steigt als ein zartes Gefäßchen — stark verkürzt abgebildet — lateral von der A. cerebri posterior aus der Gegend der Carotisgabel auf.

Halbaxiale, axiale und schräge Bilder.

Halbaxiale Carotisarteriogramme zeigen die Carotisgabel stärker über die Orbita gehoben als normale Vorderbilder und sind im ganzen in der Längsachse etwas ausgezogen, sonst ähneln sie diesen.

Axiale Bilder können für die Erkennung der A. carotis und der A. cerebri anterior und media in der Nähe der Schädelbasis von Bedeutung sein. Der Halsteil der Carotis und ihr Abschnitt im aufsteigenden Stück des Canalis caroticus sind bei dieser Projektion so verkürzt, daß sie eine exakte Beurteilung nicht zulassen. Gut dargestellt wird jedoch der folgende Abschnitt, d. h. die horizontale

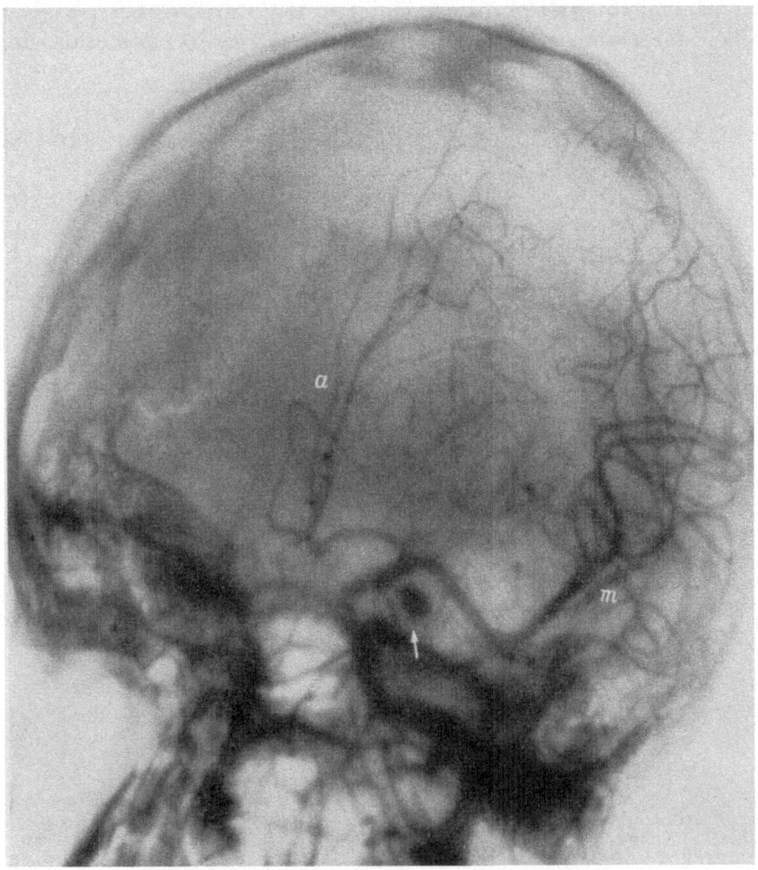

Abb. 103. Halbschrägaufnahme zur besseren Darstellung der Carotisgabel. *a* A. cerebri ant.; *m* A. cerebri med. → Supraclinoidales Carotisaneurysma (vgl. S. 188).

Strecke im Canalis caroticus, eventuell das schräg am Keilbeinbogen aufsteigende Stück (C_5) und der Carotissyphon (C_4—C_2). Allerdings projizieren sich der Cavernosusabschnitt und das Carotisendstück einschließlich der Gabel aufeinander. Diese axiale Aufnahme ist gelegentlich für die Lokalisation von Aneurysmen aufschlußreich und gibt eine ausgezeichnete Vorstellung vom Verlauf der Anfangsstücke von A. cerebri ant. und media (A_1 und M_1) (vgl. Abb. 102).

„*Halb-Schrägaufnahmen*" (bei gedrehtem Kopf) (LÖFSTEDT) werden ab und zu zur besseren Darstellung der Carotisgabel, z.B. bei Aneurysmen dieser Region, angefertigt. Der Zentralstrahl verläuft zu diesem Zweck sowohl schräg zur Sagittal- wie zur Frontalebene. Bei etwa halbaxialem Strahlengang wird der Kopf ein wenig zur gesunden Seite gedreht. Auf diese Art bilden sich die Abschnitte C_1, A_1 und M_1 besonders klar ab (Abb. 103).

2. Das Phlebogramm nach Injektion in die Arteria carotis interna.

Wird nach Injektion in die A. carotis interna die Aufnahme etwa 2 sec später gemacht als für die Abbildung der Arterien erforderlich ist, d. h. während das Kontrastmittel die Capillaren passiert, so erhält man eine mehr oder weniger diffuse Verschattung des Gehirns, in der allenfalls kleine Arterien oder Venen zu erkennen sind. Erfolgt die Aufnahme noch etwas später, so sind auch große corticale Venen dargestellt. Dieses Bild nennt Moniz das Phlebogramm erster

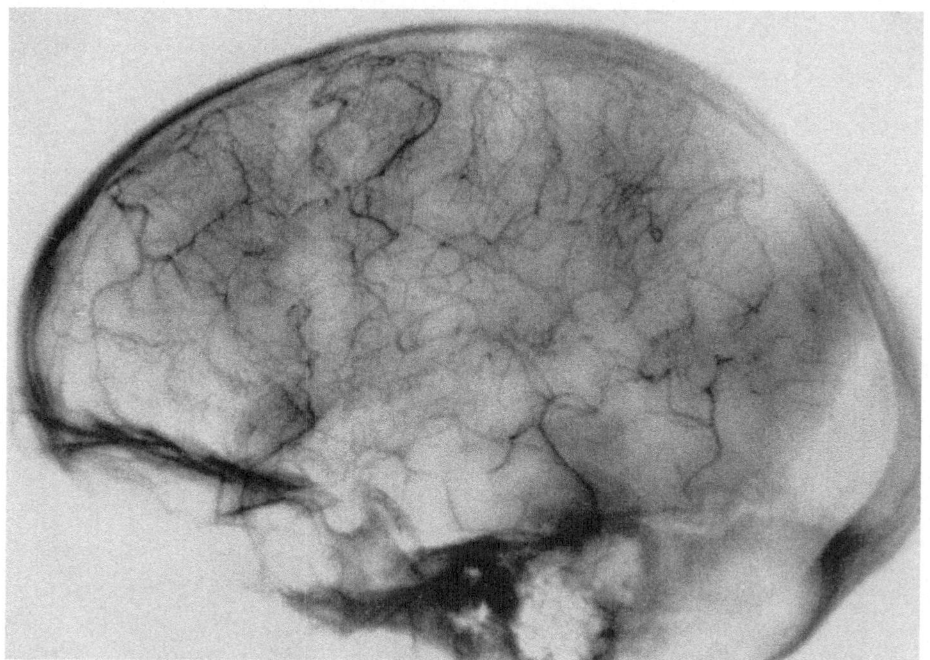

Abb. 104. Phlebogramm 1. Ordnung. Beginnende Füllung der corticalen Venen, der V. Trolard, V. Labbé und der V. cerebri int. (vgl. Abb. 106 und Abb. 129).

Ordnung (Abb. 104). Etwa 4 sec nach dem Arteriogramm strömt das Kontrastmittel durch die großen Venen und die Sinus durae matris. Bilder dieser Phase nennt man Phlebogramme zweiter Ordnung (Abb. 105).

Man kann die cerebralen Venen in äußere und innere einteilen.

Die **äußeren Hirnvenen** lassen trotz einer beträchtlichen Variabilität ihres Verlaufes drei Hauptgruppen erkennen. Die *Venae ascendentes* der Großhirnkonvexität haben einen schräg von frontobasal nach occipitoparietal gerichteten Verlauf. Bevor sie die Mittellinie erreichen, biegen sie scharf frontalwärts um und verlaufen oft noch ein Stück parallel, aber gegensinnig zum Sin. sag. sup., ehe sie in dessen Stromrichtung einmünden. Eine zweite Gruppe, *Vv. sphenoidales*, kommt aus der Gegend der Fissura Sylvii und führt ihr Blut über den Sinus sphenoparietalis in den Sinus cavernosus. Eine dritte, *Vv. occipitales*, wird vom Sinus petrosus superior und Sinus transversus aufgenommen. Am besten erkennt man diese Verhältnisse an einem embryonalen Gehirn (Abb. 106). Die drei Gruppen stehen meist durch starke Querverbindungen miteinander in Beziehung. Am häufigsten ausgebildet sind die Vena Labbé und die Vena Trolard. Die erste verbindet die sphenoidale Gruppe mit dem Sinus transversus, die zweite stellt eine Anastomose zwischen dem Irrigationsgebiet des Sinus sagittalis superior und dem des Sinus sphenoparietalis bzw. cavernosus dar. Die direkt in die Sinus einmündenden Venenabschnitte werden als Brückenvenen bezeichnet.

Die **inneren Hirnvenen** sammeln sich in der Gegend des Foramen Monroi (vgl. Abb. 129). Durch Zusammenfluß der von vorn kommenden *V. terminalis*

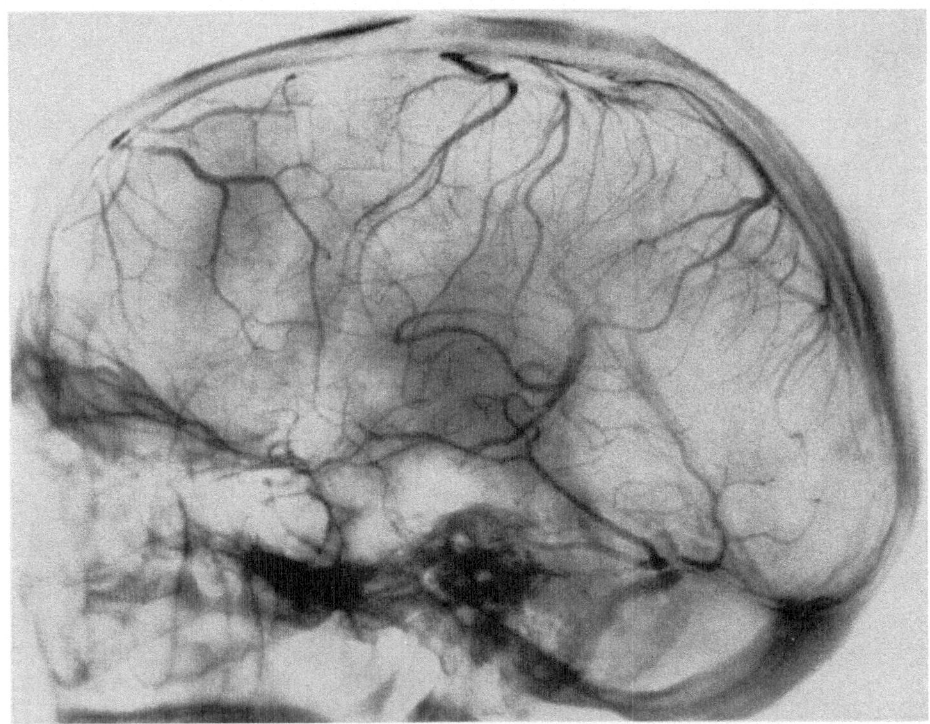

Abb. 105. Phlebogramm 2. Ordnung (vgl. Abb. 106 und Abb. 129). Es ist auch schon der Sinus rectus und der Sinus sigmoidenus gefüllt.

(oder thalamostriata) und *V. septi pellucidi* bildet sich beiderseits die *V. cerebri interna*. Sie verläuft leicht geschwungen etwa horizontal im Dach des 3. Ventrikels bis zur Zirbeldrüse. Hier vereinigen sich die Gefäße beider Seiten zur *V. magna cerebri* (Galeni). Diese biegt scharf um das Splenium corporis callosi nach oben und mündet nach kurzer Strecke in den Sinus rectus ein. Auf dieser Strecke nimmt die Vena Galeni noch zwei weitere Gefäße, die *Vv. basales Rosenthali*, auf. Diese kommen jederseits aus der Sellagegend und erreichen, nachdem sie die Hirnschenkel in der Cisterna ambiens umgriffen haben, die Vena Galeni. Auch Venen von der Kleinhirnoberfläche münden in die V. basalis oder Galeni. Alle diese Venen sind auf seitlichen Phlebogrammen, zum Teil nur nach Vertebralisfüllung zu sehen. Sie sind je nach ihrer individuellen Ausbildung, der Phase der Aufnahme und dem Füllungsgrad mehr oder weniger deutlich zu erkennen. Die Vorderansicht von Phlebogrammen ist für die Beurteilung der genannten Venen infolge der ungünstigen Projektion im allgemeinen ungeeignet. Übrigens muß man eines im Auge behalten: frontale und occipitale Vv. ascendentes projizieren sich infolge der Krümmung des Schädeldaches nicht unmittelbar unter die Konturen der Calotte. Dies darf nicht etwa als pathologische Abdrängung gedeutet werden (Abb. 97).

Das Sinugramm.

Auch die *Sinus durae matris* sind wenigstens zum Teil in späten Phasen des Carotisangiogramms zu erkennen. Für ihre Darstellung sind — im Großhirnbereich — vorwiegend Seitenaufnahmen geeignet. Auf *Vorderansichten* hingegen sind die Sinus sagittalis superior, inferior und der Sinus rectus wegen ihres Verlaufes in der Medianen aufeinander projiziert (Abb. 97). Die Sinus transversi, sigmoidei und der Confluens sinuum sind auf späten Carotisphlebogrammen regelmäßig zu sehen, besser jedoch auf Vertebralisphlebogrammen (siehe S. 150). Auf *Seitenbildern* sind am besten die Sinus rectus und sagittalis inferior zu erkennen. Sie bilden zusammen eine Kontrastlinie, die frontal — entsprechend dem unteren Falxrand — leicht gekrümmt ist und occipital gestreckt absteigt (Abb. 2). Der Sinus sagittalis superior projiziert sich in die Schädelkapsel, die auf der Scheitelhöhle tangential getroffen wird. Er tritt dadurch weniger deutlich hervor. Außerdem erhalten alle drei genannten Sinus von beiden Hemisphären Blut. Da-

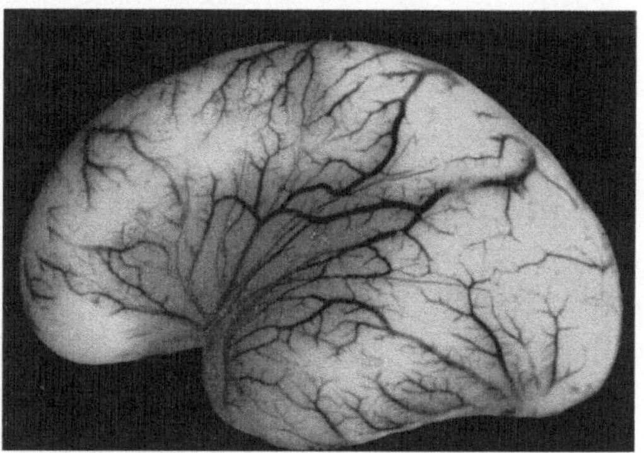

Abb. 106. Die Venen des embryonalen Gehirns. Man erkennt gut die 3 Gruppen: zum Sinus sagitt. sup., zum Sinus transversus und in der noch offenen Fissura Sylvii zum Sinus sphenoparietalis. Auch die Anastomosen, besonders die Vena Trolard (zwischen Gruppe *1* und *3*) und die Vena Labbé (zwischen Gruppe *2* und *3*) sind gut ausgebildet.

durch kommt bei der einseitigen Kontrastmittelinjektion eine Verdünnung des Mittels durch Blut von der anderen Seite zustande, wodurch der Kontrast gemindert wird.

Man hat auch Versuche gemacht, die Sinus durch direktes Einbringen des Kontrastmittels, z. B. von einem Bohrloch über den frontalen Anteilen des Sinus sagittalis superior aus, zu füllen. Dies ergibt natürlich wesentlich klarere Bilder, die sich im übrigen nicht grundsätzlich von den beschriebenen unterscheiden. Dabei füllen sich die großen Venen ein Stück rückläufig. Die Methode wird als *Sinugraphie* bezeichnet [FISCHGOLD u. a. (2), BRONSON u. a.].

3. Das Angiogramm nach Injektion in die A. carotis externa.

Bei Injektion des Kontrastmittels in die A. carotis externa erhält man in der arteriellen Phase ein Bild ihrer Äste, vor allem der *Aa. temporalis superficialis, meningea media* und *occipitalis* sowie der Arterien des Gesichtes und Halses. Für die intrakraniale Diagnostik sind praktisch nur die beiden erstgenannten Gefäße wichtig. Ihr Verlauf ist am besten aus Abb. 107 ersichtlich. Man muß besonders darauf achten, daß man nicht die A. temporalis superficialis mit der A. meningea media verwechselt (was man sogar in Arbeiten der Fachliteratur finden kann). Die A. temporalis superficialis ist gewöhnlich wesentlich dicker, oft stark geschlängelt und an ihrem Ursprung etwas vor dem Ohr sicher zu erkennen. Die A. meningea media ist zarter, gestreckter, erscheint auf dem Arteriogramm in der Gegend des Keilbeinflügels und verläuft viel schräger occipitalwärts als die A. temporalis superficialis. Außerdem liegt sie meist in kleinen Knochenrinnen- oder -kanälen und kann daher durch den Vergleich mit der Leeraufnahme identifiziert werden. Externaarteriogramme sind besonders für die Beurteilung der Blutversorgung von Meningeomen oder Angiomen wichtig.

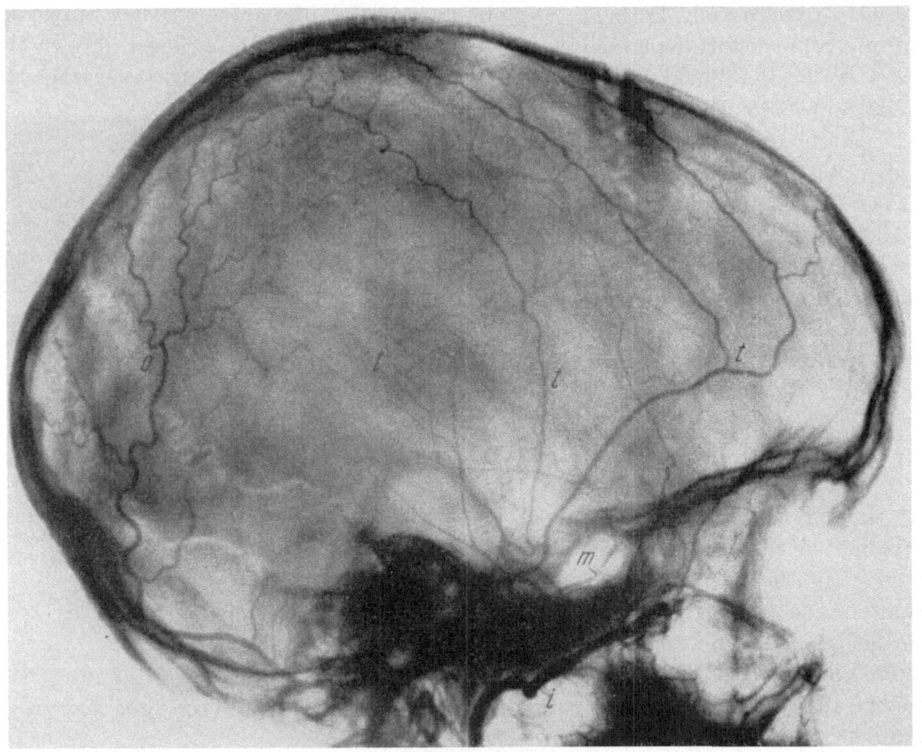

Abb. 107. Arteriogramm der Carotis ext. *t* Äste der A. temp. superfic.; *m* A. meningea med.; *o* A. occipit.; *i* A. max. int.   Bei dem am weitesten links liegenden *t* überlagern sich Äste der Aa. temp. sup. und mening. med. gegenseitig.

Phlebogramme des Carotis externa-Gebietes erlangen allenfalls bei Gefäßanomalien dieses Bereiches eine Bedeutung.

Bei Injektionen des Kontrastmittels in die A. carotis communis überlagern sich selbstverständlich meist die Äste der A. carotis interna und externa gegenseitig.

4. Das Arteriogramm nach Injektion in die Arteria vertebralis.

Das Einbringen von Kontrastmittel in eine A. vertebralis führt im allgemeinen zur Darstellung dieser Arterie von der Einstichstelle bis zur Einmündung in die A. basilaris und, da diese unpaar ist, zur Abbildung *aller Gefäße der hinteren Schädelgrube*. Meist sind auch beide *Aa. cerebri posteriores* abgebildet. Manchmal fehlt aber im Vertebralisarteriogramm auch eine A. cerebri posterior, wenn diese nämlich vorwiegend oder ausschließlich von der A. carotis interna gespeist wird (vgl. Abb. 102, rechte Seite). Variabel ist die Füllung der A. vertebralis der

Gegenseite und der von ihr unmittelbar ausgehenden (gegenseitigen) A. cerebelli inf. post. In einem Teil der Fälle füllt sich nämlich die kontralaterale A. vertebralis (mit dem genannten Seitenast) rückläufig aus der A. basilaris etwa bis an den Atlasbogen, in anderen Fällen aber nicht. Ganz selten besteht keine Kommunikation zwischen den beiden Vertebralarterien, weil keine A. basilaris gebildet wird. Es kommt dann natürlich nur zur Füllung einer Hälfte des sonst dargestellten Gefäßsystems.

Bei der Vertebralisangiographie werden folgende Aufnahmen gemacht: die *Seitenaufnahme*, eine *halbaxiale* (Zentralstrahl: Stirn→ Nacken) und gelegentlich eine *axiale Aufnahme* am stark überhängenden Kopf (Zentralstrahl: Mundhöhlenboden → Scheitel). Die Beurteilung der Vertebralisangiogramme ist durch mehrere Umstände besonders erschwert: erstens sind die einzelnen Gefäße sehr zart; zweitens sind sie sehr variabel im Verlauf; schließlich aber projizieren sich auf den Seitenaufnahmen die Gefäße der beiden Seiten und auf der halbaxialen Aufnahme die Verzweigungen der Cerebellararterien und der A. cerebri posterior der gleichen Seite zum Teil übereinander. Wegen der räumlich recht komplizierten Gestalt dieses Gefäßbaumes ist es besonders wichtig, die jeweils korrespondierenden Gefäßabschnitte in den Bildern verschiedener Projektionsrichtungen zueinander in Beziehung zu setzen. Wir haben deshalb zur Erleichterung des Verständnisses die Arterien des Vertebralisgebietes in eine Reihe von Abschnitten unterteilt und sie in Analogie zu der Nomenklatur von FISCHER für die A. carotis benannt. Vielleicht werden sich auch gerade hier zur leichteren Aufklärung *Stereogramme* durchsetzen.

a) Das Seitenbild des normalen Vertebralisarteriogrammes.

Im Canalis vertebralis der Wirbelquerfortsätze erreicht die *A. vertebralis* mehr oder weniger geradlinig die Höhe des Epistropheus (V_1). Knapp oberhalb des Querfortsatzes dieses Wirbels biegt sie nach lateral aus (V_2), was jedoch wegen der orthograden Projektion im Seitenbild nicht erkennbar sein muß. Hierauf steigt sie weiter bis über die Massa lateralis des Atlas auf (V_3) und biegt im Sulcus atlantis nach dorsal aus (V_4). Nach etwa 2 cm queren Verlaufs nach medial folgt eine Kurve nach ventral und oben, wodurch die Richtung des Clivus erreicht wird (V_5) (Abb. 108—111).

Der Scheitel des beschriebenen Winkels entspricht der Durchtrittsstelle des Gefäßes durch die Dura. In diesem Bereich stellen sich gelegentlich Anastomosen mit der A. occipitalis und dadurch diese selbst dar. Als erster Ast entspringt nach dem Durchtritt der A. vertebralis durch das Foramen occipitale magnum die *A. cerebelli inf. post.* (C_1). Sie verläuft entlang dem vom Hinterhauptsbein gebildeten Boden der hinteren Schädelgrube und kann mit einigen Ästen auch außerhalb des knöchernen Schädels projiziert sein. Es kann sogar tatsächlich eine Gefäßschlinge durch das Hinterhauptsloch in den Spinalkanal herunterhängen. In ihrem Verlauf knapp über dem Clivus geht die A. vertebralis (V_5) oft kontinuierlich in die *A. basilaris* (B) über. Ist die Vertebralarterie der anderen Seite mitgefüllt, so erscheinen die Gefäße beider Seiten im parallelen Verlauf knapp nebeneinander, um in der Mitte des Clivus nach allmählicher Näherung in die A. basilaris überzugehen. Diese ist in ihrem Anfangsstück oft schwer zu erkennen, da sie hier von den Felsenbeinen überlagert wird. Nach Abgabe kleinerer Arterien

(A. cerebelli inf. ant. und A. auditiva interna C_2) gelangt die A. basilaris hinter das Dorsum sellae.

Etwas occipital von diesem zweigt zunächst rechtwinklig die beiderseitige *A. cerebelli superior* (C_3) ab. Unmittelbar danach findet die A. basilaris durch die Gabelung in die Aa. cerebri posteriores ihr Ende. Diese Gabel erscheint im Seitenbild in ganz variablen Formen. Verschiedenartige Schlingen, Knoten und Abknickungen kommen dabei zustande, die nicht als pathologisch angesehen werden dürfen. Die Aa. cerebelli superiores zielen, sich unregelmäßig aufsplitternd, auf die Protuberantia occipitalis int. Die beiderseitigen Aa. cerebri posteriores ziehen nach ihrem Ursprung etwas über der Projektion der Felsenbeinkante dorsalwärts (P_2) und überlagern sich gegenseitig. Sie biegen manchmal leicht caudal-konvex aus und verlaufen ungefähr parallel zu den Aa. cerebelli superiores. In dieser Verlaufsstrecke geben sie die A. chorioidea posterior (*ch*) ab und splittern sich schließlich in zwei Hauptzweige — einen occipitalen (P_4) und einen temporalen (P_3) — auf. Die *A. chorioidea posterior* verläuft zunächst parallel der A. cerebri posterior dorsalwärts, umfaßt die Zirbeldrüse und biegt dann knapp

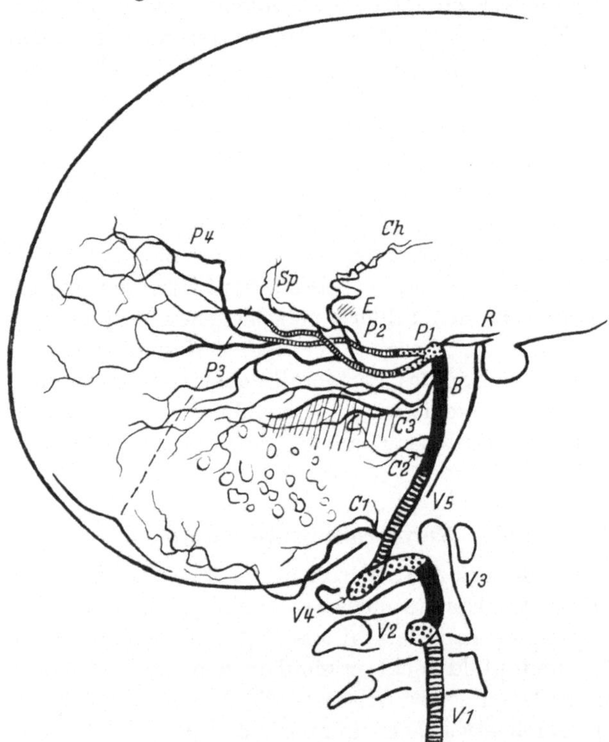

Abb. 108. Schematische Darstellung des seitlichen Vertebralisarteriogramms. *E* Epiphyse. Gestrichelte Linie Tentorium. Buchstaben s. Text.

unter dem Splenium corporis callosi scharf stirnwärts um. Das Gefäß splittert sich in feine Ästchen auf, die in der Tela chorioidea der Seitenventrikel und des 3. Ventrikels verlaufen und sich etwa über dem Ende der A. basilaris verlieren.

Der *temporale Ast* der A. cerebri posterior (P_3) zweigt sich auf Seitenbildern etwas kranial von den Aa. cerebelli superiores auf, die er ausgiebig überlagert. Der *occipitale Ast* (P_4) projiziert sich kranial von dem temporalen, mit dem er einen nach hinten offenen spitzen Winkel bildet. Nach anfänglichem Verlauf nach oben, der das Gefäß bis knapp hinter die Zirbeldrüse bringt, strebt es der Projektion der Lambdanaht zu und verliert sich hier. Der beschriebene Verlauf erklärt sich dadurch, daß der temporale Ast aus der Cisterna ambiens zur Basis und Außenfläche des hinteren Schläfelappens zieht, während der occipitale sich durch die Cisterne zur Medianfläche und zum Pol des Occipitallappens begibt. An der Stelle, an der die A. chorioidea posterior nach vorn biegt, gibt die A. cerebri posterior noch einen kleinen Zweig ab, der sich um das *Splenium corporis callosi* legt (*Sp*).

Schließlich sind manchmal auch die *Rami communicantes posteriores* (*R*) als ein oder zwei, meist schwache Gefäßästchen dargestellt, die vom Ursprung der

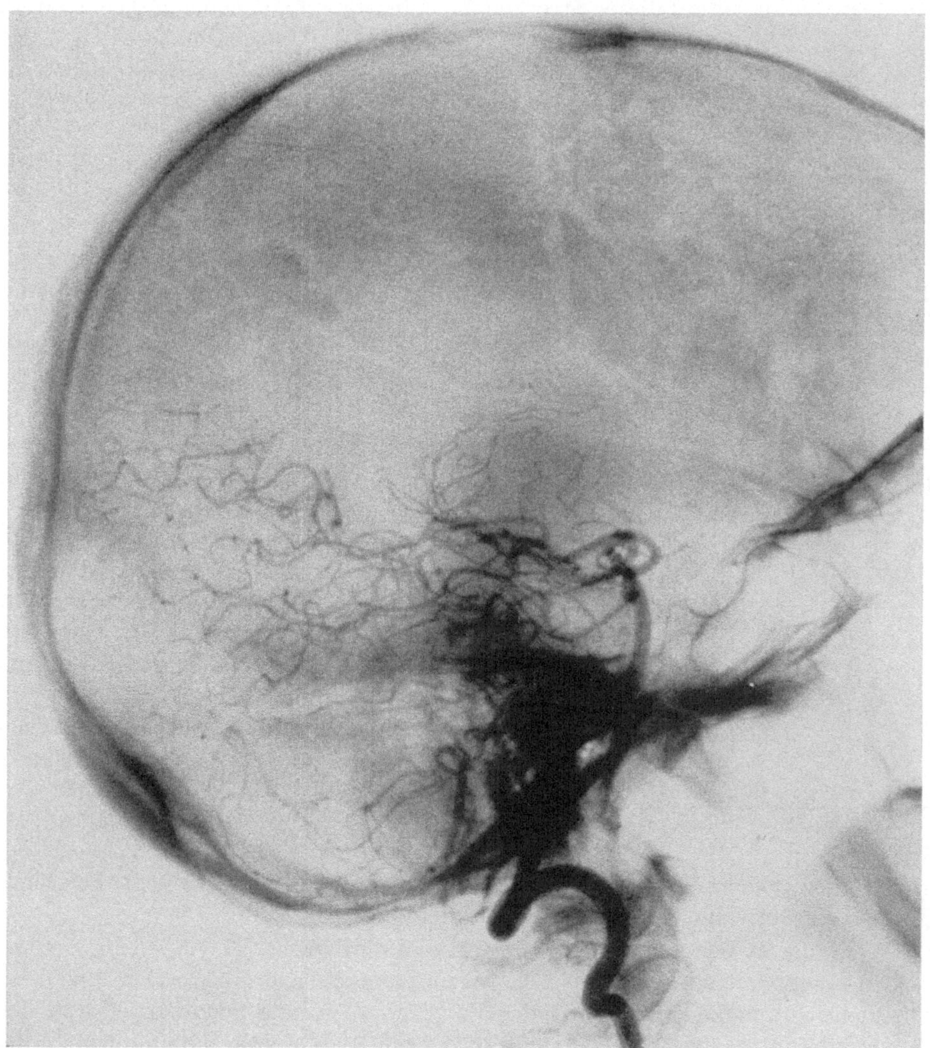

Abb. 109. Seitenbild eines normalen Vertebralisarteriogramms.

Aa. cerebri posteriores in Richtung auf die vorderen Clinoidfortsätze verlaufen. Es kommt auch vor, daß Teile des Carotissystems unvollständig mitgefüllt sind.

b) Das halbaxiale Vorderbild beim normalen Vertebralisarteriogramm.

Beim Vorderbild des *Carotisangiogramms* wird der Zentralstrahl gewöhnlich in die Augen-Ohrlinie eingestellt. Die Äste der *A. vertebralis* werden jedoch bei dieser Projektion zum großen Teil auf die Knochen der Schädelbasis projiziert und orthograd verkürzt. Es ist daher üblich, das Vorderbild des Vertebralisangiogramms bei *halbaxialem Strahlengang* aufzunehmen (Abb. 110).

Auf diesen Aufnahmen erscheint die A. vertebralis am Halse im allgemeinen als ein gestrecktes Band, das ziemlich gradlinig bis unter den Atlas gelangt (V_1). Nur hier und da ist auf dieser Strecke eine stärkere Schlängelung zu beobachten. Unterhalb des Atlas biegt das Gefäß mehr oder weniger nach lateral aus (V_2), steigt durch das Foramen transvers. dieses Wirbels bis an seine kraniale Fläche (V_3) und kehrt nun wieder in scharfer Wendung nach medial um (V_4). Dies ist die Strecke im Sulcus art. vertebralis des hinteren Atlasbogens. Sie scheint im Seitenbild dorsalwärts zu verlaufen.

Ihr Ende ist die Durchtrittsstelle durch die Dura. Diese ist auf der halbaxialen Aufnahme nicht erkennbar. Sie entspricht dem Punkt, an dem das Gefäß den Außenrand des Foramen occipitale magnum erreicht. Im Seitenbild ist diese Durchtrittsstelle durch die beschriebene spitzwinklige Wendung zwischen V_4 und V_5 nach ventroparietal gekennzeichnet. Bei halbaxialer Projektionsrichtung nähert sich die Arterie nun allmählich der Mittellinie (V_5)

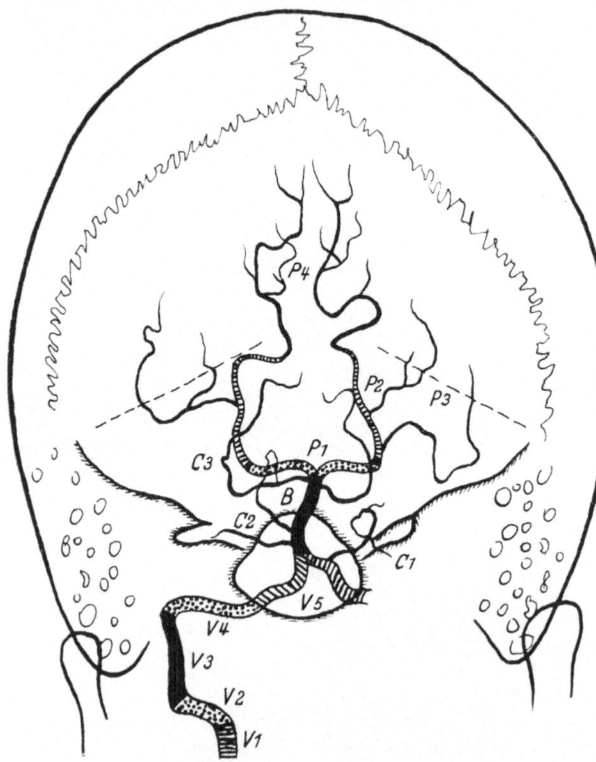

Abb. 110. Halbschematische Darstellung des normalen halbaxialen Vertebralisarteriogramms. Gestrichelte Linie Tentorium. Buchstaben s. Text.

Wenn die A. vertebralis der anderen Seite dargestellt ist, vereinigen sich die beiden Gefäße an dieser Stelle. Die Vereinigungsstelle projiziert sich bei dieser Strahlenrichtung in den Bereich des Foramen occipitale magnum. Durch den Zusammenfluß der beiden Gefäße entsteht die *A. basilaris*, die nunmehr in der Mittellinie nach oben verläuft. Ihr Ende projiziert sich über das Dorsum sellae.

Beiderseits gehen von der A. vertebralis die *Aa. cerebelli inf. post.* (C_1) und von der A. basilaris die *Aa. cerebelli inf. ant.* sowie die *Aa. auditivae internae* (C_2) ab und streben in ganz unregelmäßigen Kurven lateralwärts. Den eindrucksvollsten Gefäßabschnitt bei der halbaxialen Projektion bildet die Gabelung der A. basilaris in die beiden Aa. cerebri posteriores (P_1). RADNER bezeichnet sie als „peduncular fork". Man könnte sie vielleicht in Analogie zur Carotisgabel „Basilarisgabel" nennen. Die *Aa. cerebri posteriores* beider Seiten umfassen mit medialkonkaven Bögen die Hirnschenkel und das Mittelhirn, worauf sie sich, wieder etwas lateral ausbiegend, in ihre Endverzweigungen aufsplittern. An individuell

sehr verschiedenen Stellen dieses bogenförmigen Verlaufes gehen ein oder mehrere *Rami temporales* lateralwärts ab (P_3), so daß der beschriebene Bogen (P_2) in seinem peripheren Anteil eigentlich nicht mehr vom Hauptstamm der A. cerebri posterior, sondern von ihrem *Ramus occipitalis* gebildet wird. Seine Endausläufer (P_4) erstrecken sich etwa bis an die Lambdanaht. Die Stelle, an der die beiden Rami occipitales der A. cerebri posterior einander am nächsten kommen (Grenze von P_2 und P_4), entspricht etwa dem hinteren Rande des Tentoriumschlitzes. Verbindet man die Stelle beiderseits mit dem äußersten und höchsten Punkt der Felsenbeine, so entspricht diese Linie dem Verlauf des Tentoriums (RADNER).

Knapp vor der Aufteilung in die Aa. cerebri posteriores gibt die A. basilaris beiderseits die *Aa. cerebelli superiores* ab (C_3). Diese zeigen zunächst einen ähnlichen Verlauf wie die Aa. cerebri posteriores. Sie sind jedoch meist viel schwächer als diese und werden in ihrer Endverzweigung von der A. cerebri posterior so überlagert, daß eine Differenzierung der

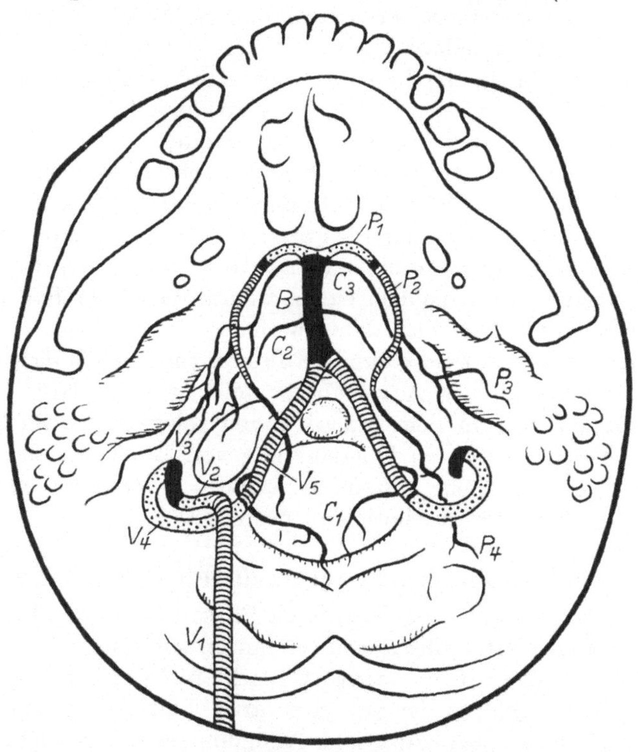

Abb. 111. Schematische Darstellung des axialen Vertebralisarteriogramms. Buchstaben s. Text.

einzelnen Zweige kaum möglich ist. Das gleiche gilt von der A. chorioidea posterior und den Rami communicantes posteriores. Wohl aber kann der Plexus auf etwas späten Arteriogrammen diffus angefärbt sein.

Man kann nicht genug betonen, daß alle beschriebenen Gefäße, auch die größten, schon normalerweise so variabel geschlängelt, so asymmetrisch verteilt und die unpaaren Anteile so weit aus der Mittellinie gerückt sein können, daß aus einer scheinbaren „Verlagerung" nur mit größter Vorsicht Rückschlüsse auf raumfordernde Prozesse gezogen werden dürfen. Hier mag ein Stereoangiogramm wesentlich bei der Beurteilung helfen.

c) Die axiale Aufnahme.

Die axiale Aufnahme, die wohl nur gelegentlich angefertigt wird, ist für das prinzipielle Verständnis des räumlich ja recht komplizierten Verlaufes der Vertebralisgefäße von großem Wert (Abb. 111 und 102). Allerdings sind im allgemeinen nur die A. vertebralis (V), basilaris (B) und das Anfangsstück der Aa. cerebri posteriores (P_1) ausreichend abgebildet und zu beurteilen. Die Abbildung kleinerer

Gefäße wird durch Überlagerungen mit den Felsenbeinen und den Halswirbeln verhindert.

Auch bei 'dieser Projektion sieht man die *A. vertebralis* zunächst im Canalis art. vertebralis der Halswirbel bis zum Atlas ziemlich geradlinig aufsteigen (V_1). Hierauf biegt sie nach lateral aus (V_2) und steigt in der Massa lat. des Atlas auf (V_3). Hierauf kehrt sie auf dem hinteren Atlasbogen wieder nach medial um (V_4), wodurch sie eine Schneckenwindung nach dorsal macht und schwenkt allmählich in eine frontomediale Richtung ein (V_5), wobei sie den lateralen Rand des Foramen occipitale magnum kreuzt. Über dem Clivus vereinigen sich (wenn beiderseits gefüllt) die Aa. vertebrales zur *A. basilaris* (B), die mehr oder weniger geschlängelt etwa — aber keineswegs stets genau — in der Mittellinie frontalwärts zieht. Die Länge der einzelnen Strecken wechselt natürlich sehr mit der Projektionsrichtung, die nicht konstant eingehalten werden kann. An ihrem rostralen Ende teilt sich die A. basilaris bei dieser Projektion knapp „hinter der Nasenhöhle" in der *Basilarisgabel* in die zunächst rechtwinklig abgehenden *Aa. cerebri posteriores* (P_1), die jedoch bald in einem frontal-konvexen Bogen sich wieder dorsalwärts wenden (P_2), um sich dann in einem Gewirr kleinerer Gefäße zu verlieren. Die *Aa. cerebelli inferiores* und *superiores* sind gewöhnlich noch in ihrem Ursprungsabschnitt an der A. vertebralis (C_1) bzw. basilaris (C_2 und C_3) zu erkennen, können aber in dem lateral davon gelegenen, eben beschriebenen Gewirr von Gefäßen, das durch Überlagerung von Endästen aller genannten Arterien entsteht, nicht mehr einzeln unterschieden werden. Entsprechendes gilt für die Abbildung der A. chorioidea posterior.

5. Das Phlebogramm nach Injektion in die Arteria vertebralis.

Angiogramme der capillaren Phase und *frühe* Phlebogramme nach Injektion in die A. vertebralis zeigen im ganzen subtentoriellen Raum und im Bereich des Occipitallappens ein wirres Geflecht nicht näher analysierbarer kleiner Gefäße. Auf den Bildern der ersten venösen Phase kann man sich deshalb sowohl bei seitlicher wie bei halbaxialer Aufnahme eine besonders gute Vorstellung von dem Irrigationsgebiet der A. vertebralis machen.

Auch die *späteren* Phlebogramme können kurz abgehandelt werden. Sie bilden die Vv. cerebri internae, basales, den Sinus rectus und transversus und eine verschieden große Zahl abführender Venen aus dem Occipitallappen und dem Kleinhirn ab. Mit Ausnahme der Kleinhirnvenen, die im Carotisphlebogramm fehlen, entspricht die Darstellung der genannten Gefäße den Phlebogrammen nach Injektion in die A. carotis. Allerdings scheinen sie im Durchschnitt besser gefüllt als auf Carotisangiogrammen. Die corticalen Venen des weiter frontal liegenden Gebietes sind im Vertebralisphlebogramm nicht dargestellt. Auf den halbaxialen Bildern erkennt man besonders gut den Confluens sinuum mit dem kreuzförmigen Bild des Sinus rectus und eventuell des Sinus sagittalis superior (nach oben), der Sinus transversi (nach lateral) und eventuell des Sinus occipitalis nach unten. Manchmal ergießt sich der Sinus sagittalis superior vorwiegend in den rechten Sinus transversus, der Sinus rectus hauptsächlich in den linken Sinus transversus. Die cerebellaren Venen sind sehr variabel und münden in die genannten Sinus, in die Sinus petrosi und die Vv. Galeni oder basales (vgl. S. 141—143 und Abb. 97).

IV. Das pathologische Angiogramm.

Das Angiogramm kann grundsätzlich drei Arten pathologischer Vorgänge im Schädelinnern erkennen lassen:

1. Lageveränderungen der normal angelegten Hirngefäße.

2. Formveränderungen, und zwar:

Erweiterungen und Aussackungen des Lumens oder Verengungen des Lumens bis zur Bildung von Verschlüssen (mit Ausfall der peripher davon gelegenen Gefäßabschnitte).

3. Abnorme Anlage oder Neubildung von Gefäßen.

Daraus ergibt sich die *diagnostische Reichweite* der Angiographie: sie erlaubt einerseits auf Grund der Gefäßverlagerungen indirekt auf raumfordernde Prozesse blastomatöser oder nichtblastomatöser Art im Schädelinnern zu schließen, andererseits Veränderungen der Gefäße als solche direkt zu erkennen. Häufig bestehen diese beiden pathologischen Vorgänge nebeneinander. So treten bei einem Großteil raumfordernder Prozesse neben der Verlagerung der normal angelegten Hirngefäße auch pathologische Gefäßformen auf, und es gibt primäre Gefäßerkrankungen, die zur intrakranialen Raumbeengung führen. Daraus ist ersichtlich, daß scharfe Grenzen zwischen diesen einander überschneidenden Krankheitsgruppen nicht bestehen können. Jede Einteilung muß daher gewaltsam erscheinen. Trotzdem ist sie erforderlich. Praktischen Gesichtspunkten folgend, sollen zunächst die raumfordernden intrakranialen Prozesse und danach die primären Gefäßerkrankungen (mit Ausnahme der in die erste Krankheitsgruppe eingeordneten Angioblastome) besprochen werden.

1. Die Diagnose raumfordernder Prozesse des Schädelinnern.

a) Die Verlagerung der normal angelegten Hirngefäße.

Ein großer Teil der Hirngefäße zeigt normalerweise einen weitgehend konstanten Verlauf in bestimmten Hirnfurchen. Jede Formveränderung des Gehirnes geht infolgedessen mit einer Veränderung des normalen Gefäßverlaufes einher. Die Darstellung der Gefäße im Angiogramm bringt daher indirekt die Form des Gehirnes zur Anschauung, mit anderen Worten: ein pathologischer Gefäßverlauf läßt Schlüsse auf eine Deformierung des Gehirnes zu. Die einzige, praktisch bedeutende Krankheitsgruppe, die zu ausgeprägten Formveränderungen des Gehirnes führt, sind die raumfordernden Prozesse des Schädelinnern. Ihr Nachweis und ihre *Lokalisation* auf Grund von Gefäßverlagerungen ist daher eine der Hauptaufgaben der cerebralen Angiographie.

Eine Gefäßdislokation ist angiographisch besonders dann zu erkennen, wenn sie *größere Gefäße* betrifft, die im *Röntgenbild* gut *sichtbar* und außerdem ausreichend *verschieblich* sind. Eine solche Verlagerung ist aber weiterhin nur dann diagnostisch verwertbar, wenn die betroffenen Gefäße normalerweise einen einigermaßen *konstanten Verlauf* haben. Diese Vorbedingungen erfüllen neben der *A. carotis interna* selbst vor allem ihre mehr oder weniger an der *Großhirnoberfläche verlaufenden Äste*, während die Hirnstammarterien infolge ihrer Zartheit meist schwer zu erkennen sind. Die Kleinhirnarterien sind, wie ausgeführt, nur von der A. vertebralis aus darzustellen. Sie sind auch weniger übersichtlich, da sie im Durchschnitt kleiner sind als die Gefäße des Großhirns und dichter

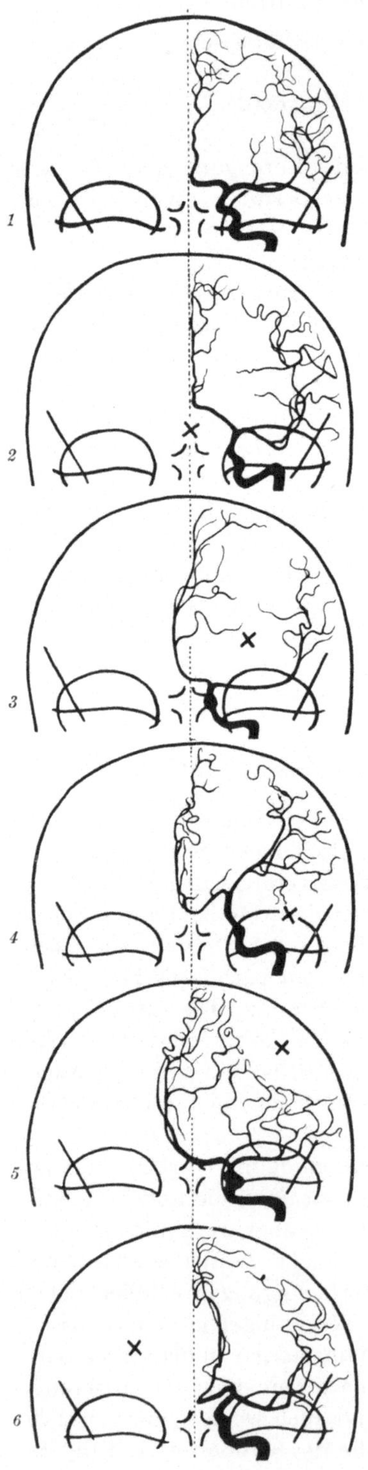

gedrängt liegen als diese. Ihre unexakte Abbildung im Arteriogramm wird noch dadurch verstärkt, daß sich auf der Seitenaufnahme stets die Gefäße beider Seiten aufeinander projizieren. Eine Dislokation corticaler *Venen* ist diagnostisch selten verwertbar, es sei denn, daß sie sich unmittelbar um einen Tumor schlingen. Im übrigen ist ihr Verlauf auch physiologischerweise zu variabel. Eine Verlagerung der Vv. cerebri internae kann gelegentlich diagnostische Hinweise erbringen. Die Sinus durae matris sind zum Großteil so fest an den Knochen fixiert, daß sie kaum verschieblich sind. Wir sahen einmal eine Abdrängung des Sinus sagittalis superior durch einen extraduralen Tumor.

Aus dem Gesagten geht hervor, daß man angiographisch auf Grund von Gefäßverlagerungen fast ausschließlich Prozesse der *Großhirnhemisphären* und der unmittelbaren *Nachbarschaft des Carotissyphon* diagnostizieren kann, wobei das „Arterio"-gramm im engeren Sinn von größerer Bedeutung ist als das Phlebogramm.

Das *Studium von Angiogrammen* beginnt mit der Feststellung der *richtigen Projektion* der Bilder oder ihrer Fehler (s. S. 63). Dann versucht man, zunächst die *groben Massenverschiebungen* im Arteriogramm beider Strahlenrichtungen zu erkennen, um so den großen Überblick nicht zu verlieren. Hierauf prüft man sorgfältig Lage und Form der *einzelnen Gefäßabschnitte*, indem man *Vorderansicht* und *Seitenbilder* einander *gegenübergestellt*. Schließlich betrachtet man etwa vorliegende Phlebogramme.

Orientierende Übersicht.

Vorderbild.

Bei der Betrachtung des arteriographischen Vorderbildes muß als erstes geprüft werden, ob die A. cerebri anterior median verläuft oder *zur Gegenseite verschoben* ist (Abb. 112). Dies ist deshalb von grundlegender Bedeutung, da eine Seitenverschiebung mit Sicherheit auf einen raumbeschränkenden Prozeß hinweist und die von ihm befallene Seite sicherstellt. Sie wird nur bei wenigen

Abb. 112. Grundformen des arteriographischen Vorderbildes. *1* Normal; *2* präsellarer medianer Tumor; *3* Stirnhirntumor; *4* Schläfenlappentumor; *5* subdurales Hämatom; *6* Tumor der Gegenseite.

Großhirnhemisphärentumoren vermißt. Über die Seitendiagnose hinaus läßt aber das ap-Bild allein bereits eine genauere Lokalisation in mediolateraler Richtung zu. Supra- und präsellar, nahe der Mittellinie sitzende Prozesse verlagern den normalerweise horizontalen Anfangsteil der A. cerebri anterior nach lateral und oben (Abb. 112, *2*). Die vertikale Verlaufsstrecke der Arterie verbleibt bei diesen Tumoren gewöhnlich in der Mittellinie. Über oder vor der Fissura Sylvii sitzende Blastome (besonders frontale Tumoren) drängen die A. cerebri anterior und media nach unten und auseinander (Abb. 112, *3*). Schläfenlappenprozesse machen im Gegensatz dazu eine außerordentlich charakteristische Verschiebung der A. cerebri media nach medial und oben (Abb. 112, *4*). Schließlich zeigt ein unmittelbar unter der Schädelkalotte gelegener, durch Abdrängen der Hirnkonvexität entstandener gefäßfreier Raum eine sub- oder epidurale Flüssigkeitsansammlung (meist ein Hämatom) an (Abb. 112, *5*). Demgegenüber spricht die Seitenverlagerung der A. cerebri anterior *gegen* die arteriographierte Seite hin dafür, daß der Tumor auf der anderen, also irrtümlicherweise *nicht* arteriographierten Seite zu suchen ist (Abb. 112, *6*).

Seitenbild.

Für die weitere Lokalisation in anteriorposteriorer Richtung sind die Seitenaufnahmen maßgeblich. Da die Gefäßverlagerung ein mechanischer Vorgang ist, ist die Lokalisation der Tumoren unter Berücksichtigung der begleitenden Hirnschwellung aus dem Verschiebungsbild der Gefäße sozusagen eindeutig zu „errechnen". Dabei ist zu beachten, daß stets der nächstliegende Gefäßabschnitt am stärksten verlagert wird, während weiter entfernte weniger disloziert werden. So sind die entlang der *Mantelkante* lokalisierten Prozesse besonders deutlich an einer Lageveränderung der *A. cerebri anterior* (Abb. 113), die mehr lateral gelegenen vorwiegend an einer solchen der *A. cerebri media* zu erkennen (Abb. 114).

Medial über dem Orbitaldach sitzende Tumoren drängen den Chiasmaabschnitt und das Knie der *A. cerebri anterior* (A_1, A_2 und A_3) nach hinten und oben (Abb. 113, *1*), im Stirnpol gelegene das Knie der Arterie (A_2, A_3) nach hinten (Abb. 113, *2*). An der Mantelkante präzentral lokalisierte Prozesse verschieben den horizontalen Balkenabschnitt des Gefäßes nach unten und hinten (Abb. 113, *3*). Tumoren der Zentroparietalregion verlagern diesen Abschnitt rein nach unten (Abb. 113, *4*) und parietooccipitale die Endverzweigung der Arterie (A_5) nach unten und eventuell etwas nach vorn (Abb. 113, *5*). Eine ähnliche, wenn auch geringere Bewegung machen der entfernter liegende Carotissyphon und die A. cerebri media mit.

Die *A. cerebri media* hat man als eine Art „Wasserscheide" (ZÜLCH) zwischen Frontoparietaltumoren einerseits und temporooccipitalen andererseits bezeichnet. Ihre Verlaufsänderungen im Seitenbild lassen die Unterscheidung zwischen diesen beiden Tumorgruppen in ähnlicher Weise zu, wie die A. cerebri anterior im Vorderbild die Entscheidung zwischen Tumoren der rechten und linken Hemisphäre erlaubt. Raumfordernde Prozesse, die über oder vor der SYLVIschen Furche lokalisiert sind, drücken den Carotissyphon und die A. cerebri media nieder (Abb. 114, *1*, *2*). Dabei ist es verständlich, daß frontale Prozesse sich mehr auf die Carotis und den Anfangsteil der A. cerebri media auswirken, während parietale Tumoren stärker den mittleren (M_2) oder den Endabschnitt (M_4, M_5)

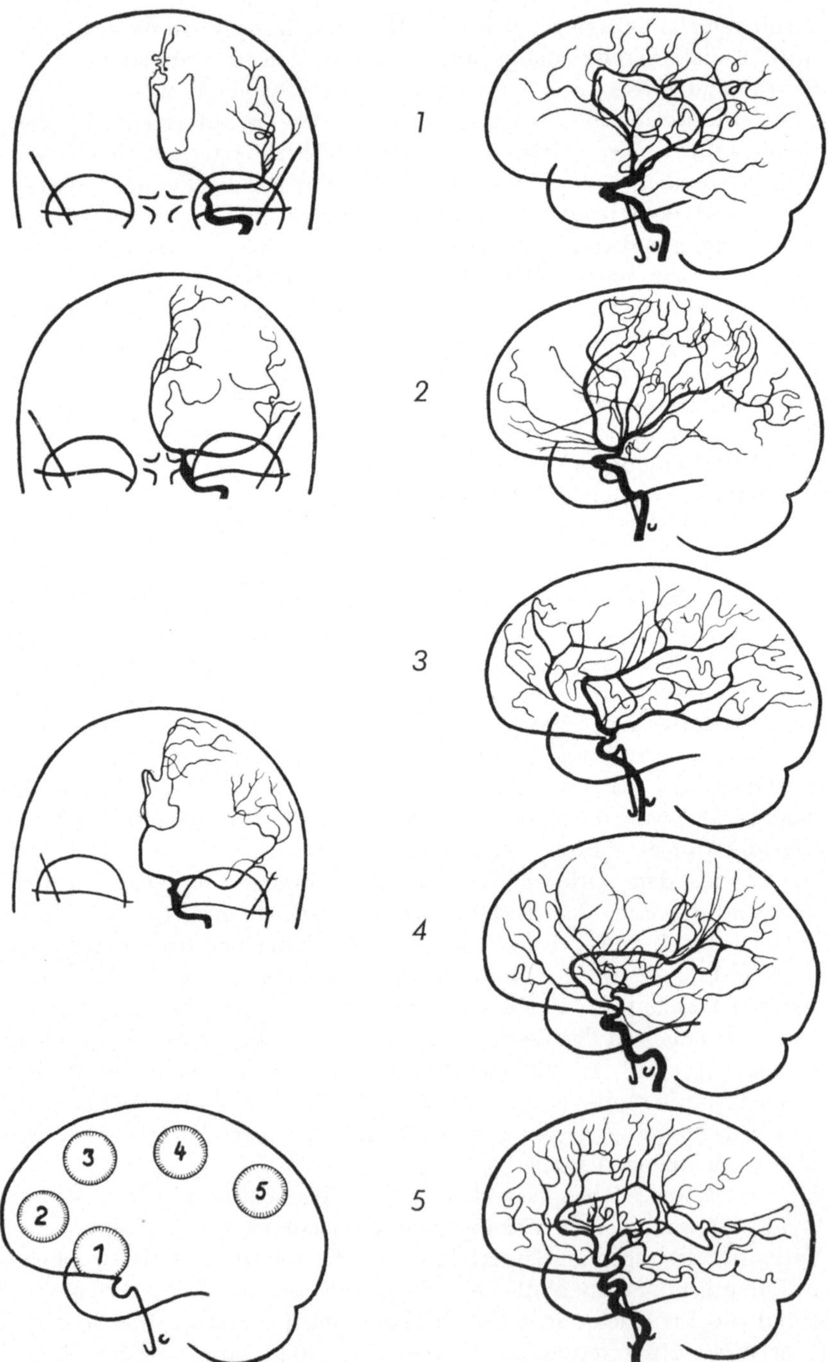

Abb. 113. Grundformen der Gefäßverlagerung bei Tumoren, die vorwiegend das Gebiet der A. cerebri anterior betreffen.

beeinflussen. Tempororale und occipitale, also unterhalb der Fissura Sylvii lokalisierte Tumoren heben den entsprechenden Abschnitt der A. cerebri media

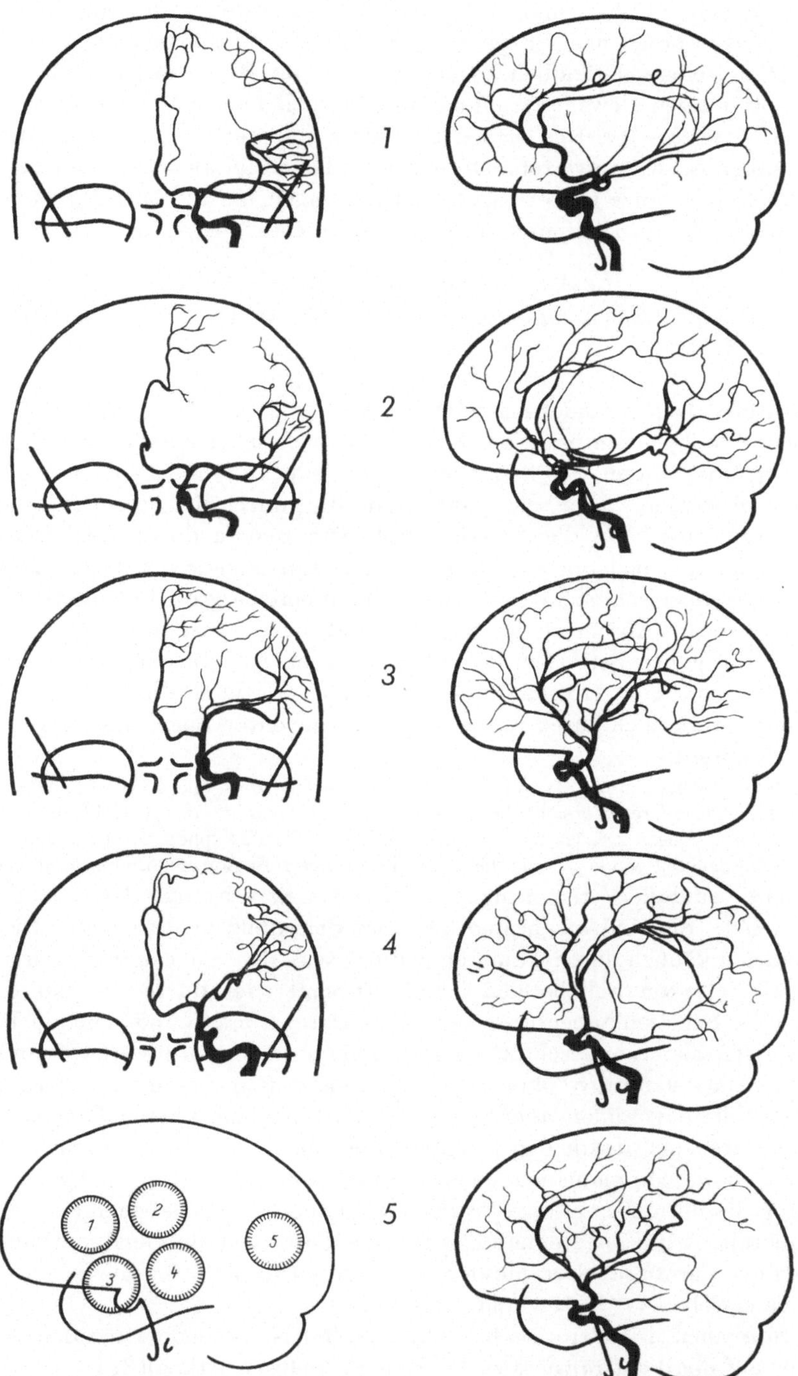

Abb.114 Grundformen der Gefäßverlagerung bei Tumoren, die vorwiegend das Gebiet der A.cerebri media betreffen. *1* frontolateral; *2* Zentralwindung, frontotemporal; *4* temporal; *5* occipital. *1* und *2* drücken die A. cerebri media nach unten; *3* nach hinten-oben (s. S. 160); *4* und *5* nach oben.

hoch (Abb. 114, *3, 4, 5* und Abb. 132). Die A. cerebri anterior ist bei den beiden letztbesprochenen Gruppen im Seitenbild weniger betroffen, wenn aber, dann ist sie selbstverständlich angehoben bzw. ihr Bogen ausgeweitet.

Bei occipitalen Gewächsen muß man eventuell nach Veränderungen im Verlauf der *A. cerebri posterior* suchen und diese entsprechend dem Gesagten sinngemäß diagnostisch verwerten. Oft erscheint bei occipitalen Tumoren auf Seitenaufnahmen der ganze Carotisgefäßbaum sozusagen um die Duradurchtrittsstelle der Carotis (C_3) als Drehpunkt nach vorne „umgekippt" (Abb. 121).

Analyse der einzelnen Gefäßabschnitte.

Nach dieser groben Orientierung soll eine Analyse der einzelnen Gefäßabschnitte folgen.

Die großen Arterien im Carotisangiogramm.

A. carotis. Lageveränderungen im *Halsteil* der A. carotis interna spielen für die Diagnose von Tumoren praktisch keine Rolle, wohl aber kommen Erweiterungen und Verschlüsse dieser Gefäßstrecke vor, die jedoch in einem späteren Abschnitt besprochen werden. Aber schon auf ihrem Weg durch die *Schädelbasis* und den *Sinus cavernosus* kann die Arterie durch Tumoren in dieser Region verlagert werden. Als Beispiel diene Abb. 115 oben: Ein Tumor der Schädelbasis, der diese röntgenologisch nachweisbar im Keilbeinbereich grob destruierte, hebt den Sinus cavernosus-Abschnitt des *Syphons* und das *Carotisknie* (C_5, C_4, C_3) so stark an, daß die ganze Sella frei darunter zu sehen ist. Im Gegensatz dazu verlagert ein von den Hirnhäuten ausgehendes Sarkom die gleichen Carotisabschnitte stark nach unten, wobei sie zu einem weiten Bogen ausgezogen werden (Abb. 15 unten).

Es muß nachdrücklich darauf hingewiesen werden, daß alle Lageveränderungen der Carotis mit besonderer Vorsicht beurteilt werden müssen, da der Verlauf dieses Gefäßes stark variiert. Besonders ist zu beachten, daß der Carotissyphon oft eine ungewöhnlich starke Schlängelung aufweist, die die Beurteilung dieser Region im Angiogramm erschwert.

Wichtig sind die Verlagerungen, die der *Zisternenabschnitt* des Carotissyphons (C_2) erfährt. Sie sind am besten auf dem Seitenbild zu erkennen. Diese Verschiebungen können durch Tumoren bedingt sein, die in der unmittelbaren Nachbarschaft, also im Sellabereich lokalisiert sind oder durch Fernwirkung von Stirn- oder Schläfenlappenprozessen. Präsellare, frontale und zentrale Tumoren drücken den Zisternenabschnitt des Syphons nach hinten und herab und damit die Kurve des ganzen Syphons, das Carotisknie (C_3), zusammen. Para-, supra- und retroselläre, vor allem aber temporale Blastome heben diesen Carotisabschnitt an und „strecken" damit den Syphon. Bei sellanahen Prozessen, die die Carotis anheben, kann man manchmal einen Hochstand des Ophthalmicaabganges sehen, wodurch die normalerweise gestreckt verlaufende Arterie abgeknickt wird. Die Veränderungen des Zisternenabschnittes des Carotissyphons sind gewöhnlich mit solchen der Carotisgabel verbunden und werden deshalb bei dieser noch ergänzend beschrieben (s. S. 158 und Abb. 117).

Carotisgabel. Die Carotisgabel (C_1, A_1, M_1) ist besonders für den Anfänger leichter auf der *Vorderansicht* zu beurteilen. Selbstverständlich ist es aber auch hierbei erforderlich, aus den Aufnahmen in beiden Ebenen ein räumliches Bild zu gewinnen, was allerdings an das Vorstellungsvermögen beträchtliche Anforderungen stellen kann. In der Vorderansicht erscheint die Carotisgabel als ein

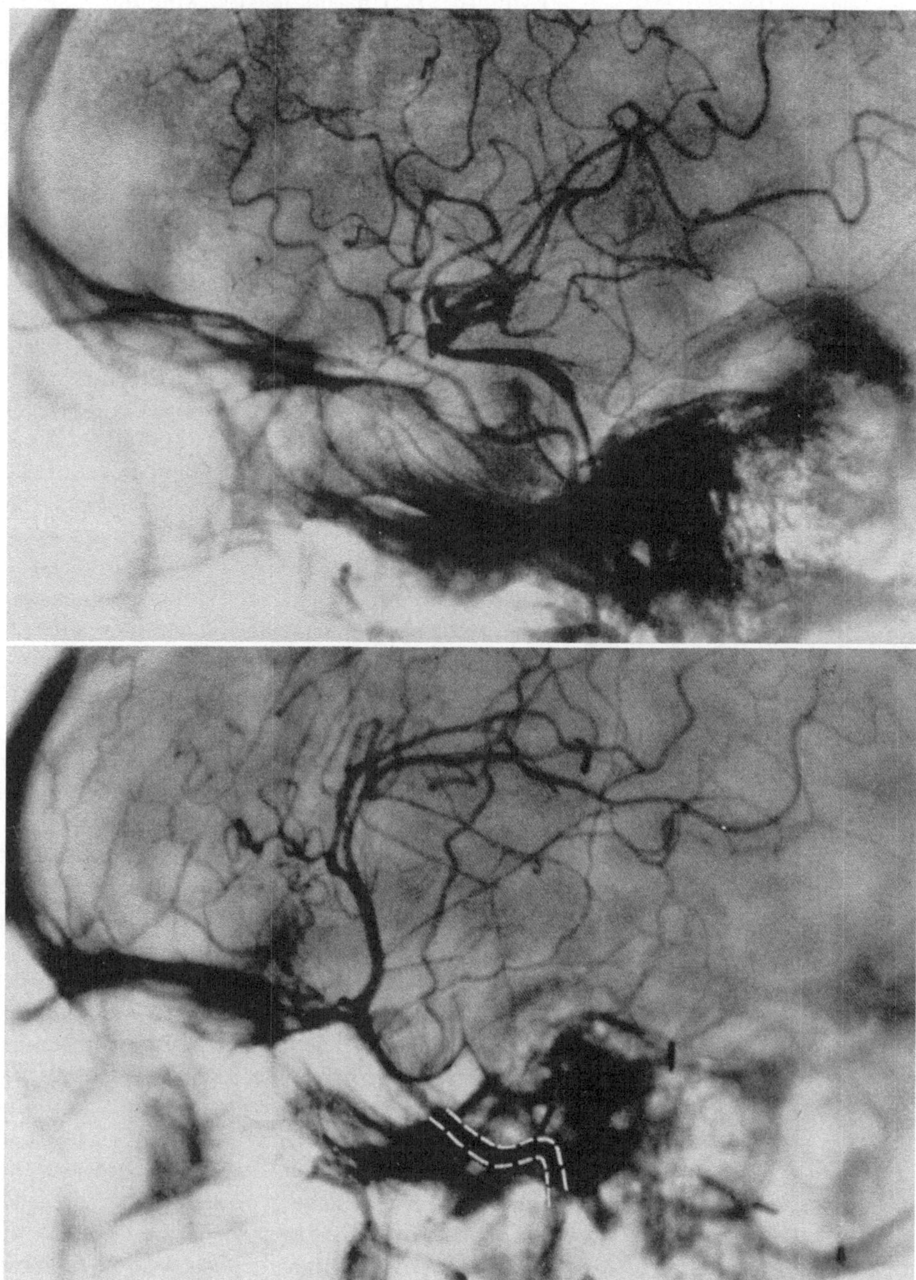

Abb. 115. Verlagerung der A. carotis durch zwei Tumoren der Schädelbasis. Oben: Aufwärtsverlagerung. Unten: Abwärtsverlagerung der Carotis und Anhebung der A. cerebri media.

etwa vertikal aufsteigender Stamm (C_1) mit je einem medial und lateral abgehenden Ast, die eine Art von Waagebalken bilden (A_1, M_1). Dabei kommen physiologischerweise mehr oder weniger starke Kurvenbildungen aller Teile dieser Gabel vor

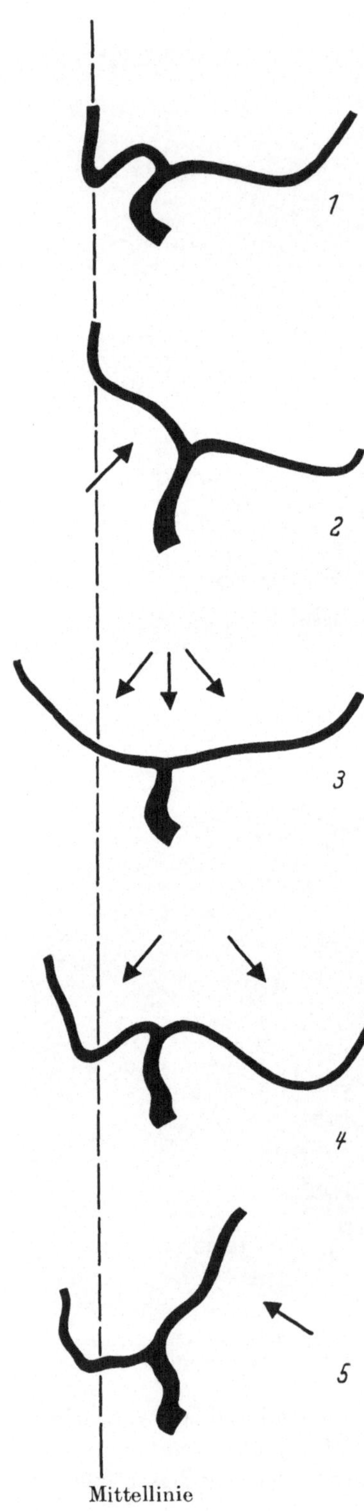

(Abb. 161, *1*). Übermäßige Schwingungen werden besonders bei Arteriosklerose und bei erweiterten basalen Zisternen im Rahmen einer Hirnatrophie beobachtet. Für die Tumorlokalisation wichtig sind Verschiebungen der beiden Gabelarme, wie sie bereits bei der allgemeinen Betrachtung des Arteriogrammes auffielen (s. S. 153). Mediane sellanahe Prozesse heben den Chiasmaabschnitt der A. cerebri anterior an (Abb. 116, *2*). Stirnhirntumoren drängen die Gabeläste herab und auseinander, weil sie zwischen ihnen liegen. Dabei verursachen sie in ausgeprägten Fällen eine sehr typische Spannung, Streckung und Verdünnung der Anfangsstrecken der A. cerebri anterior und media (Abb. 116, *3*). Weiter hinten in der Tiefe der Stammganglien sitzende Geschwülste führen zu der sog. „Pilzform" der Carotisgabel, die ohne Beschreibung am besten aus einer Abbildung (Abb. 116, *4*) ersichtlich ist. Diese Form der Gabel kommt allerdings gelegentlich auch bei occipitalen Blastomen oder als normale Variante vor. Schläfenlappentumoren heben den lateralen Gabelast (verschieden stark) an (Abb. 116, *5*).

Zur Beurteilung der Carotisgabel auf *Seitenbildern* muß man sich zunächst das durch die Röntgenprojektion sehr verzeichnete Normalbild in Erinnerung rufen. Das Endstück der Carotis (C_1) ist auch bei der Seitenprojektion verhältnismäßig gut zu erkennen. Für diese Projektion ungünstig verläuft jedoch die Anfangsstrecke der Aa. cerebri anterior (A_1) und media (M_1). M_1 macht hinter dem kleinen Keilbeinflügel einen nach vorne leicht konvexen Bogen, der etwa in einer Horizontalebene liegt (Abb. 102) und dessen äußerer Schenkel sich daher (auf dem Seitenbild) auf den inneren und außerdem noch auf den Ursprung der A. cerebri anterior, d. h. auf den eigentlichen Gabelpunkt, projiziert (Abb. 117, *1*). FISCHER spricht daher von der „verdeckten Carotisgabel". Diese Verdeckung kann durch eine etwas veränderte Projektions-

Abb. 116. Schematische Darstellung der Carotisgabel im Vorderbild. *1* Normal; *2* Anhebung von A_1 durch einen präsellären Tumor; *3* Auswalzung der Gabel durch einen Stirnhirntumor; *4* Pilzform bei einem frontalen Tumor, der in das Stammgangliengebiet reicht; *5* Schläfenlappentumor.

richtung, durch leichte Varianten im physiologischen Verlauf, beim Hydrocephalus, vor allem aber durch Gefäßverlagerung bei Tumoren verschiedener Lokalisation „*geöffnet*" werden, so daß man sowohl A_1 wie M_1 frei übersieht. Dies kann grundsätzlich durch zwei Bewegungen verursacht sein: Bei *frontalen Tumoren* (besonders mit Prolaps in die Cisterna fossae Sylvii) kann der Mediabogen (M_1) nach hinten und unten verschoben werden (Abb. 117, 2). Dann sieht man von oben in die Gabelung. Die beiden Gabeläste A_1 und M_1 streben stumpfwinklig auseinander, die Kurve des Carotissyphons (C_3) wird zusammengedrückt.

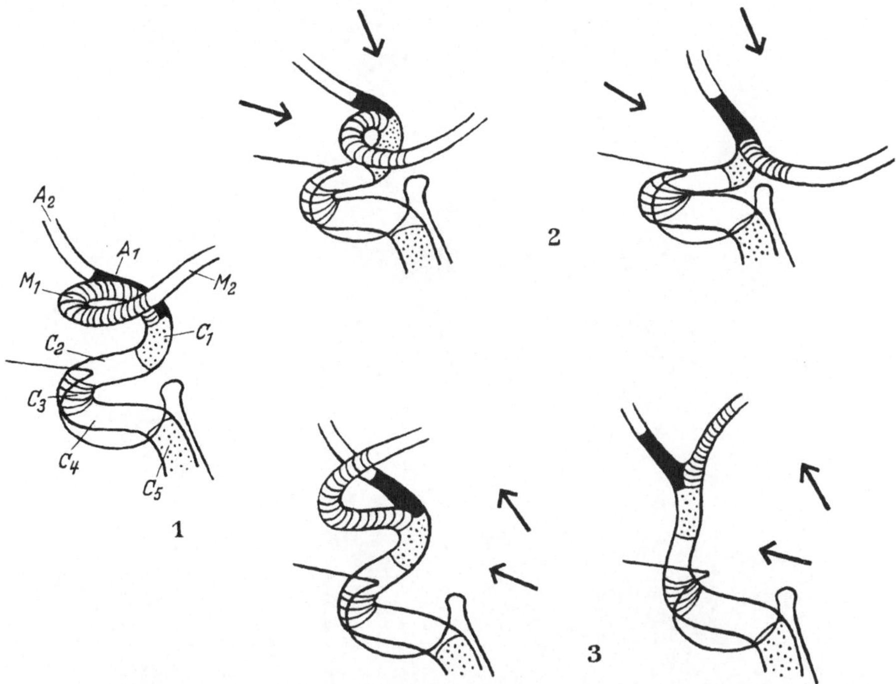

Abb. 117. Schematische Darstellung Carotisgabel im Seitenbild. *1* Normal; *2* verschiedene Grade der Gabelöffnung bei frontalen Prozessen; *3* verschiedene Grade der Gabelöffnung bei temporalen Prozessen.

Bei *Schläfelappentumoren* werden der Mediabogen und die Kurve des Carotissyphons durch den Druck nach oben ausgezogen und geöffnet. Man sieht von unten und außen in die Bogen hinein. Der Winkel zwischen dem Anfangsstück der A. cerebri anterior und dem vertikal nach oben ziehenden Keilbeinabschnitt der A. cerebri media (M_1) wird spitz (Abb. 117, *3*).

Bei extracerebralen *frontotemporalen Tumoren* sind die Verhältnisse begreiflicherweise besonders kompliziert. Hier kommt es zu einer Kombination der beiden eben geschilderten Verlagerungsvorgänge.

Topographisch findet folgende Verschiebung statt (Abb. 118): Der Carotisabschnitt C_2 wird bei stärkerer frontaler Entwicklung nach innen und unten gedrängt, bei stärkerer temporaler aufgerichtet. C_1 und M_1 werden über die innere hintere Tumoroberfläche an die obere gezogen. M_2 wird durch die in den mittleren Anteilen der Schädelgrube liegenden Tumoranteile und den von ihm zusammengestauchten Schläfelappen hochgehoben. — Der normalerweise in einer Horizontalebene liegende, nach vorne konvexe Mediabogen M_1 wird also durch einen über dem kleinen Keilbeinflügel liegenden Tumor zu einem nach vorne außen und unten konkaven Bogen.

Das arteriographische Vorderbild entspricht dem vorderster Schläfelappentumoren. Der Keilbeinabschnitt der A. cerebri media ist aus seiner horizontalen Lage sehr stark hochgehoben, so daß er von seinem Ursprung nicht nach lateral, sondern nach oben zieht, um in einem basal-konkaven Bogen allmählich in den

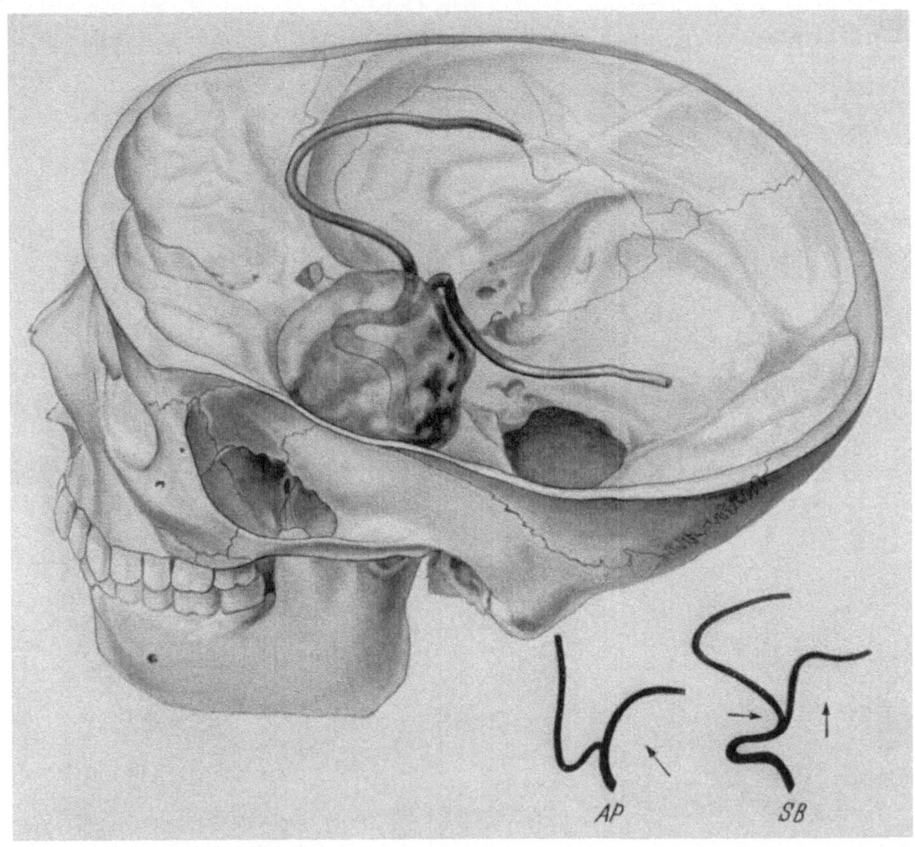

Abb. 118. Halbschematische Darstellung der Gefäßverlagerung bei extracerebralen frontotemporalen Tumoren.

Inselabschnitt M_2 einzubiegen (Abb. 118). Auf dem Seitenbild ist C_2 niedergedrückt, C_1 und M_1 steil hochgezogen, während M_2, ziemlich scharf in die Horizontale zurückbiegend, im ganzen angehoben ist. Bei etwas temporalerem Sitz wird C_2 mit C_1 und M_1 hochgezogen.

Die Verhältnisse sind sehr schwer in Worten und auch in zweidimensionalen Abbildungen darzustellen. Es ist dem Anfänger zu empfehlen, sich aus einem Stück Draht ein Modell zu biegen und dieses zusammen mit einer macerierten Schädelbasis und einem Tumorphantom von vorne und von der Seite zu betrachten.

A. cerebri media. Die eben genannte Anhebung der A. cerebri media ist für alle temporalen Prozesse charakteristisch. Dabei kann die *Vorderansicht* allein schon eine genauere Lokalisation innerhalb des Schläfelappens zulassen. Die im Schläfepol sitzenden Prozesse und besonders die gerade besprochenen frontotemporalen Tumoren (Keilbeinmeningeome) ziehen vorwiegend den Keilbeinabschnitt der A. cerebri media (M_1) stark hoch, während der Inselabschnitt M_2 nicht oder weniger betroffen ist (Abb. 119, *1*). Geschwülste, die sich im mittleren Schläfelappen entwickeln, zeigen auf dem Vorderbild einen allmählich schräg nach außen und oben gerichteten Verlauf des Keilbein- und Inselabschnittes (Abb. 119, *2*). Tumoren des mittleren und hinteren Schläfelappens wirken sich im Vorderbild auf den Keilbeinabschnitt verhältnismäßig wenig aus, drängen aber den Inselabschnitt nach medial (Abb. 119, *3*).

Die entsprechenden Veränderungen im *Seitenbild* wurden bereits in großen Zügen beschrieben (S. 155 u. 159). *Vordere* Schläfelappengeschwülste öffnen *Syphon* und *Gabel* maximal (Abb. 117, *3* rechts) und heben dabei den Keilbeinabschnitt stark, während die occipitalen Abschnitte der SYLVIschen Gefäße weniger betroffen sind. *Hintere* Temporallappentumoren wirken sich auf Carotisgabel, Keilbein und Inselabschnitt weniger aus (Abb. 117, *3* links), heben aber besonders die *End-*

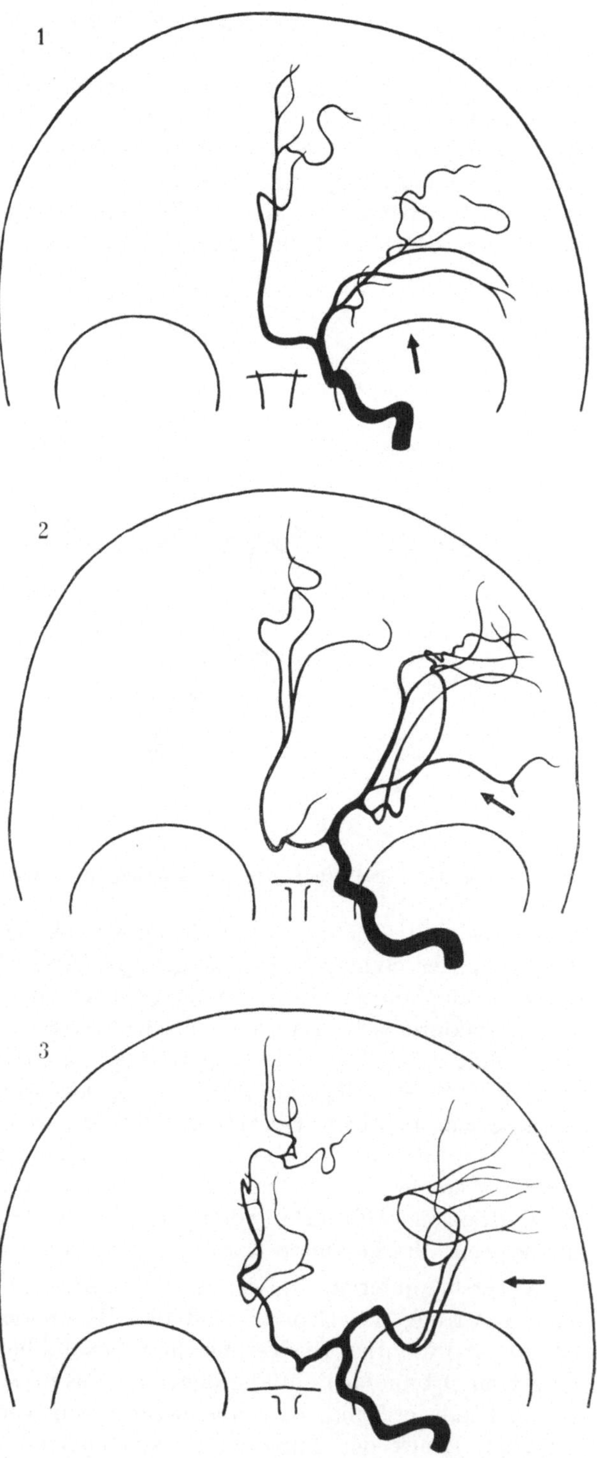

Abb. 119. Verlagerung der A. cerebri media im Vorderbild bei Tumoren des Schläfepols (*1*), des mittleren (*2*), und des hinteren Schläfelappens (*3*).

verzweigung der A. cerebri media an. Diese Tumoren sind im Seitenbild
wesentlich besser zu erkennen als in der Vorderansicht. Hinzuzufügen wäre
weiterhin, daß es gelegentlich zu einer *Dissoziation* der SYLVIschen Gefäße kommt.
Diese sind mit Ausnahme der Endäste meist nicht einzeln zu unterscheiden,
sondern erscheinen im Seitenbild als dichtgebündelte Gefäßgruppe (M_2). Bei
manchen Temporallappentumoren, besonders bei tiefsitzenden Gliomen, weichen
sie jedoch auseinander (Abb. 120). Ein ähnliches Bild kann das seltene Meningeom
der Fissura Sylvii ergeben. Tumoren der Konvexität des Stirnhirns und der

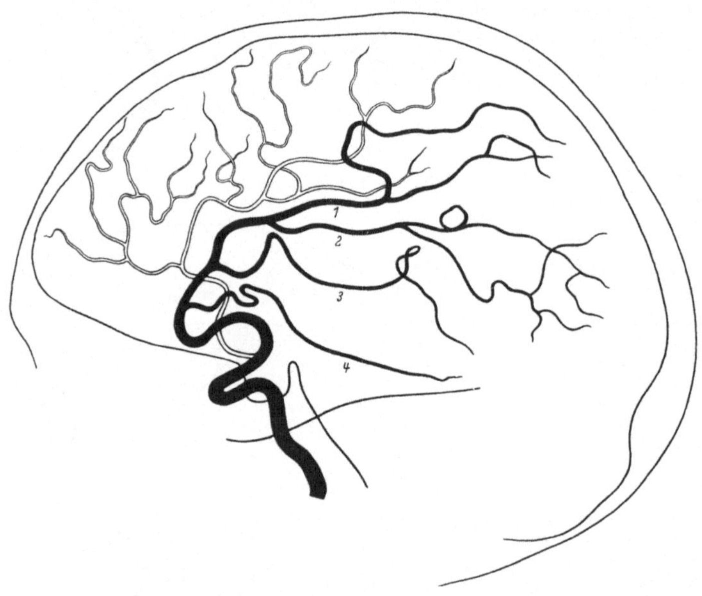

Abb. 120. Dissoziation der Äste (*1—4*) der A. cerebri media bei Glioblastom des mittleren Schläfelappens.

Zentralregion zeigen im Seitenbild eine Senkung des M_2-Abschnittes und eine
Streckung der SYLVIschen Gefäßgruppe (Abb. 131). Für tiefsitzende Tumoren
der Zentralregion ist ein Auseinanderrücken der aufsteigenden Mediaäste (M_3)
sehr charakteristisch. Da sie gleichzeitig gestreckt werden, zeigen sie dabei einen
ungewohnt parallelen Verlauf. Parietale Tumoren verlagern die Mediaäste, besonders die Strecke M_4 (vgl. Abb. 113, 5) gelegentlich nach unten. Dadurch kommt
es zu einem relativen Hochstand von M_2, was nicht zur Fehldiagnose eines
Schläfelappentumors verleiten darf. Tumoren des hinteren Parietal- und Occipital-
bereiches können die ansteigenden Mediaäste und Anterioräste zusammen nach
vorne drängen (Abb. 121), wobei es dann zu dem S. 156 beschriebenen „Vorn-
überkippen" des gesamten Carotisbaumes kommen kann.

A. cerebri anterior. In der weiteren Analyse der einzelnen Gefäßabschnitte
sind das Knie, der Orbital- und der Balkenabschnitt der A. cerebri anterior
(A_2, A_3, A_4) wichtig. Ihr Verlauf im *Seitenbild* bei Tumoren, die nahe der Mittellinie vom Orbitaldach entlang dem Sinus sagittalis superior bis in die Occipital-
region lokalisiert sind, ist schon beschrieben worden (s. S. 153) und durch den
örtlichen Druck der Tumoren dieser Lokalisation ohne weiteres verständlich
(z. B. Abb. 122 und 131). Hinzuzufügen wäre nur, daß Tumoren des Stirnhirns,

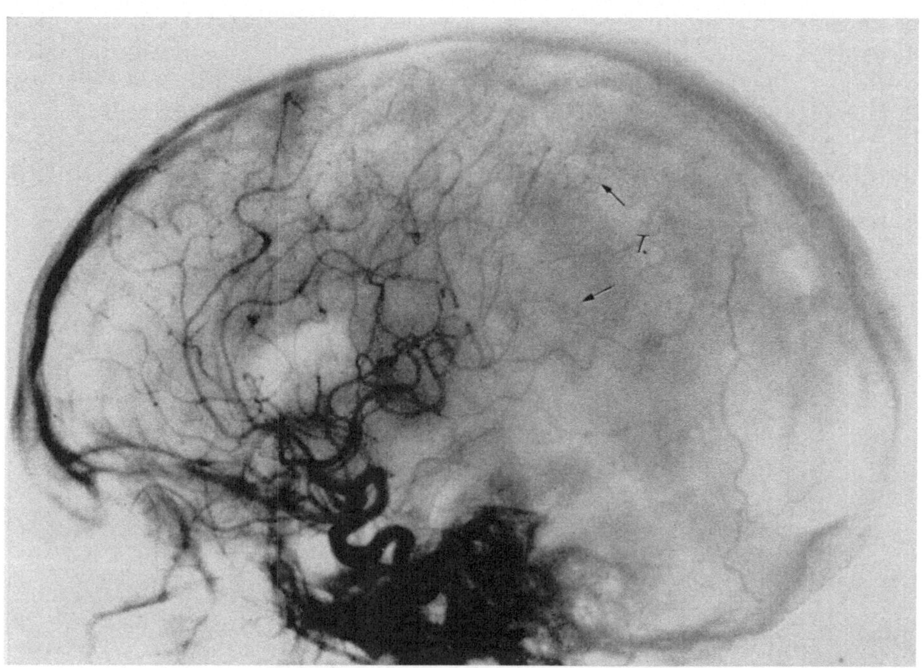

Abb. 121. Parietales Astrocytom (mit Zeichen maligner Entartung).

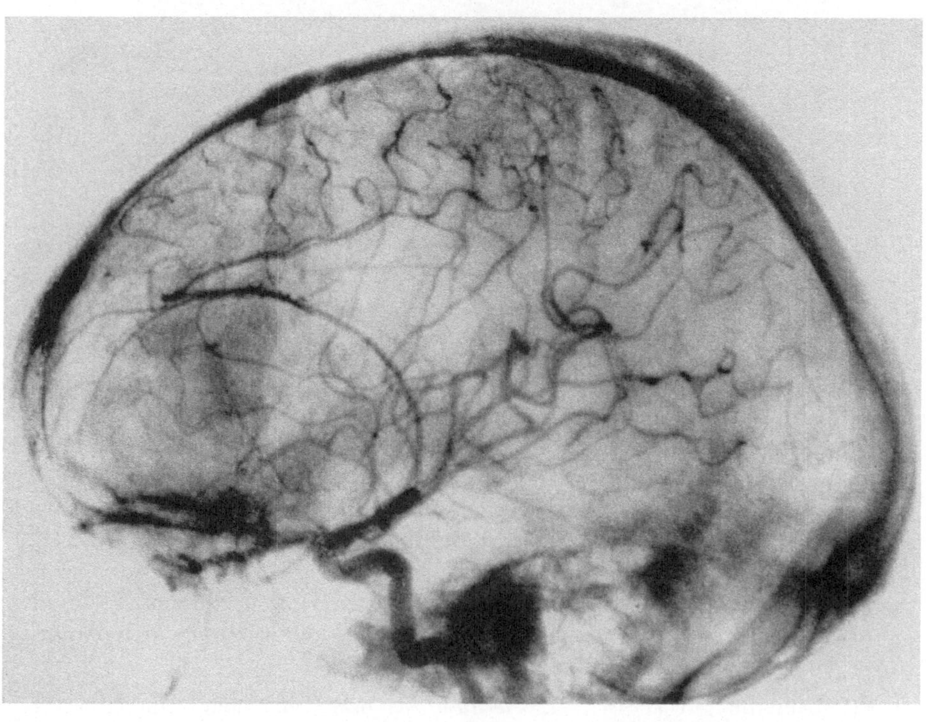

Abb. 122. Olfactoriusmeningeom (vgl. Abb. 113, *1*). Rück- und Aufwärtsdrängung von A_1, A_2, A_3.

besonders wenn sie in den Balken einwachsen, die A. cerebri anterior nicht
niederdrücken, sondern den Anteriorbogen A_3 auch ausweiten können. Ihr intracerebraler Sitz kann gelegentlich sehr gut aus dem Vergleich von Luft- und
Gefäßbild abgelesen werden: während der Seitenventrikel niedergedrückt ist,
ist die A. cerebri anterior nach oben ausgebuchtet oder nicht wesentlich beein-
trächtigt. Extracerebrale Tumoren der entsprechenden Lokalisation — z. B.

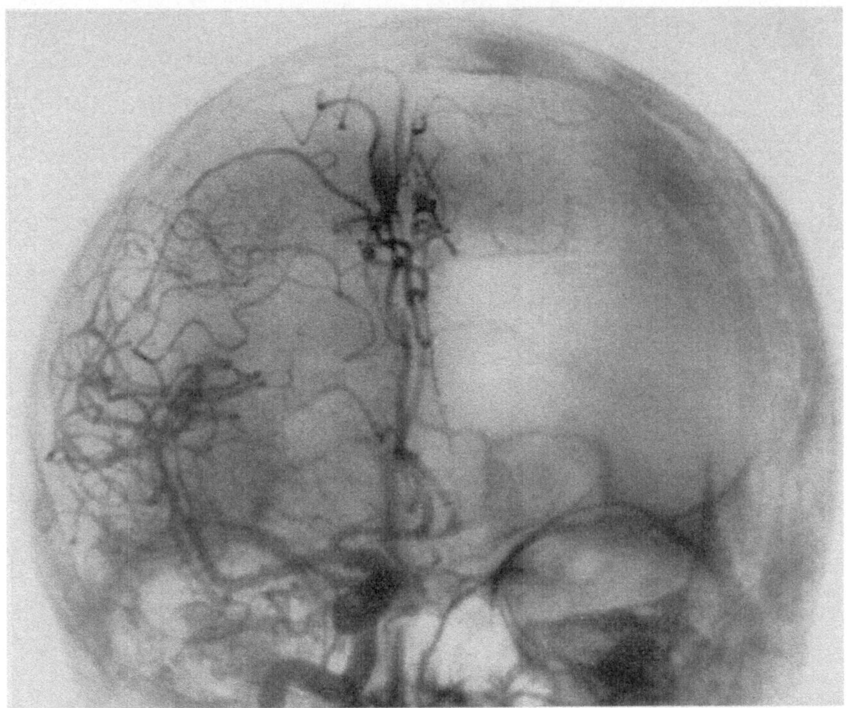

Abb. 123. Schlängelung der A. cerebri ant., Überschreiten der Mittellinie und Mitfüllung der gegenseitigen
A. cerebri ant. bei Gefäßsklerose.

ein parasagittales Meningeom — verlagern Arterie und Ventrikel gleichsinnig
nach unten.

Von Bedeutung ist die spezielle Beurteilung der A. cerebri anterior im *Vorderbild*. Es wurde bereits bei der allgemeinen Übersicht darauf hingewiesen, wie
wichtig die Verlagerung der A. cerebri anterior über die Mittellinie ist. Man darf
damit aber nicht eine *Mitfüllung der kontralateralen A. cerebri anterior* verwechseln. Auch einzelne über die Mittellinie übergreifende Gefäßschlingen beobachtet man bei besonders *starker Schlängelung* sklerotischer Gefäße (Abb. 123),
und nicht zuletzt können unbeabsichtigte *Schrägprojektionen* eine Ausbuchtung der A. cerebri anterior vortäuschen. Man sieht in diesem Falle auch
auf der Vorderansicht sozusagen ein wenig von der Seite in den Anteriorbogen hinein.

Bei Tumoren, die *keinerlei Hirnschwellung* bzw. allgemeine Massenverschiebung hervorrufen, ebenso *bei median sitzenden*, bei *occipitalen* Geschwülsten, *bei*

doppelseitigem subduralem Hämatom und bei multiplen Tumoren oder *bei gleichzeitiger Hirnatrophie* kann die *Verlagerung* der *A. cerebri anterior* sehr gering sein oder auch *fehlen*.

Auf dem Vorderbild ergeben sich aus der Art der Anteriorverschiebung aber auch allgemeine Hinweise darauf, ob ein raumfordernder Prozeß „nahe" oder „fern" von dem Knie- und Balkenabschnitt der A. cerebri anterior, d. h. dem medialen Stirnlappen, gelegen ist. Es sind dies die sog. „*Fern*"- und „*Nah*"-Zeichen E. Fischers.

Der Unterschied in den Verschiebungsbildern kommt dadurch zustande, daß im letzten Fall die Falx mit verlagert, d. h. schräggestellt wird, im ersten Fall nicht. Nur ein den frontalen Anteilen der Falx unmittelbar anliegendes und langsam wachsendes Blastom vermag eine Schrägstellung der Falx zu verursachen (s. S. 7 u. 12). Fernab — lateral oder occipitaler — sitzende Prozesse sind dazu nicht in der Lage, weil bei diesen der Druck die Falx nicht unmittelbar genug trifft und überdies die parietalen und occipitalen Falxanteile durch das Tentorium zu sehr fixiert sind.

Die **Fernzeichen** (Abb. 124 oben) sind also vorwiegend dadurch bedingt, daß die Falx bei der Seitenverschiebung des Gehirns unverrückt bleibt. Die Verschiebung kann daher nur unterhalb des freien Falxrandes vor sich gehen, und es kann nur jene Gefäßstrecke mit verlagert werden, die nicht von der Falx festgehalten wird. Dies ist der Orbitalabschnitt, das Knie und zum Teil der Balkenabschnitt der A. cerebri anterior — die A. corporis callosi (A_2, A_3). Im Bereich

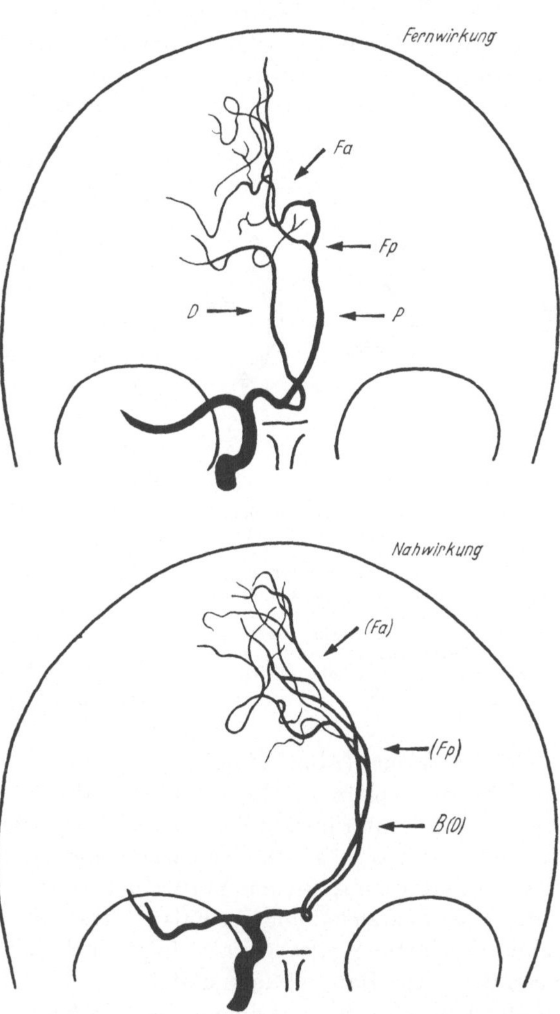

Abb. 124. Fern- und Nahzeichen bei Verlagerung der A. cerebri ant. *Fa* positives Falxzeichen; *Fp* positives Frontopolarzeichen; *P* Parallelverschiebung über die Mittellinie; *D* Dissoziation. (*Fa*) negatives Falxzeichen; (*Fp*) negatives Frontopolarzeichen; (*D*) fehlende Dissoziation; *B* bogenförmige Verlagerung über die Mittellinie.

des Balkenabschnittes (A_4), der den unteren Falxrand erreicht, ist das Gefäß gezwungen, in einer scharfen Kurve wieder hinter die Falx zurückzukehren; man spricht vom „*Falxzeichen*" (Abb. 124, *Fa*). Die Endverzweigung (A_5) verläuft median neben der unverrückten Falx. Die A. cerebri anterior wird parallel über die Mittellinie *verschoben* — *P* — und behält ihre normale *Schlängelung*, ja, diese kann sogar verstärkt sein: die großen vorderen Äste der Arterie, die der Falx anliegen und durch diese festgehalten werden, können an ihren Abgangsstellen eine gewisse Zugwirkung auf den Hauptstamm der A. cerebri anterior ausüben. Dadurch wird der leichte Knick, den dieses Gefäß an den Gabelungsstellen schon normalerweise zeigt, verstärkt (Abb. 125). Da es sich meist um den — allerdings variabel lokalisierten — Abgang der A. frontopolaris handelt, bezeichnet FISCHER dieses Symptom als positives *Frontopolarzeichen — Fp.* Ein weiterer Effekt der Fernwirkung ist die sog. *Dissoziation* der großen Äste der A. cerebri anterior. Man versteht darunter die eben angeführte Tatsache, daß nur die dem Balken aufliegende A. corporis callosi, nicht aber die der Falx anliegenden Aa. frontopolaris und callosomarginalis über die Mittellinie verschoben werden können. Bei kräftiger Ausbildung und frühem Abgang der letztgenannten Gefäße aus dem Hauptstamm kann dieses Verhalten auf dem Vorderbild unmittelbar erkennbar sein. Man sieht dann die Anterioräste getrennt und parallel zueinander verlaufen: während die A. corporis callosi weit zur gesunden Seite verschoben ist, ziehen die beiden anderen Arterien oder — je nach den anatomischen Verhältnissen — auch nur eine von ihnen, von der Falx festgehalten, mehr oder weniger in der Mittellinie scheitelwärts — *D* —.

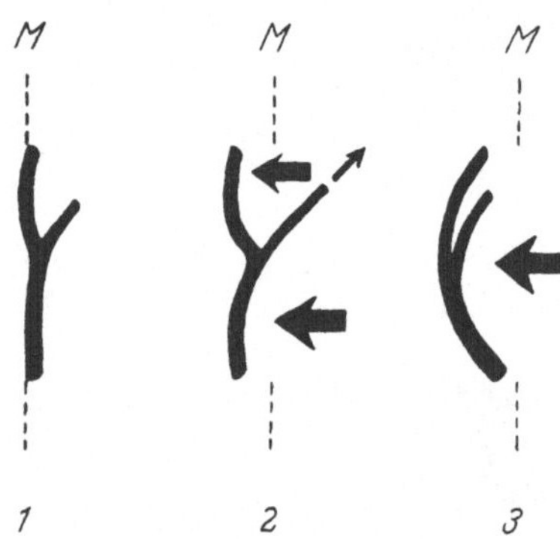

Abb. 125. Entstehung des Frontopolarzeichens. *1* Normal; *2* positives Frontopolarzeichen: Der Hauptstamm wird über die Mittellinie (*M*) verlagert, der Nebenast wird durch die Falx zurückgehalten und übt dadurch einen Zug auf das Hauptgefäß aus; *3* negatives Frontopolarzeichen durch gemeinsame Verlagerung von Haupt- und Nebenästen der A. cerebri ant. über die Mittellinie.

Die Fernzeichen sind demnach: *Parallelverschiebung, positives Falxzeichen, Schlängelung, positives Frontopolarzeichen und Dissoziation der Anteriorgefäße.*

Die Nahzeichen (Abb. 124 unten). Durch *Schrägstellung* der Falx kann die ganze mediane Hemisphärenfläche mit allen Gefäßen verlagert werden. Dadurch bilden die A. cerebri anterior und ihre Äste einen gemeinsamen, gegen die gesunde Seite konvexen *Bogen — B —.* Nebenäste und Hauptstamm überlagern sich gegenseitig im arteriographischen Vorderbild, so daß es *nicht zur Dissoziation* kommt. Infolge der Schrägstellung der Falx ist das *Falxzeichen negativ.* Durch die gemeinsame Verlagerung aller Gefäße folgt auch der Anfangsteil der Seitenäste unbehindert dem Hauptstamm und übt daher keinen Zug auf diesen aus. So ist es möglich, daß der physiologische Knick an den Gabelungsstellen infolge der allgemeinen Gefäßspannung verstreicht — *negatives Frontopolarzeichen* (Abb. 125). Aus dem gleichen Grunde *verschwindet die* normale *Gefäßschlängelung.*

Die Nahzeichen sind also zusammengefaßt: *bogenförmige Verlagerung der gestreckten Gefäße, fehlende Dissoziation, negatives Falx- und Frontopolarzeichen und aufgehobene Gefäßschlängelung.*

Eine kurze Erörterung verdient noch die *Endaufzweigung* der beiden größten Hirnarterien (A_5 und M_5). Sie sind vorwiegend im Seitenbild zu beurteilen, auf dem sie sich in der hinteren Parietalregion zum Teil vermischen. Diese Gegend erscheint physiologisch häufig besonders „gefäßreich" zu sein. Das kann sehr leicht *zu Irrtümern Anlaß* geben. Diese Region ist daher mit *größter Vorsicht* zu beurteilen.

Die **A. cerebri posterior,** eigentlich ein Ast der A. basilaris, füllt sich über den Ramus communicans posterior in einem beträchtlichen Prozentsatz der Carotis-arteriogramme. Wie weit ihre Füllung als solche vom Tumorsitz abhängig ist, steht noch offen. In letzter Zeit ist von ZÜLCH (1950) gezeigt worden, daß man die besonders bei temporalen und parietalen Tumoren vorkommende Einklemmung des Uncus im Tentoriumschlitz nicht selten arteriographisch am Verlauf der A. cerebri posterior erkennen kann (Abb. 126); PIA hat diese Angabe überprüft und weitgehend bestätigt. Er hat darüber hinaus darauf hingewiesen, daß man im ap-Bild auch eine mediale Verlagerung der A. cerebri posterior erkennen kann.

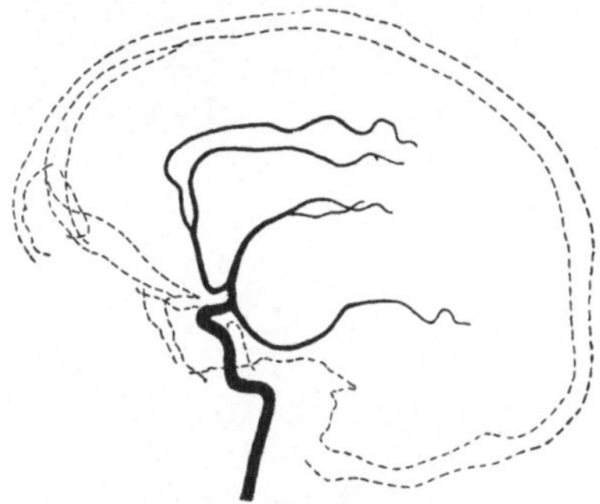

Abb. 126. Angiogramm der Einklemmung des Mittelhirns durch Prolaps in die Cist. ambiens. Der Anfangsteil der A. cer. post. und die A. commun. post. sind bogenförmig nach unten verlagert. [Ein Bild der diesem Befund entsprechenden anatomischen Veränderungen findet sich in Dtsch. Z. Chir. **253**, 14 (1939), Abb. 10.]

Der Hydrocephalus internus.

Das Angiogramm des Hydrocephalus internus fällt ein wenig aus der Reihe der bisher beschriebenen Bilder heraus. Das Vorderbild zeigt meist beim symmetrischen Hydrocephalus kaum erkennbare Veränderungen. Auch das Seitenbild läßt die Diagnose der Ventrikelerweiterung erst zu, wenn diese höhere Grade erreicht hat (Abb. 127 und 154). Das auffallendste Symptom ist dann die Ausweitung des Bogens der A. cerebri anterior. Das Gefäß ist — wie alle anderen Arterien beim Hydrocephalus — „gespannt". Die A. cerebri media kann etwas angehoben erscheinen, was nicht zur Fehldiagnose eines Schläfe-lappentumors verleiten darf.

Die großen Arterien im Vertebralisangiogramm.

Das *Vertebralisangiogramm* kann durch Gefäßverlagerung nur verhältnis-mäßig wenig zur Diagnose raumfordernder Prozesse beitragen. Der Grund hier-für wurde bereits zum Teil dargelegt (s. S. 151).

So müssen einerseits scheinbar beträchtliche Abweichungen auch der großen Gefäße aus ihrer „normalen" Lage mit großer Vorsicht beurteilt werden, anderer-seits muß man stets im Auge behalten, daß auch große Tumoren erfahrungsgemäß oft keine röntgenologisch „erkennbare" Gefäßverlagerung zur Folge haben müssen, besonders wenn sie intracerebellär liegen. Dazu ist noch zu berücksich-tigen, daß raumfordernde Prozesse der hinteren Schädelgrube so gut wie immer zu einem *Hydrocephalus* führen, der seinerseits das Angiogramm beeinflußt. Er verursacht im Carotisarteriogramm eine Ausweitung des Bogens der A. cerebri anterior und eine allgemeine Streckung der Gefäße. Unter den Vertebralisästen hat man dem Abgangsstück der A. cerebri posterior P_1 und P_2 besondere Beach-tung geschenkt. Der im Seitenbild im allgemeinen leicht caudal-konvexe Bogen soll bei supratentoriellen Prozessen betont stark ausgebildet, bei infratentoriellen abgeflacht sein. Uns scheint jedoch, wie auch RADNER, daß darauf nach den

heute vorliegenden Erfahrungen noch keine sichere Diagnose aufgebaut werden
kann. Kleinhirnbrückenwinkeltumoren können (müssen aber nicht!) Verlagerungen der A. basilaris verursachen. Sie dürfen jedoch nur verwertet werden,
wenn wie in Abb. 128 (Pyramidenspitzenmeningeom) die Verlagerung und
Streckung des Gefäßes sehr ausgeprägt ist. Dann allerdings läßt sie den Schluß

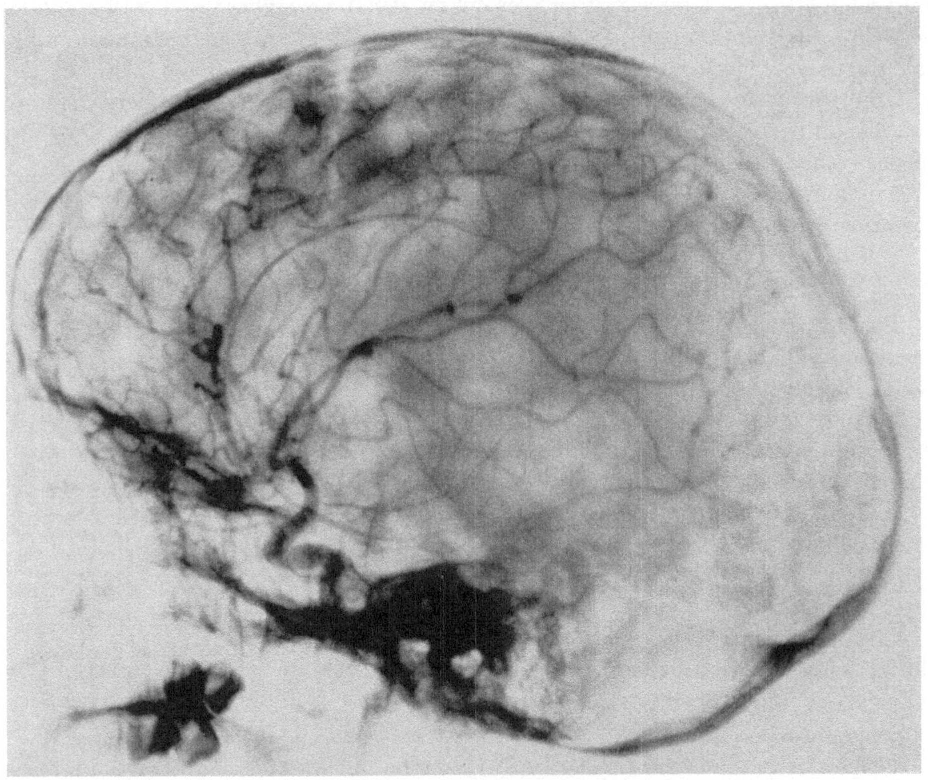

Abb. 127. Der Hydrocephalus im Seitenarteriogramm. Beachte besonders die Ausweitung des Anteriorbogens
und den Hochstand der A. cerebri med., der nicht zur Diagnose eines Schläfelappentumors verleiten darf.

auf eine besondere Größe des Tumors und eine dadurch bedingte Eindellung der
Brücke zu. Es muß jedoch immer bedacht werden, daß auch die Arteriosklerose
zu einer beträchtlichen Schlängelung und Verlagerung des Gefäßes führen kann.

Die großen Venen.

Das Phlebogramm kann die Diagnose raumfordernder Prozesse durch *Gefäßverlagerung* nur relativ selten fördern. Gelegentlich kann ein parasagittaler extracerebraler Tumor die großen *corticalen*, dem Sinus sagittalis zustrebenden *Venen*
verdrängen. Dann kann dieses Verhalten die Diagnose ermöglichen (Abb. 138).

Öfter können während der Operation große Venen am freigelegten Gehirn
zur genauen Orientierung dienen, da sie an der Hirnoberfläche besser sichtbar
sind, als die häufiger in der Tiefe der Furchen liegenden Arterien. So kann man
durch den Vergleich des Phlebogramms und der freigelegten Hirnoberfläche
bestimmte Windungen leichter identifizieren.

Schließlich sind Verlagerungen der *inneren Hirnvenen* und der V. magna Galeni manchmal diagnostisch verwertbar (Moniz, Riechert, Lorenz, Krayenbühl). Dies ist praktisch besonders dann von Bedeutung, wenn es sich um Blastome handelt, die sonst im Angiogramm schwer diagnostizierbar sind, also

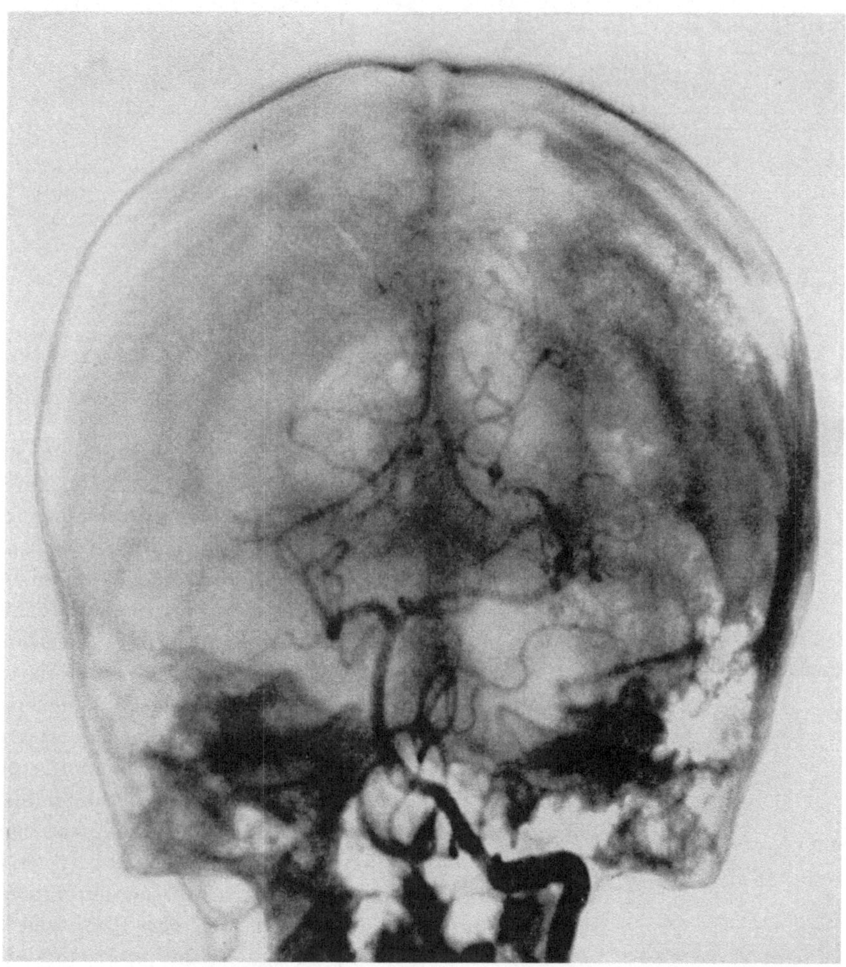

Abb. 128. Halbaxiales Vertebralisarteriogramm bei einem großen Meningeom der Pyramidenspitze. Beachte die Zerstörung der rechten Pyramidenspitze und die bogenförmige Verdrängung der A. basilaris nach links.

besonders bei Tumoren in Stammgangliennähe. Der Verschiebungsmechanismus ist am besten aus der Abb. 129 ersichtlich, die der Monographie von Krayenbühl entnommen ist.

Die kleinen tumornahen Hirngefäße.

Wir haben gesehen, daß die beschriebene Dislokation der großen Gefäßstämme im Angiogramm bei allen Arten raumfordernder Prozesse in gleicher Weise, wenn auch in verschiedenem Ausmaß, anzutreffen und für die *Lokaldiagnose* von ausschlaggebender Bedeutung ist. Eine weitere Sicherung und Präzisierung erfährt diese durch die Auswertung der Verlagerung *kleinerer Gefäße in unmittelbarer Tumornähe.* Sie weisen meist ein „*gestrecktes, gespanntes*" *Aussehen* auf, da

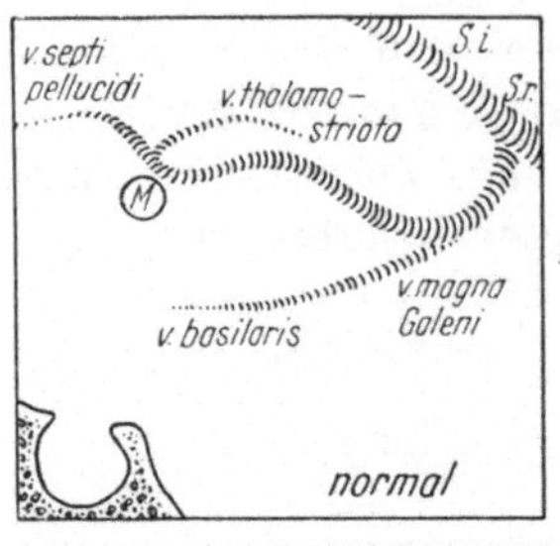

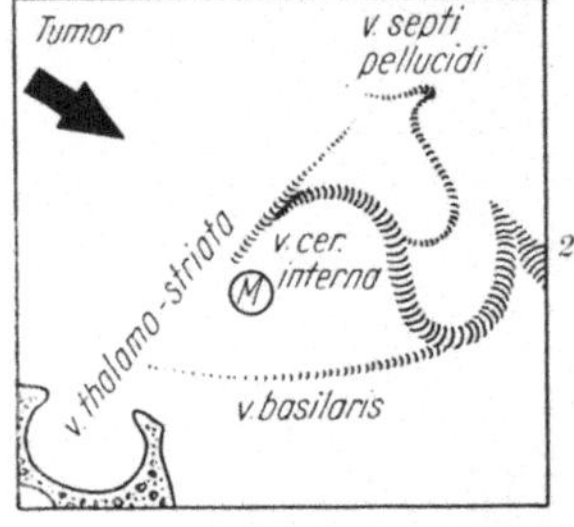

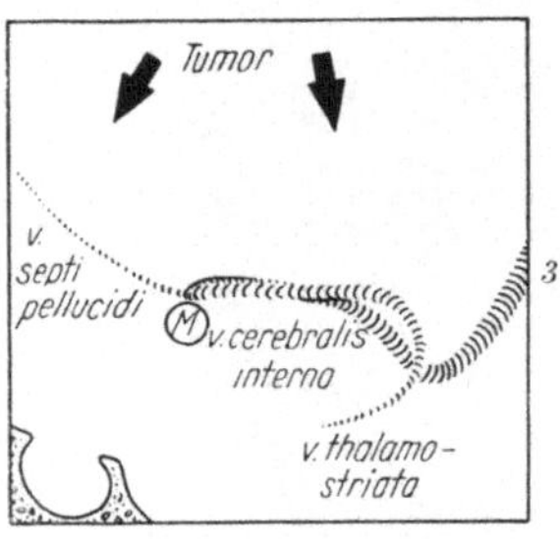

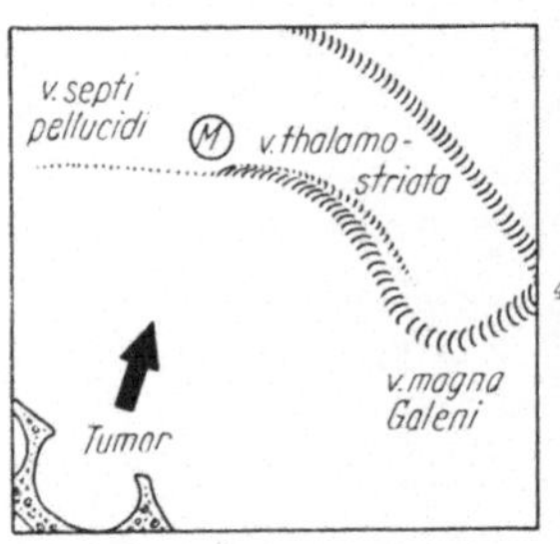

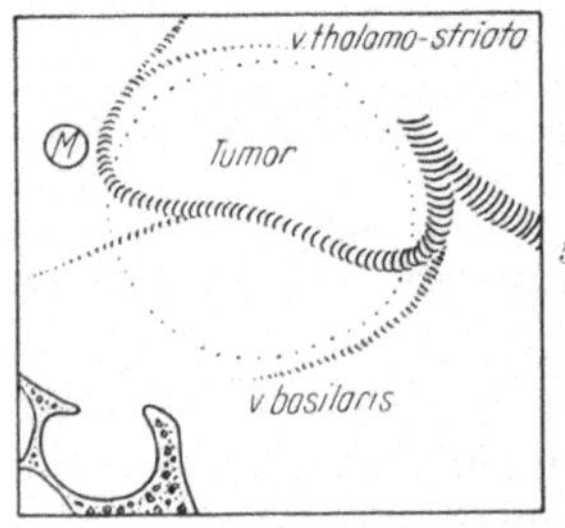

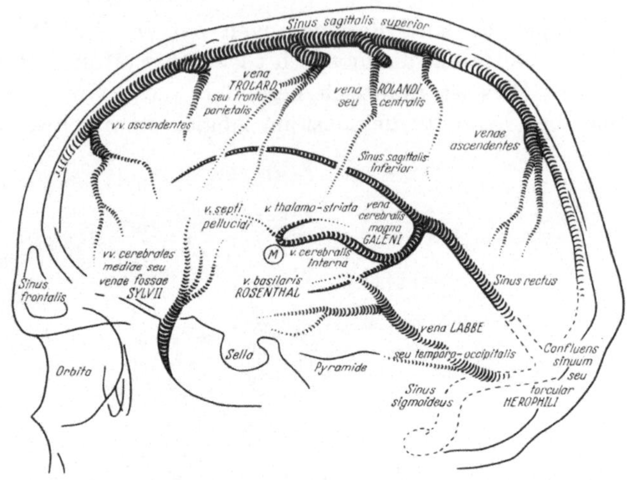

Abb. 129. Verlagerung der inneren Hirnvenen durch verschieden lokalisierte Tumoren. Links: *1* normal; *2* Stirnhirntumor; *3* parietaler Tumor; *4* suprasellärer Tumor; *5* Stammganglientumor. Rechts Übersichtsbild eines Phlebogramms 2. Ordnung (nach KRAYENBÜHL).

sie beim Ausweichen, wie leicht verständlich, ihre physiologische Schlängelung verlieren. Ihr Verlauf ist jedoch zum Teil von der Prozeßnatur abhängig und liefert dadurch, abgesehen von der Lokaldiagnose, auch einen gewissen Beitrag zur *Artdiagnose*. Im allgemeinen kann gesagt werden, daß die präformierten Gefäße mehr oder weniger aus dem erkrankten Areal verdrängt sind, wodurch dieses gefäßärmer erscheint als die Umgebung, vorausgesetzt, daß es sich nicht um einen Tumor handelt, der *selbst* reich an neugebildeten und darstellbaren Gefäßen ist. Bei umschriebenen, oberflächlich und verdrängend wachsenden Bildungen legen sich die präformierten Hirngefäße in charakteristischer Weise schalenartig um den Tumorbereich (Abb. 130, 138), das ist besonders charakteristisch für die Meningeome. Bei tiefsitzenden und bei diffusen bzw. infiltrierend wachsenden weichen sie demgegenüber so auseinander, daß nur die Abstände zwischen ihnen (infolge Verbreiterung der Windungen) größer werden (Abb. 120 und 131). Im Falle des diffus infiltrierenden Wachstums sind begreiflicherweise auch die Verlagerungen der großen Gefäßstämme geringer, wenngleich wir MONIZ nicht zustimmen können, wenn er die Gefäßverlagerung, z. B. bei Glioblastomen, gänzlich leugnet.

b) Die pathologische Vascularisation der raumfordernden Prozesse.

Wie im letzten Abschnitt gezeigt, können raumfordernde intrakraniale Prozesse im Angiogramm an der Verdrängung der Hirngefäße erkannt werden. Die angiographische Diagnose kann sich aber auch auf die Darstellung *tumoreigener*

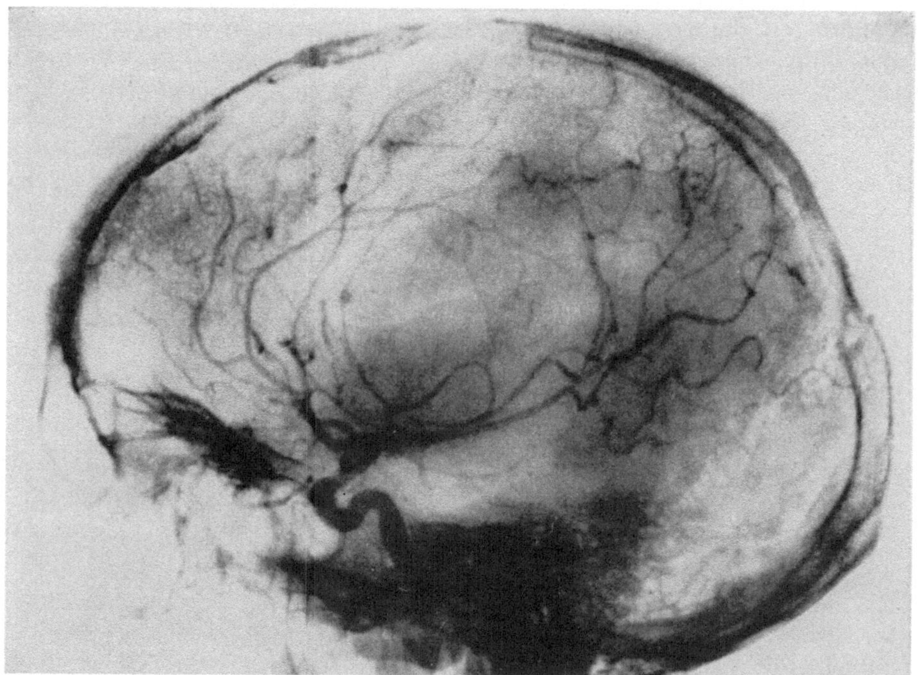

Abb. 130. Extracerebraler, ausgesprochen verdrängend wachsender Tumor (Meningeom) der Zentralregion. Schalenartiger Verlauf „randbildender" Gefäße.

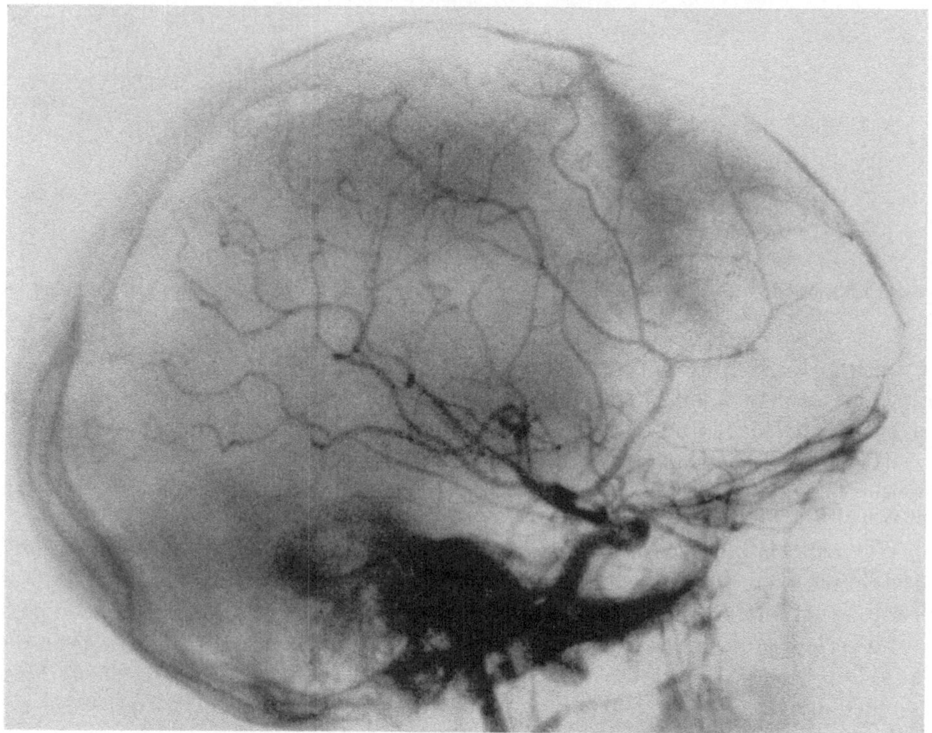

Abb. 131. Infiltrierend wachsender, intracerebraler Stirnhirntumor (protoplasmatisches Astrocytom). Beachte die Auseinanderdrängung der Anterioräste und Niederdrängung von A. cerebri med. und Syphon.

Gefäße stützen, die sich nach Anordnung und Form von den normalen Hirn-
gefäßen unterscheiden. Das angiographische Bild des Prozeßareals wird somit
wesentlich von der Zahl und der Art der *tumoreigenen, neugebildeten* Gefäße
bestimmt. Viele Tumorarten sind durch eine für sie charakteristische Vascularisation ausgezeichnet. Ist eine Neubildung nur an kleinen und kleinsten Gefäßen
reich, so werden diese *nicht* mehr *einzeln* auf dem Röntgenbild zur Darstellung

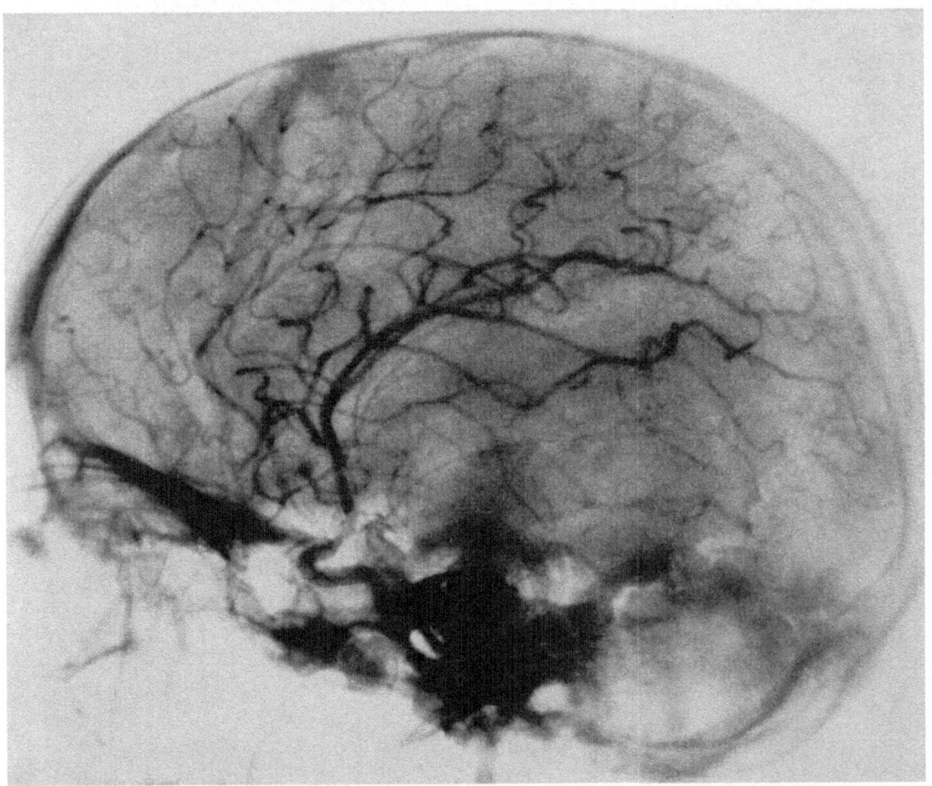

Abb. 132. Schläfelappenabsceß. Hochdrängung der A. cerebri media, keine pathologische Gefäßzeichnung im
Prozeßbereich selbst. Mäßige Dissoziation der Mediaäste vgl. Abb. 120.

gelangen. Es kommt dann aber zu einer diffusen Anreicherung von Kontrastmittel im Gebiet des pathologischen Prozesses (ähnlich wie in der capillaren Phase
im ganzen Gehirn) und dadurch zu einer „Anfärbung" des Tumors (Abb. 137).

Man muß sich davor hüten, Kalkeinlagerungen in einem Tumor mit einer Kontrastmittel-
anreicherung zu verwechseln. Vor diesem Irrtum bewahrt der Vergleich der Angiogramme
mit Schädelleerbildern.

Weiterhin ist der *Zeitpunkt der Röntgenaufnahme* von Einfluß auf die Tumor-
darstellung. Die *Durchströmungsgeschwindigkeit* im Bereich des pathologischen
Prozesses ist oft von der der normalen Hirngefäße verschieden, bei Tumoren
häufig verlangsamt, so daß die tumoreigenen Gefäße in der capillären oder venösen
Phase oft besonders gut zur Darstellung kommen (Abb. 136). Aber auch eine
Beschleunigung der Durchströmung auf Grund arteriovenöser Kurzschlüsse ist
für bestimmte Tumorarten charakteristisch (s. S. 177).

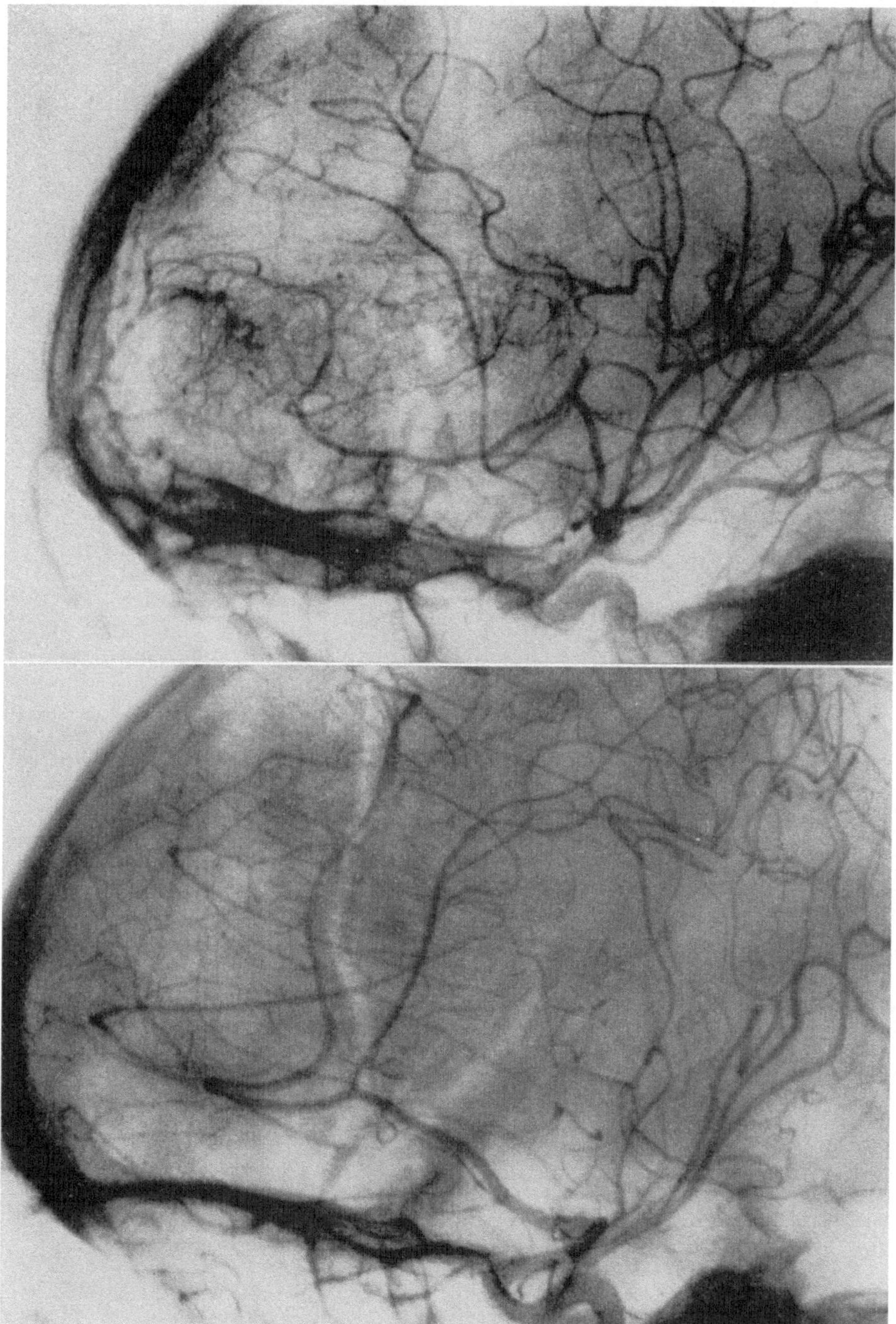

Abb. 133. Grundformen pathologischer Gefäße in Glioblastomen. Oben Netzform, unten parallele „Pinselstriche" (*H*).

Die Abbildung tumoreigener Gefäße im Angiogramm stellt in Ergänzung der beschriebenen Verlagerung normaler Hirngefäße ein hervorragendes Mittel zur

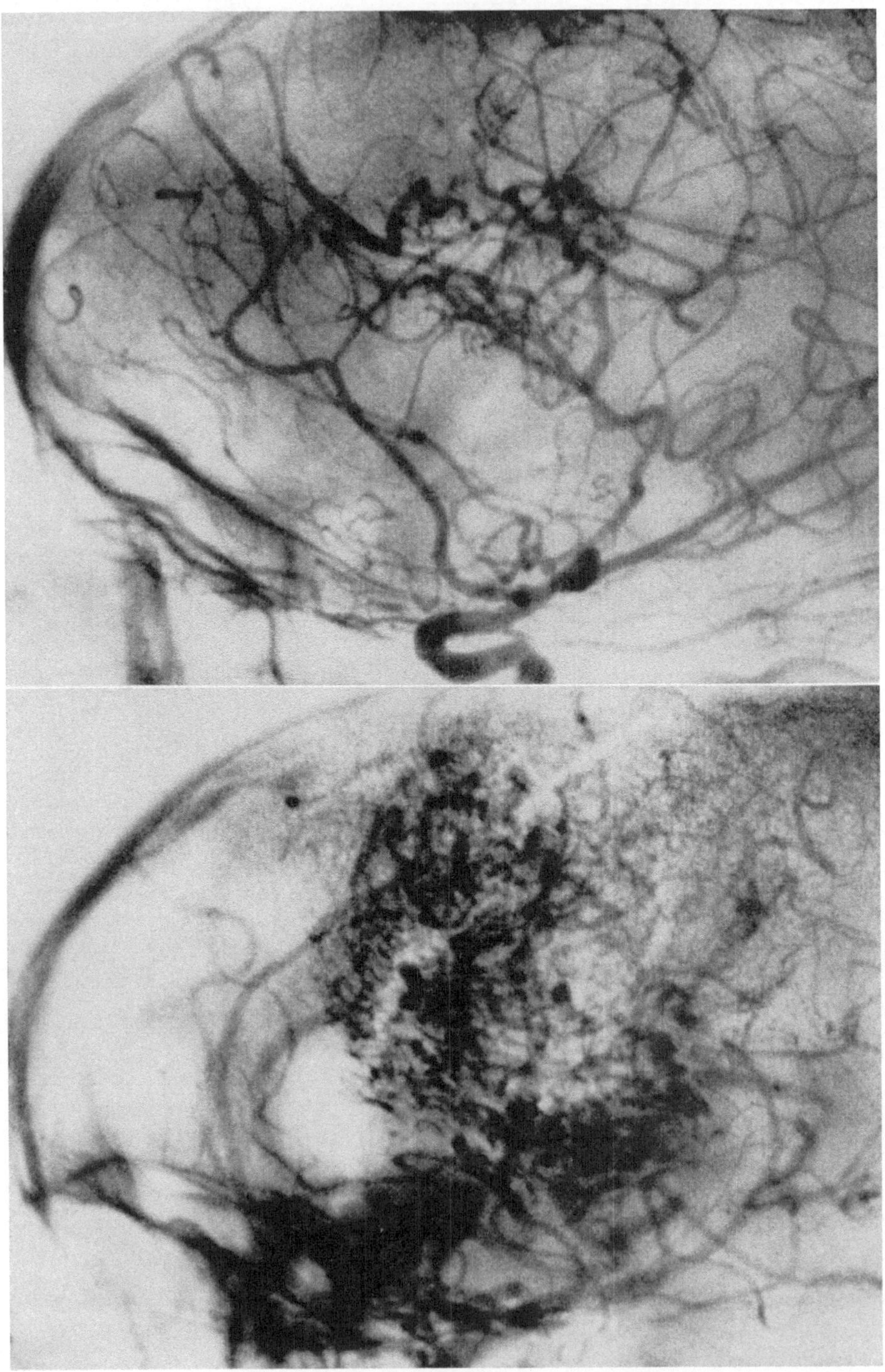

Abb. 134. Weitere Formen pathologischer Gefäße in Glioblastomen. Oben regellose Kaliberschwankungen, unten fleckige Kontrastmittelanschoppung (*H*).

absolut *präzisen Lokaldiagnose* von Tumoren dar, da es diese im Röntgenbild unmittelbar sichtbar macht. Allerdings werden oft nur Teile der Geschwulst dargestellt. Darüber hinaus gibt aber, wie schon gesagt, die Verschiedenartigkeit der tumoreigenen Gefäße einen Hinweis auf die *histologische* und damit *biologische Natur* einer ganzen Reihe von raumfordernden Prozessen. Auf diesen Umstand soll im folgenden näher eingegangen werden.

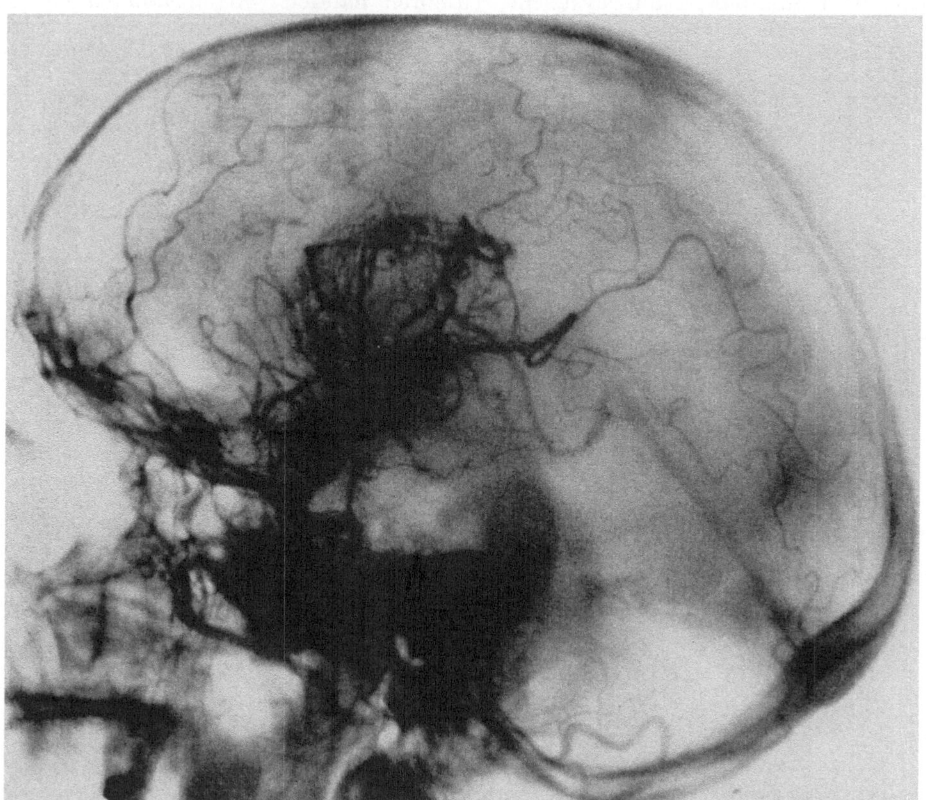

Abb. 135. Glioblastom mit starken arteriovenösen Verbindungen, wodurch in der *arteriellen* Phase bereits die Vena cerebri int. und der Sinus rectus dargestellt sind.

Um mit dem einen Extrem zu beginnen, *fehlen prozeßeigene Gefäße* völlig, wenn es sich bei dem raumbeschränkenden Prozeß um eine Flüssigkeitsansammlung handelt — also bei allen *Hämatomen, Cysten und Abscessen* (Abb. 132). Letztere können allerdings eine gefäßreiche Randzone aufweisen. Vergrößert wird das gefäßarme Gebiet häufig durch die den Prozeß umgebende Hirnschwellung oder das Ödem, welche beide durch Gefäßkompression im gleichen Sinne wirken (SORGO).

Daß das Gebiet im Arteriogramm gewöhnlich nicht gefäß„leer", sondern auch bei den oben angeführten Flüssigkeitsansammlungen nur sehr gefäß„arm" erscheint, liegt daran, daß sich häufig in der Strahlenrichtung vor oder hinter dem Prozeß liegende Gefäße in diesen projizieren.

Das Gefäßbild solider raumfordernder Prozesse variiert entsprechend den verschiedenen Tumorarten nach Zahl, Gestalt und Verteilung der prozeßeigenen Gefäße.

Ebenso gefäßleer wie die cystischen Prozesse sind unter den soliden Tumoren die intrakranialen *Epidermoide* (Cholesteatome) (LÖHR, GRASER). Sie bestehen bekanntlich aus einer Kapsel, die von einem gefäßlosen Detritus erfüllt ist. Gefäßarm sind weiterhin die *Granulationsgeschwülste* — die Konglomerattuberkel und Gummen.

Unter den Gliomen sind die *Astrozytome* im allgemeinen gefäßarm, soweit es sich nicht überhaupt um cystische Tumoren handelt. Wohl können solche

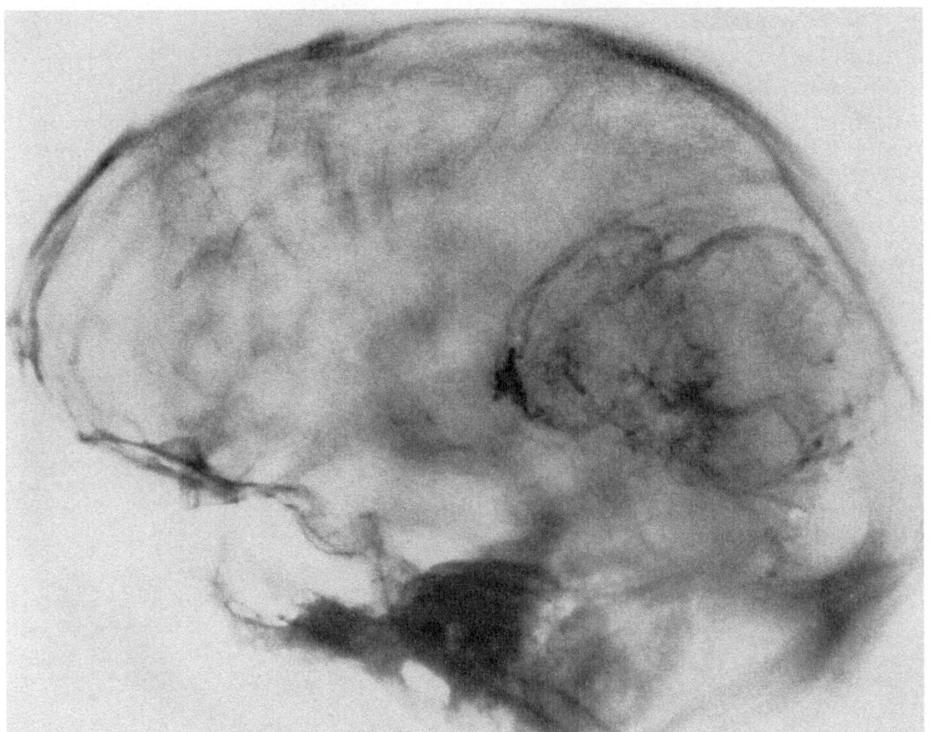

Abb. 136. Phlebogramm eines Glioblastoms. Es sind nur mehr die Tumorgefäße mit Kontrastmittel gefüllt.

Astrozytome auch arteriographisch erkennbare Eigengefäße aufweisen, wie sie besonders MONIZ als Gefäßknäuel und sog. Blutseen beschrieben hat, doch ist auch dieser Autor der Ansicht, daß besonders die bösartigeren Formen der Astrozytome die blutreicheren seien. Diese stehen jedoch den gleich zu besprechenden Glioblastomen bereits so nahe, daß eine Abtrennung dieses Tumortyps unter Umständen nur von der Ansicht des jeweiligen Autors abhängt.

Unter den *Oligodendrogliomen*, die oft schon auf der Schädelleeraufnahme an ihrer Verkalkung zu erkennen sind, gibt es gefäßärmere und gefäßreichere, diffus angefärbte Typen (FISCHER). Eine *sichere* Artdiagnose ist jedoch bei ihnen wie bei den eben besprochenen Astrozytomen nach unseren bisherigen Erfahrungen allein auf Grund des Arteriogramms gewöhnlich *nicht* durchführbar.

Von besonderer Bedeutung ist das Gefäßbild der multiformen *Glioblastome*. Es kann als eine Gunst der Natur angesehen werden, daß gerade diese Tumoren, deren präoperative Erkennung so besonders wichtig ist, in einem beträchtlichen

Prozentsatz der Fälle ein charakteristisches Bild der Eigengefäße aufweisen (MONIZ, TÖNNIS, LORENZ). Die Zahl dieser Fälle erhöht sich bei Verwendung der Serienangiographie (SCHIEFER-UDVARHELYI: 50—70%). Auch unter ihnen kennen wir aber sehr gefäßarme Typen, die von anderen intracerebralen, eventuell sogar extracerebralen Tumoren arteriographisch nicht zu unterscheiden sind. Ein Großteil der Glioblastome zeigt jedoch im Arteriogramm deutliche Eigengefäße und unter diesen wieder bestimmte Typen. Eine erste Gruppe (nach LORENZ) ist durch ein feines, spinnwebeartiges Netzwerk mit stärkeren Gefäßfleckchen an den Knotenpunkt der Netzmaschen ausgezeichnet (Abb. 133a). MONIZ hat darauf hingewiesen, daß die feinen Gefäße häufig einen ziemlich gestreckten und zueinander parallelen Verlauf haben, den er als pinselstrichartig bezeichnet hat (Abb. 133b). Eine zweite Form von Gefäßveränderungen besteht in größeren, regellos geformten und angeordneten Kontrastflecken, Blutseen und arteriovenösen Anastomosen (Abb. 134), auf die TÖNNIS durch die operative Beobachtung von Venen im Tumorbereich aufmerksam wurde, weil sie arterielles Blut führen. Ein dritter Typ schließlich ist durch ein Geflecht starker, zum Teil unregelmäßig geformter Gefäße gekennzeichnet (Abb. 135), die so stark entwickelt sein können, daß sie an ein arteriovenöses Aneurysma erinnern (HEMMINGSON, KAUTZKY).

In allen Fällen sind die regellosen Kaliberschwankungen besonders charakteristisch. Gelegentlich sind die pathologischen Gefäße vorwiegend auf die Tumorperipherie beschränkt, während das Zentrum gefäßärmer ist. Sehr häufig unterscheidet sich das Tempo des Blutdurchlaufes im Tumorgebiet von dem im Bereich des übrigen Gehirnes. So kann der Durchlauf durch arteriovenöse Kurzschlüsse beschleunigt sein und infolgedessen schon auf Arteriogrammen eine Darstellung der aus dem Tumor abgehenden Venen, ja sogar der Sinus zustande kommen (Abb. 135). Bei langsamerer Durchströmung enthalten die Tumorgefäße (die man ja vielfach nicht sicher als Arterien oder Venen differenzieren kann) oft noch auf späten Phlebogrammen Kontrastmittel, während die normalen Hirngefäße nicht mehr sichtbar sind (Abb. 136).

Es verdient angeführt zu werden, daß nach Untersuchungen von ELSBERG, HARE und ALMEIDA LIMA die histologisch feststellbare Gefäßverteilung im Tumorbereich bei verschiedenen Gliomformen durchaus deren unterschiedlichem arteriographischem Bild entspreche: zentrale Anhäufung soll die Astrozytome charakterisieren, periphere die Glioblastome.

Die Eigengefäße der von den Hirnhäuten ausgehenden Blastome, der *Meningeome*, sind von denen der Gliome häufig gut zu unterscheiden. Diese Tatsache ist bei der strukturellen Verschiedenheit der beiden Tumorgruppen ebenso verständlich, wie wegen ihrer verschiedenen Operabilität praktisch wichtig. Ein grundlegender Unterschied besteht darin, daß die supratentoriellen Gliome so gut wie immer nur von Ästen der Carotis interna oder Vertebralis, die Meningeome der Großhirnhemisphäre aber sehr häufig auch von Ästen der A. carotis externa (A. meningea media oder A. temporalis superficialis) gespeist werden (Abb. 140)[1]. Je nach dem individuellen Blutreichtum des vorliegenden Tumors, dem Überwiegen dieses oder jenes Gefäßgebietes in der Blutversorgung, der angewandten Technik (Injektion in die A. carotis communis, interna oder externa) und dem Zeitpunkt

---

[1] Wir haben einen Fall von Oligodendrogliom mit Blutzufluß aus der A. meningea media gesehen; ZÜLCH (1941/55) hat die Verwachsung mit der Dura auch morphologisch abgebildet.

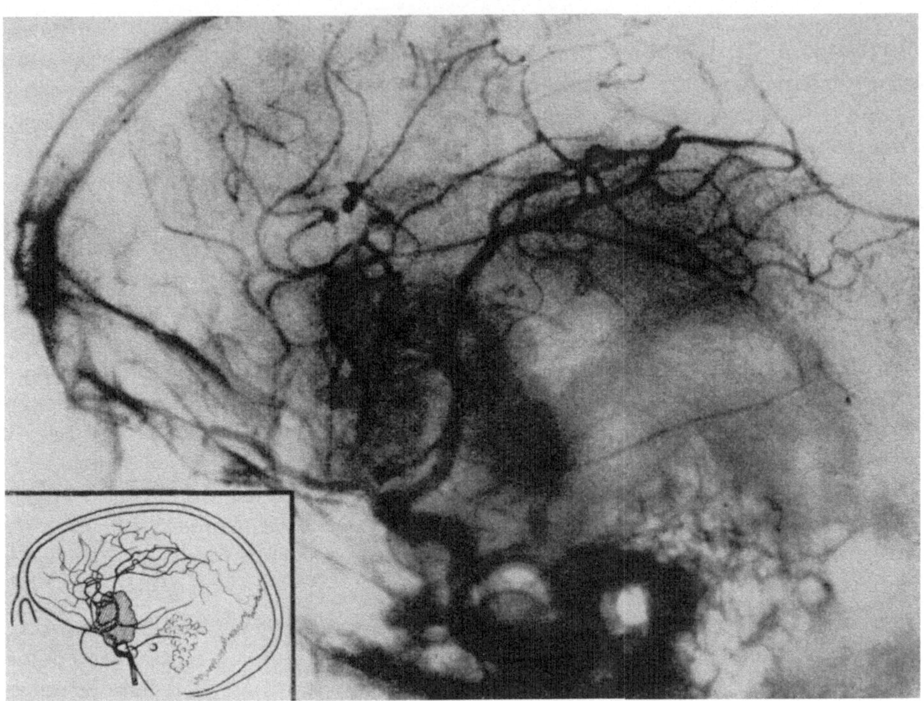

Abb. 137. Keilbeinmeningeom mit diffuser Anfärbung (*H*).

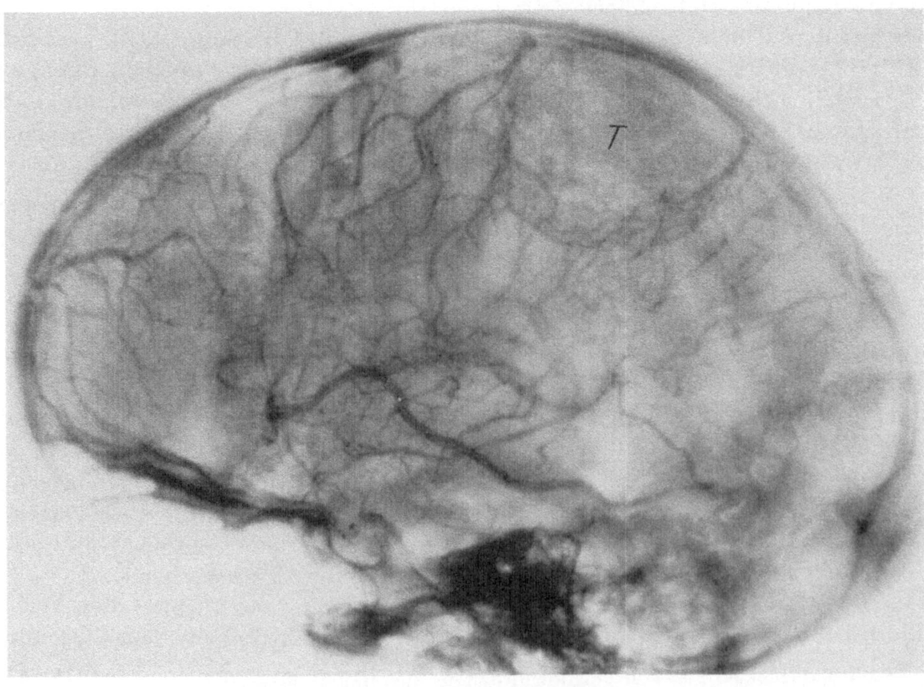

Abb. 138 Schalenförmig angeordnete Randvenen um ein parasagittales Meningeom (*T*).

der Aufnahme wird das Tumorareal im Arteriogramm eine mehr oder weniger
starke Gefäßzeichnung aufweisen. So sieht man auch bei Meningeomen entweder
sehr gefäßarme Tumorbilder (Abb. 130) oder solche mit sehr starker Vascularisation (Abb. 140). Man muß deshalb bei Verdacht auf Meningeom immer eigens
darauf achten, ob die A. carotis externa mitgefüllt ist. Besonders charakteristisch für gefäßreiche Meningeome ist die bereits kurz erwähnte diffuse Anfärbung, die relativ gut umschrieben ist und den ganzen Tumorbereich einnimmt.

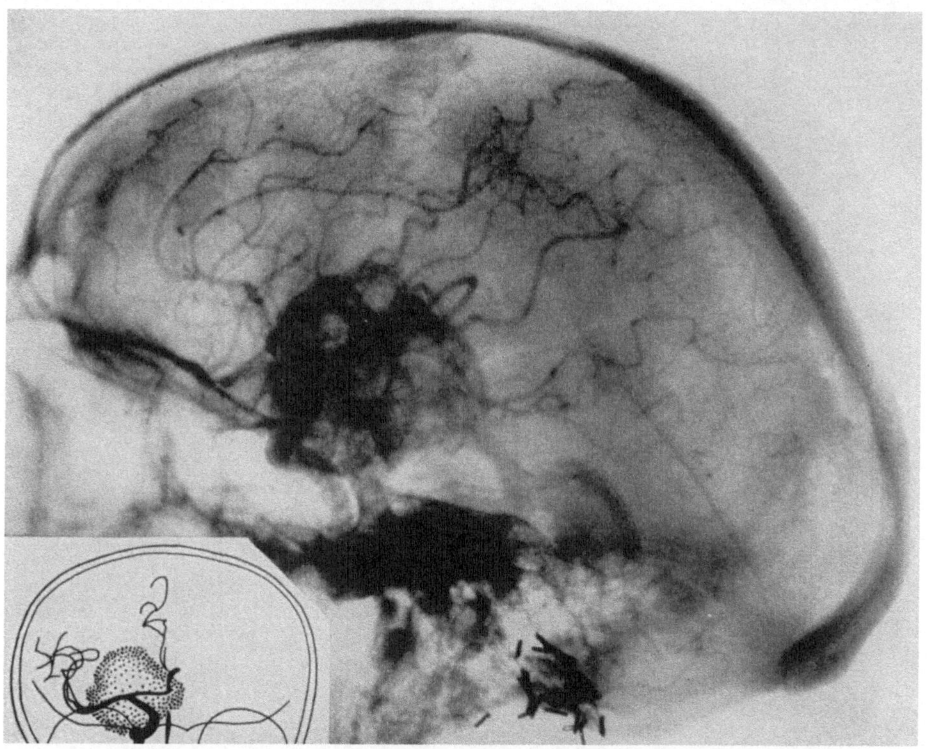

Abb. 139. Großhirnangioblastom ähnelt einem Keilbeinmeningeom, ohne jedoch trotz seiner Größe die A. cerebri
ant. und media wesentlich zu verlagern, was durch seinen *intra*cerebralen Sitz zu erklären ist.
(Aus KAUTZKY u. VIERDT: Zbl. Neurochir. 1953.)

Sie kann je nach der Architektur der Geschwulst mehr fleckig, netzig oder auch
strahlenförmig („Durastern" der Meningeome) erscheinen und zeichnet im allgemeinen die tatsächliche Ausdehnung des Tumors nach (Abb. 137). Nicht selten
sieht man „Randvenen" oder auch eine Arterie sich bogenförmig um die Tumoroberfläche schlingen (Abb. 138). Soweit einzelne zuführende Gefäße oder solche
im Blastombereich dargestellt sind, weisen sie, zum Unterschied von den unregelmäßig begrenzten und im Kaliber schwankenden Gliomgefäßen, ein normales
Aussehen auf.

Von gefäßreichen Meningeomen sind die im Großhirnbereich nur im Ausnahmefall vorkommenden *Angioblastome* kaum zu unterscheiden (Abb. 139). Meist ist
diese Tumorart bekanntlich im Kleinhirn lokalisiert (LINDAU-Tumor). Hier
ergibt das Angioblastom bei der Vertebralisangiographie eine charakteristische,
umschriebene „Anfärbung". Gewöhnlich wird hier jedoch, wie bei allen Kleinhirntumoren, die Ventrikulographie zur Diagnostik herangezogen werden.

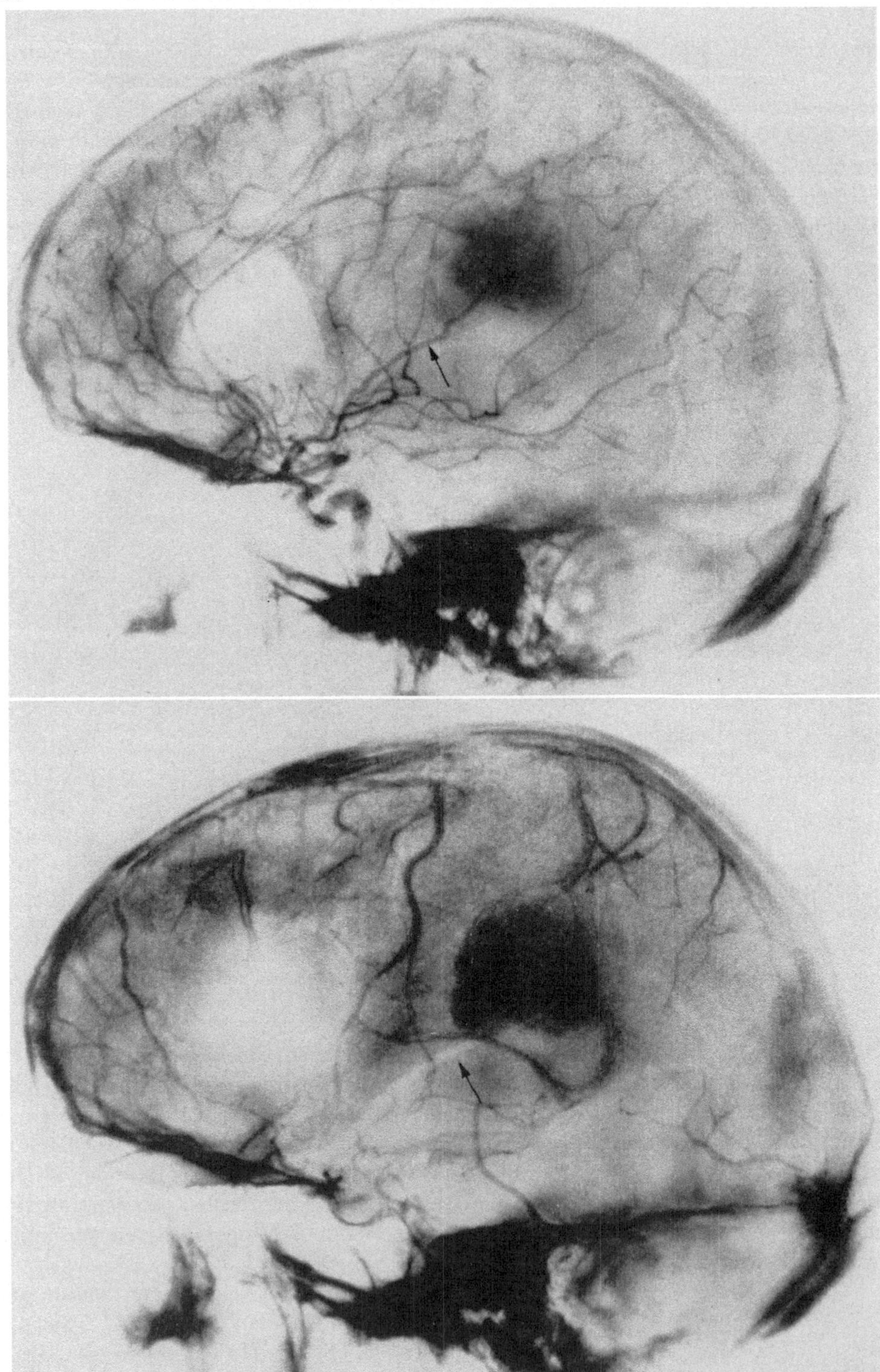

Abb. 140. Arteriogramm und Phlebogramm eines Konvexitätsmeningeoms. Auf dem Arteriogramm (oben) sieht man die erweiterte A. meningea media (←) in das Tumorareal ziehen. Auf dem Phlebogramm (unten) ist sie nicht mehr gefüllt, jetzt sieht man die Knochenrinne (←), in der die Arterie verläuft. Die Tumoranfärbung ist im Phlebogramm viel vollkommener als im Arteriogramm.

Von Lorenz wurde auch den primären cerebralen „Sarkomen" ein charakteristisches Arteriogramm zugeschrieben, das Merkmale der Meningeome und der Glioblastome vereinigen soll. Die Beschreibung stützt sich jedoch nur auf 3 Fälle und ist zumindest noch nicht von praktischer Bedeutung, ganz abgesehen davon, daß die Klassifikation von Hirnsarkomen durch verschiedene Autoren noch uneinheitlich ist. Die Lorenzsche Beschreibung dürfte nur für die Untergruppe der „Fibrosarkome der Dura" gelten, wie uns auch eine eigene Beobachtung gezeigt hat.

Cerebrale *Metastasen* maligner Tumoren können ein sehr unterschiedliches arteriographisches Bild geben. Bald führen sie nur zu Verdrängungserscheinungen der präformierten Hirngefäße, wobei die meist starke begleitende

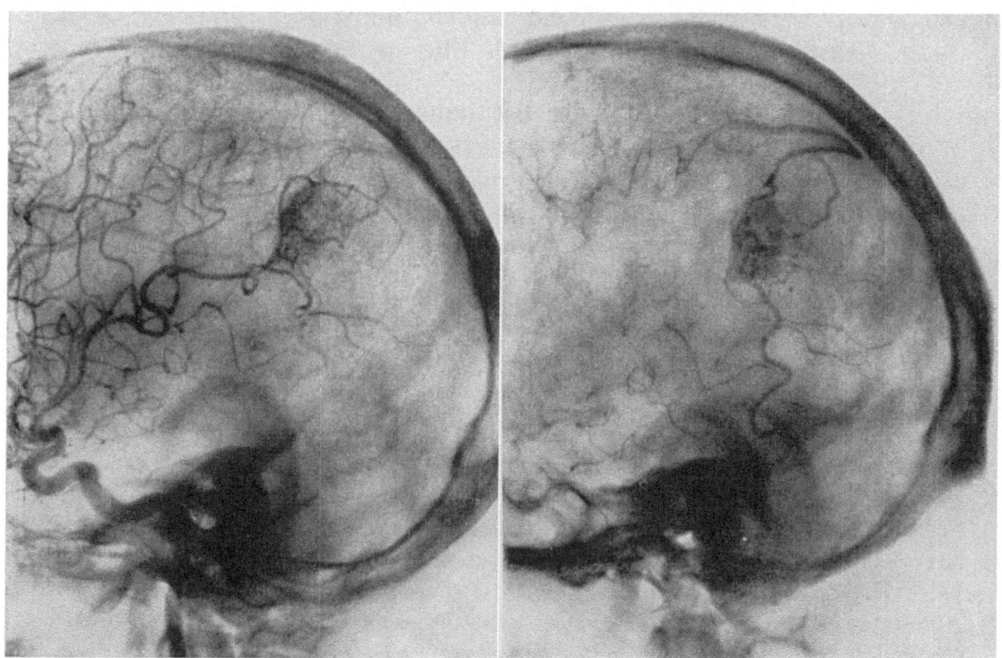

Abb. 141. Arteriogramm und Phlebogramm einer Carcinommetastase.

Hirnschwellung eine bedeutende Rolle spielt, bald sind sie durch eine verschieden stark ausgeprägte Eigenvascularisation gekennzeichnet. Häufig ähnelt ihr Arteriogramm dem des Glioblastoms (Häussler). Kugelige Form spricht eher für Metastase, Keilform eher für Glioblastom. Da beide Tumorarten eine ähnliche Operationsindikation bedingen, ist eine Verwechslung ohne Bedeutung. Metastasen können im Arteriogramm, infolge ihrer guten Abgrenzung aber auch Meningeome, infolge ihres Gefäßreichtums sogar einmal ein kleines Angiom vortäuschen (Abb. 141). Ein Irrtum dieser Art wird jedoch höchstens dazu führen, daß gelegentlich eine Metastase überflüssigerweise operativ freigelegt wird. Im übrigen wird man bei dem Verdacht auf das Vorliegen einer Metastase die Kontrastbilder besonders sorgfältig auf das Vorliegen eines zweiten Tumors prüfen (s. Abb. 50).

Für das Angiogramm der A. *vertebralis* gelten bezüglich der pathologischen Gefäßzeichnung die gleichen Regeln, wie sie eben für das Carotisangiogramm beschrieben wurden. Eine typische Vascularisation der eigentlichen Kleinhirntumoren bzw. der Blastome des 4. Ventrikels (Medulloblastom, Ependymom, Spongioblastom) ist uns bisher nicht bekannt, ist vor allem für die letztgenannte Tumorart auch nicht zu erwarten. Eine Anfärbung des Tumors wird bei Meningeomen und bei Metastasen beobachtet. An der Oberfläche von Acusticusneurinomen wurde ein Netzwerk normalerweise nicht vorhandener Gefäße beschrieben (MILETTI u. a.). Sicherlich wird dieser Befund nur selten von größerer Bedeutung sein, da das so charakteristische klinische Bild des Acusticusneurinoms bis auf Ausnahmefälle eine Kontrastmitteldiagnostik erübrigt. Von besonderem Interesse ist ein Hinweis RADNERs, daß Tumoren der Pinealisregion, wohl meist Gliome, häufig im Vertebralisangiogramm an einer pathologischen Gefäßzeichnung erkannt werden können, während er die von MONIZ beschriebene Verlagerung der V. Galeni nicht beobachten konnte. Über die LINDAU-Tumoren s. S. 179.

c) Die Ortsspezifität der Hirntumoren im Angiogramm.

Die Erfahrungen der letzten 20 Jahre haben an einem nach tausenden zählenden Material gezeigt, daß die in ihrer Art verschiedenen intrakranialen Tumoren nicht wahllose im Schädelinnern vorkommen, sondern daß sie — wie schon eingangs betont — bestimmte Prädilektionsstellen haben. So haben sich verschiedene Autoren mit Erfolg darum bemüht, *Tumortypen* zu umreißen, die durch ihre Lokalisation, ihr histologisches Bild und das Erkrankungsalter der von ihnen befallenen Patienten charakterisiert sind (s. ZÜLCH 1951/55). Daraus ist zu erklären, daß auch das klinisch-röntgenologische Bild dieser Typen ein einheitliches ist. Für den Erfahrenen ist es deshalb im Einzelfall nicht mehr immer notwendig, die Diagnose von der Lokaldiagnose über die Artdiagnose aufzubauen, so etwa, daß er zunächst einen Tumor des Schläfelappens diagnostiziert und sich dann bezüglich seiner Art mit der Differentialdiagnose aller im Schädelraum vorkommenden extra- und intracerebralen Tumoren abmüht. Er hat vielmehr Bilder bestimmter Tumortypen vor Augen, er sieht sozusagen in jeder Region des Schädelinnenraums die Tumoren, die in den verschiedenen Altersklassen, für sie charakteristisch sind. Diese erkennt er aus dem klinisch-röntgenologischen Syndrom, z. B. *das* Meningeom des kleinen Keilbeinflügels in der Lebensmitte oder *das* Spongioblastom (sog. Astrozytom) des Kleinhirns bei Kindern und Jugendlichen. Eine solche Diagnose gilt allerdings nur bedingt. Sie ist ein Wahrscheinlichkeitsschluß. Dies ist besonders auch deshalb der Fall, weil zwar die anatomischen Bilder der Tumortypen weitgehend herausgearbeitet sind, klinisch-röntgenologisch aber bisher nur eine kleinere Zahl von Arten ausreichend durch ein „Syndrom" charakterisiert ist.

So stellt der folgende Abschnitt, so wichtig er uns scheint, mehr ein *Programm* als einen Bericht über ein geschlossenes Wissensgut dar. Aus diesem Grunde wurde er an das Ende der angiographischen Tumordiagnostik gestellt, diese selbst aber von der reinen Lokaldiagnostik über die Artdiagnostik *systematisch* aufgebaut. Das hat auch einen didaktischen Grund: Wenn primär von den Tumorsyndromen ausgegangen würde, müßte ja der Anfänger deren Symptome einfach auswendig lernen — ein reizloses und wenig erfolgversprechendes Unterfangen. Deshalb wurde gezeigt, daß die Lokaldiagnose in jedem Einzelfall mit Verständnis aus den Gefäß- bzw. Ventrikelverlagerungen abgeleitet werden kann, weil diese allgemein gültigen Regeln der mechanischen Verschiebung folgen.

Dann schließt sich die Artdiagnose auf Grund der pathologischen Eigenvascularisation des Tumors an. So wird am ehesten verhindert, daß seltenere Krankheitsbilder aus allzugroßer „Routine" übersehen werden. Um andererseits zu vermeiden, daß unwahrscheinliche Prozesse bedenkenlos diagnostiziert werden, sollen nun abschließend die häufigsten und erfahrungsgemäß für die einzelnen Regionen charakteristischen Tumortypen zusammengestellt werden, so weit ihr angiographisches Bild bereits einigermaßen bekannt ist.

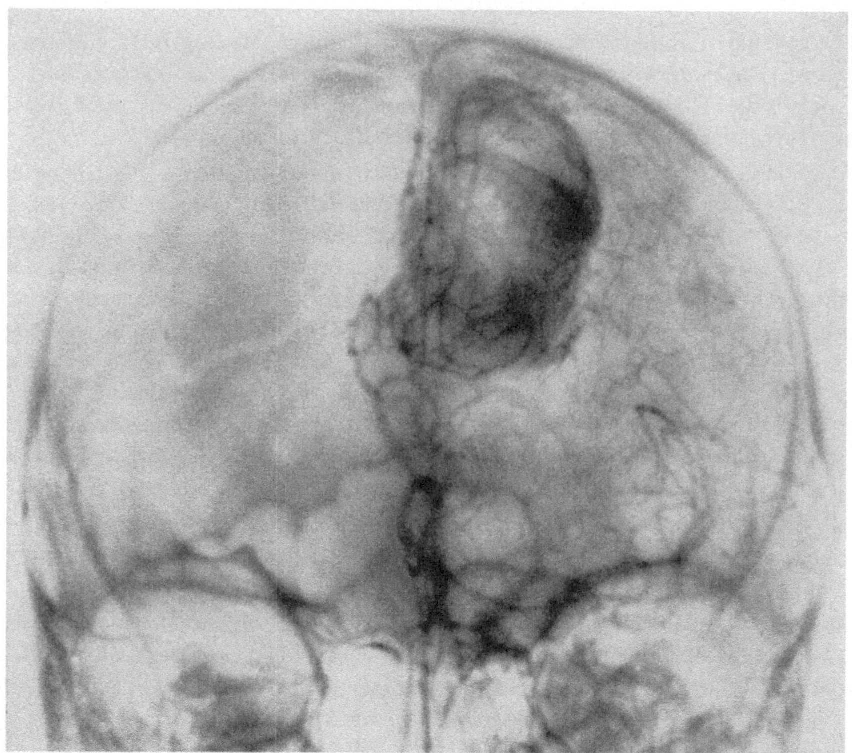

Abb. 142. Vorderbild eines gefäßreichen Falxmeningeoms.

Unter den Blastomen im Bereich des Großhirns ist zunächst die Gruppe der *parasagittalen Tumoren* hervorzuheben. Man versteht darunter Geschwülste, die sich im Bereich der Mantelkante entwickeln. Zu ihnen gehören vor allem die parasagittalen *Meningeome*. Sie haben ihren Ursprung entweder an der Dura, der mittelliniennahen Konvexität oder am Sinus sagittalis sup., den sie durchwachsen können oder schließlich an der Falx. Nicht allzuselten sind sie doppelseitig entwickelt. Frontal und occipital können sie eine erhebliche Größe erreichen, ehe sie klinische Symptome machen. In der Nähe der Zentralregion werden sie gewöhnlich schon früher durch Halbseitenerscheinungen bemerkbar. Diese kleineren Tumoren brauchen dann auch keine sehr erheblichen Gefäßverlagerungen verursachen. Die angiographische Diagnose ist bei allen parasagittalen Tumoren dadurch erleichtert, daß sich häufig eine pathologische Gefäßzeichnung im Tumorbereich abbildet. Der Zustrom erfolgt bei den Meningeomen des Sinus und den Convexitätsmeningeomen meist bevorzugt aus Ästen der A. carotis externa (besonders A. meningea media und temporalis superficialis). Die Falxmeningeome erhalten ihr Blut im Gegensatz dazu hauptsächlich aus Ästen der Carotis interna. Für die Erkennung der Lagebeziehung parasagittaler Meningeome zum Sinus ist besonders das Vorderbild aufschlußreich (Abb. 142). Die occipitalen Meningeome können wie alle occipitalen Tumoren dadurch diagnostische Schwierigkeiten machen, daß sie vorwiegend im Stromgebiet der A. cerebri posterior gelegen sind, die ja oft ihr Blut ausschließlich aus der A. vertebralis erhält.

In ähnlicher Lokalisation wie die parasagittalen Meningeome finden sich *fronto- und parietodorsale Oligodendrogliome, Astrozytome* und *Glioblastome*. Sie sind, soweit die Glioblastome nicht an ihren Eigengefäßen erkennbar werden, rein angiographisch bisher nicht voneinander zu unterscheiden.

Das gleiche gilt für die fronto- und parieto*lateralen Gliome*. Sie überwiegen zahlenmäßig über die analog lokalisierten *lateralen Convexitätsmeningeome* (besonders der 3. Frontalwindung). Parietodorsal und parietolateral findet sich eine recht gut umrissene Gruppe besonders gefäßreicher Glioblastome, die auch klinisch durch ein beinahe sterotypes Bild charakterisiert sind (KAUTZKY, 1). Bei Jugendlichen ist besonders auf die *Großhirnependymome* zu achten. Sie liegen im Mark der Hemisphären, am häufigsten in der „Dreiländerecke" zwischen Schläfe-, Scheitel- und Hinterhauptlappen. Da sie häufig eine große Cyste enthalten, führen sie oft zu einer besonders starken Spannung der in ihrem Bereich liegenden präformierten Hirngefäße, ohne eine Eigenvascularisation angiographisch erkennen zu lassen.

Im *Occipitallappen* herrschen unter den intracerebralen Tumoren die Glioblastome vor, die aber meist vom Schläfelappen (occipitolaterale) oder vom hinteren Balken ausgehen (occipitomediale).

Unter den *basalen Tumoren* zeichnen sich wieder einige Meningeomformen durch besondere Bedeutung und typisch angiographische Bilder aus. Dies gilt vor allem vom Meningeom der Siebbeinplatte, dem sog. *Olfactoriusmeningeom*. Seine Vascularisation ist verschieden stark, die Verlagerung der A. cerebri ant. aber nahezu pathognomonisch (Abb. 122). Ein wenig ähnlich ist das Angiogramm des fronto-basalen *Glioblastoms* („*der Riechrinne*"). Die Verschiebung und Verformung der vorderen Hirnarterien ist jedoch bei ihm wohl kaum je so typisch ausgeprägt wie beim Olfactoriusmeningeom.

Das Verlagerungsbild des ebenso wichtigen *Keilbeinmeningeoms* wurde schon eingehend dargestellt (s. S. 159). Es zeigt fast immer eine starke Gefäßanfärbung, und zwar besonders durch Äste der Meningea media. Ihr Gefäßkanal (Foramen spinae) ist auch häufig erweitert, was auf Schädelbasisaufnahmen erkannt werden kann. Auf Grund dieser Eigenschaften ist das Keilbeinmeningeom kaum mit anderen Tumoren zu verwechseln.

Unter den *Schläfelappengliomen* sind die Glioblastome meist durch ihre Gefäßzeichnung diagnostizierbar. Die gewöhnlich gefäßarmen Oligodendrogliome sind durch relativ geringe Gefäßverlagerung gekennzeichnet und so manchmal nicht ganz leicht zu erkennen. Demgegenüber zeigen die seltenen cystischen Astrozytome eine besonders starke Gefäßspannung bei fehlender Tumorgefäßzeichnung (TÖNNIS und PIA). Die Schläfelappentumoren neigen besonders zum Prolaps des Gyrus hippocampi in den Tentoriumschlitz und zu den entsprechenden Veränderungen an der A. cerebri posterior (s. S. 167).

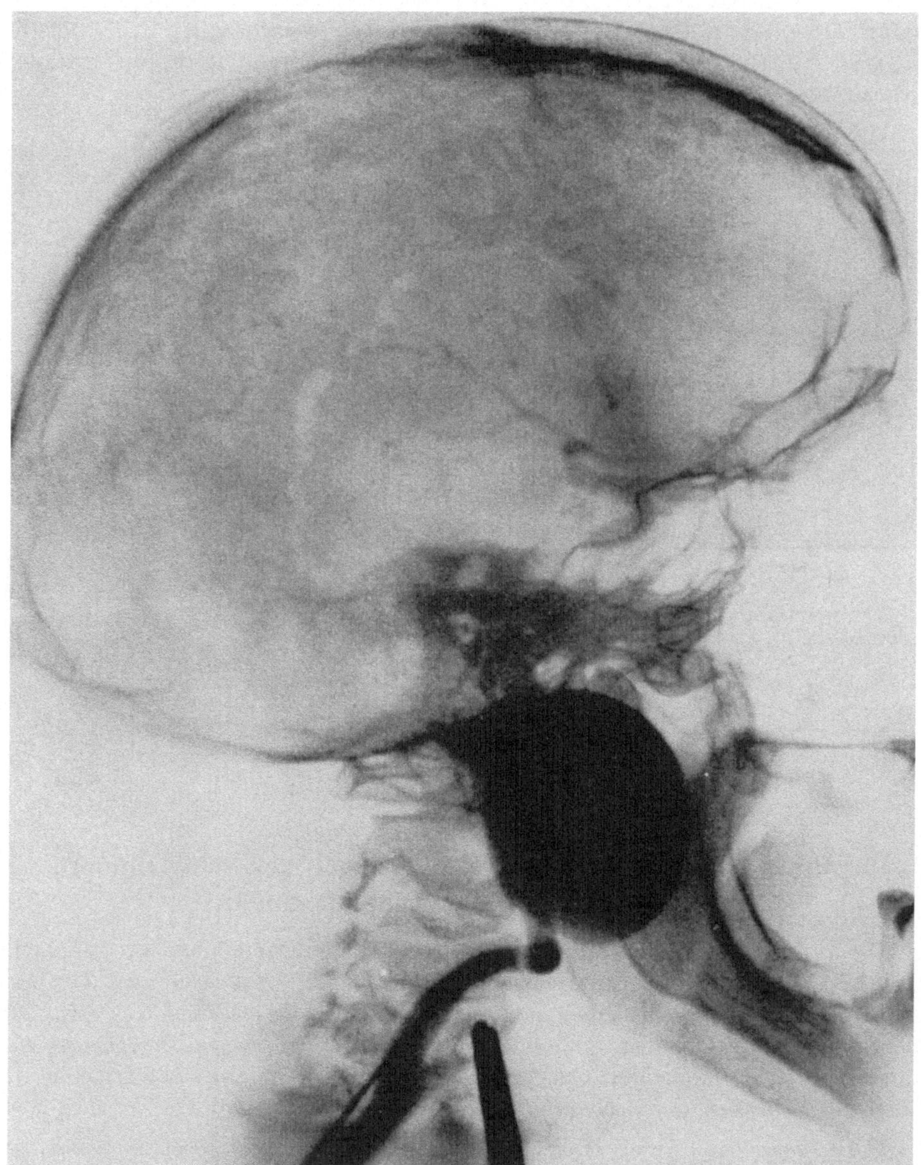

Abb. 143. Großes Aneurysma der Carotis int. am Hals. (Da es sich in den Rachen vorwölbte, wurde es zuerst für einen Tonsillarabsceß gehalten.)

Kleine *prä- und supraselläre* Meningeome oder Kraniopharyngeome sind oft nur durch Hochhebung des Anfangsteiles der A. cerebri anterior erfaßbar.

Tumoren der *Stammganglienregion* sind im Angiogramm im allgemeinen weniger gut zu erkennen. Am ehesten sind noch Phlebogramme (RICHTER) und Vertebralisarteriogramme verwertbar. Besonders *Pinealome* sollen bei Vertebralisfüllungen an einer Tumoranfärbung diagnostizierbar sein (RADNER). Die angiographische Symptomatologie der Hirnstammtumoren ist jedoch noch nicht genügend ausgearbeitet, so daß für ihre Diagnose bisher Pneumogramme aufschlußreicher sind. Das gleiche gilt für Tumoren der hinteren Schädelgrube, vielleicht mit Ausnahme der Angioblastome (Lindau-Tumoren), die sich gelegentlich angiographisch abbilden.

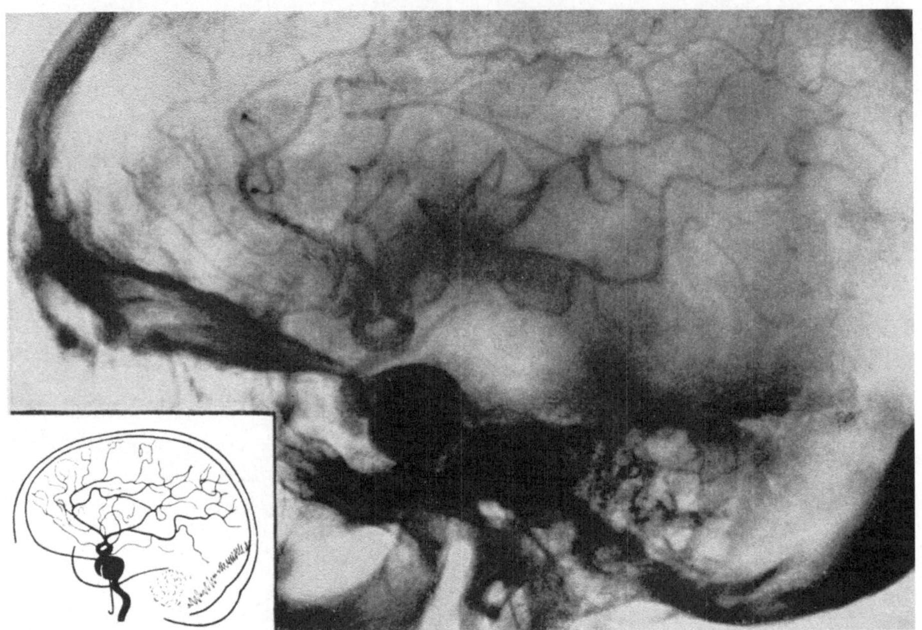

Abb. 144. Infraklinoidales Carotisaneurysma.

2. Die Diagnose primärer Gefäßerkrankungen des Schädelinnern (mit Ausnahme des Angioblastoms).

Die primären Gefäßerkrankungen des Schädelinnern können — gerade im Hinblick auf das arteriographisch darstellbare Gefäßlumen — in zwei Gruppen eingeteilt werden. Zu der einen zählen die mit einer *Vermehrung der Gefäße und Erweiterung* ihres Lumens einhergehenden *Gefäßmißbildungen, Gefäßgeschwülste* und *Aneurysmen* sonstiger Genese, zu der anderen die im wesentlichen das *Lumen verengenden Gefäßerkrankungen*.

In der Nomenklatur der als Aneurysmen und Angiome bezeichneten Gefäßveränderungen der erstgenannten Krankheitsgruppe herrscht immer noch eine beträchtliche Verwirrung, deren Hauptgrund, wie MONIZ richtig bemerkt, in der verschiedenen Auffassung der Autoren über die Ätiologie und Pathogenese dieser Prozesse liegt. Es würde zu weit führen, darauf näher einzugehen.

Es sollen hier ausschließlich jene Krankheitsgruppen herausgegriffen werden, für deren Diagnose die Arteriographie eine praktische Bedeutung gewonnen hat. Es sind dies zunächst die säckchenförmigen *Aneurysmen* der *cerebralen Arterien*, ohne Rücksicht auf ihre jeweilige Ätiologie, und die traumatischen arteriovenösen Fisteln, vor allem das *Carotis-Sinus-cavernosus-Aneurysma*.

Eine weitere, praktisch sehr wichtige cerebrale Gefäßerkrankung ist das kongenitale *Angioma arteriovenosum*. Alle übrigen in diesen Krankheitskreis gehörigen Prozesse sind in dem vorliegenden Zusammenhang nur von geringer

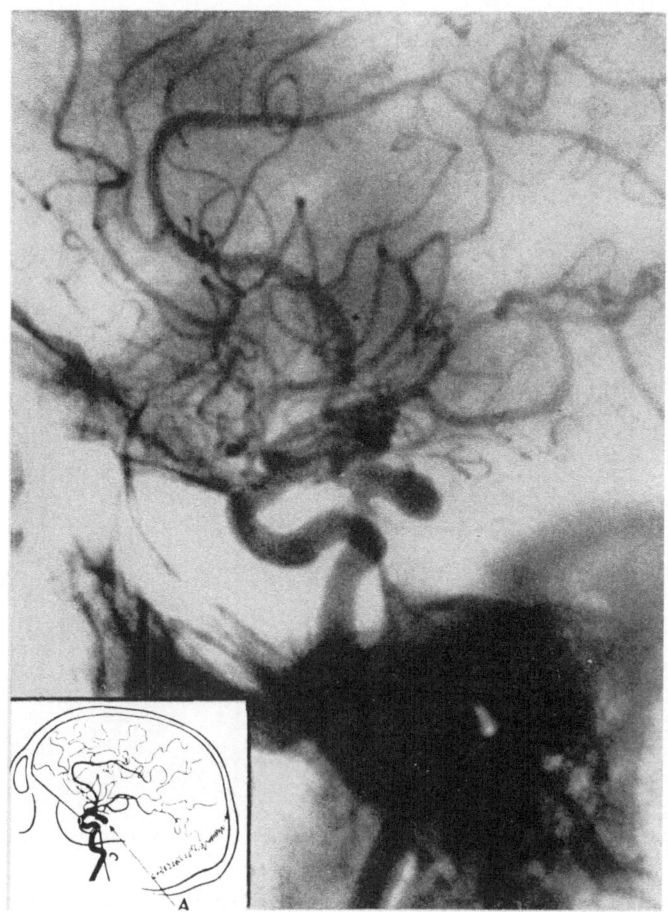

Abb. 145. Supraklinoidales Carotisaneurysma.

oder ganz ohne Bedeutung. Zum Teil sind sie so selten (Angioma cavernosum, Angioma racemosum arteriale(?) oder venosum), daß praktisch mit ihnen nicht gerechnet werden braucht, zum anderen Teil sind ihre Gefäße so klein, daß sie angiographisch nicht dargestellt werden können (Teleangiektasien, STURGE-WEBERsche Krankheit). Das *Angioblastom* wurde schon besprochen (s. S. 179).

a) Die arteriellen Aneurysmen.

Die säckchenförmigen *Aneurysmen cerebraler Arterien* sind echte Aneurysmen, d. h. sie werden von einer mehr oder weniger gestielten Ausbuchtung der

Gefäßwand gebildet. Bei gut gelungenen Aufnahmen sind sie arteriographisch in ihrer ganzen Ausdehnung zu erkennen. Es gelingt, ihre Lokalisation, Größe und Form genau zu bestimmen, was für die Therapie von entscheidender Bedeutung ist. Allerdings kommt es vor, daß Aneurysmensäcke erst im Phlebogramm zur Darstellung kommen und daß ihre tatsächliche Ausdehnung den Kontrastfleck an Größe übertrifft, da ein Teil des Hohlraumes von

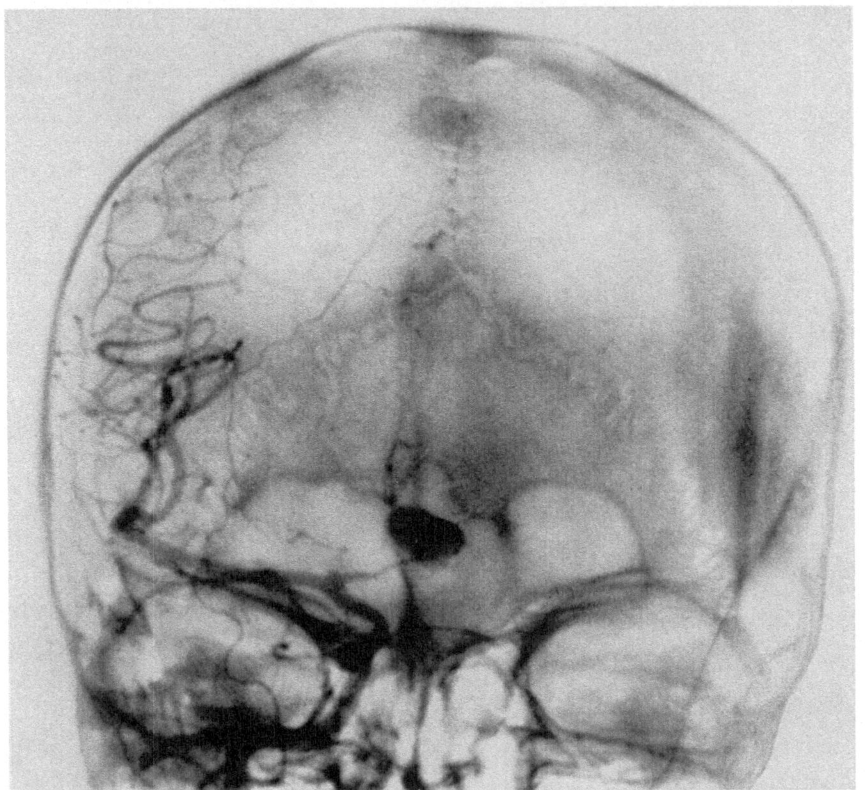

Abb. 146. Aneurysma der A. communicans ant. Beachte den Spasmus der A. cerebri ant.

Thromben erfüllt sein kann. Man darf sich deshalb nicht mit der Feststellung der Existenz eines Aneurysmas begnügen. Vielmehr ist es notwendig, durch Aufnahmen mit verschiedenem, eventuell auch halbschrägem (Abb. 103) oder axialem Strahlengang ein möglichst genaues Bild von Lage, Größe und Form des Säckchens zu gewinnen. Auch ist zu bedenken, daß die in Rede stehenden Aneurysmen gelegentlich multipel vorkommen, woraus sich die Zweckmäßigkeit der *doppelseitigen Angiographie* ergibt. Wenn man nach einer Subarachnoidalblutung das verantwortliche Aneurysma sucht und in dem Carotisangiogramm beider Seiten nicht findet, so versäume man nicht, auch eine Vertebralisangiographie auszuführen.

Trotz aller Variabilität gibt es eine Reihe von *Prädilektionsorten* der arteriellen Aneurysmen (McDonald und Korb). Ganz allgemein läßt sich sagen, daß sie am häufigsten im Bereich des intrakranialen Carotisabschnittes und des Circulus arteriosus Willisi zu finden sind. Viel seltener sind Aneurysmen des Halsteiles der Carotis (Abb. 143) oder ihrer kleineren cerebralen Äste. Aber auch innerhalb des Prädilektionsgebietes an der Schädelbasis gibt es wieder besonders bevorzugte Stellen. Man unterscheidet mit JEFFERSON ein infraklinoidales und ein supraklinoidales Carotisaneurysma. Das erstgenannte, das oft beachtliche Ausmaße erreichen kann, ist im Sinus cavernosus gelegen (Abb. 144). Der zweite noch häufigere Typ sitzt am Carotisendstück — C_1 — knapp vor dem Abgang des Ramus communicans posterior (supraklinoidales Carotisaneurysma; Abb. 145 u. 103). Seine Nachbarschaft zu dem hier in die Dura eintretenden N. oculomotorius erklärt dessen häufige Lähmung bei Blutungen aus diesen Aneurysmen. Weiterhin sind Aneurysmen des Ramus communicans anterior häufig (Abb. 146). Sie können von einer oder von beiden Seiten gespeist werden. Im übrigen können säckchenförmige Aneurysmen an allen Stellen der basalen Hirngefäße vorkommen. Sie können so klein sein, daß es oft einer sehr sorgfältigen Betrachtung aller vorhandenen Bilder bedarf, um sie zu finden.

Gelegentlich beobachtet man „*falsche*" *Aneurysmen*, besonders am *extra-*duralen Teil der A. carotis interna. Sie werden durch Traumen (vor allem Schädelbasisbrüche) verursacht, die die Arterienwand verletzen, bei denen aber die Blutung vom umgebenden Gewebe abgefangen wird. Wenn dann das Hämatom nicht thrombosiert, so entsteht ein mit der Arterie kommunizierender Sack, der vom anliegenden Gewebe gebildet wird — ein Aneurysma spurium. Eine Prädilektionsstelle für diesen Vorgang ist nach unserer Erfahrung das Carotisknie (C_3) knapp vor dem Durchtritt der Arterie durch die Dura. Von hier aus können sich solche Aneurysmen zwischen Dura und Orbitaldach, in die Orbita oder in die Nasennebenhöhlen, vor allem in die Keilbein- und Siebbeinzellen entwickeln (FINKEMEYER). Diese Patienten sind immer durch sekundäre Blutungen in die Nasenhöhle sehr gefährdet.

Eine besondere Form des traumatischen Aneurysma spurium der Carotis kommt zustande, wenn die A. carotis interna im Sinus cavernosus reißt. Dann kommt es zu einer arteriovenösen Fistel zwischen der Arterie und dem Sinus. Man spricht von *Carotis-Sinus-cavernosus-Aneurysmen*. Das Blut ergießt sich in diesen Fällen unter arteriellem Druck in den Sinus und führt dadurch zu einem ganz charakteristischen klinischen und arteriographischen Bild (DANDY, WOLFF und SCHMIDT). Die klinischen Kernsymptome sind der *pulsierende Exophthalmus* und das subjektiv und objektiv (an der Schädelaußenfläche) hörbare *Gefäßgeräusch*. Arteriographisch erkennt man auf Abb. 147, 148 einen buchtigen, kontrastmittelgefüllten Raum im Bereich des Sinus cavernosus und von diesem ausgehend eine kolossal erweiterte V. ophthalmica. Infolge des Abströmens des Blutes aus der A. carotis direkt in die Sinus der Hirnbasis ist das Arteriensystem — auch in der arteriellen Phase — kaum dargestellt, wohingegen man bereits eine Füllung des Sinus petrosus superior, besonders deutlich aber des Sinus sigmoideus und der V. jugularis sieht. Die venösen Abflußwege aus dem Sinus cavernosus können in den einzelnen Fällen verschieden sein (WOLFF).

Die Tatsache, daß sich bei dem in Rede stehenden arteriovenösen Aneurysma des Sinus cavernosus die Hirnarterien der arteriographierten Seite oft schlecht oder gar nicht füllen, ist

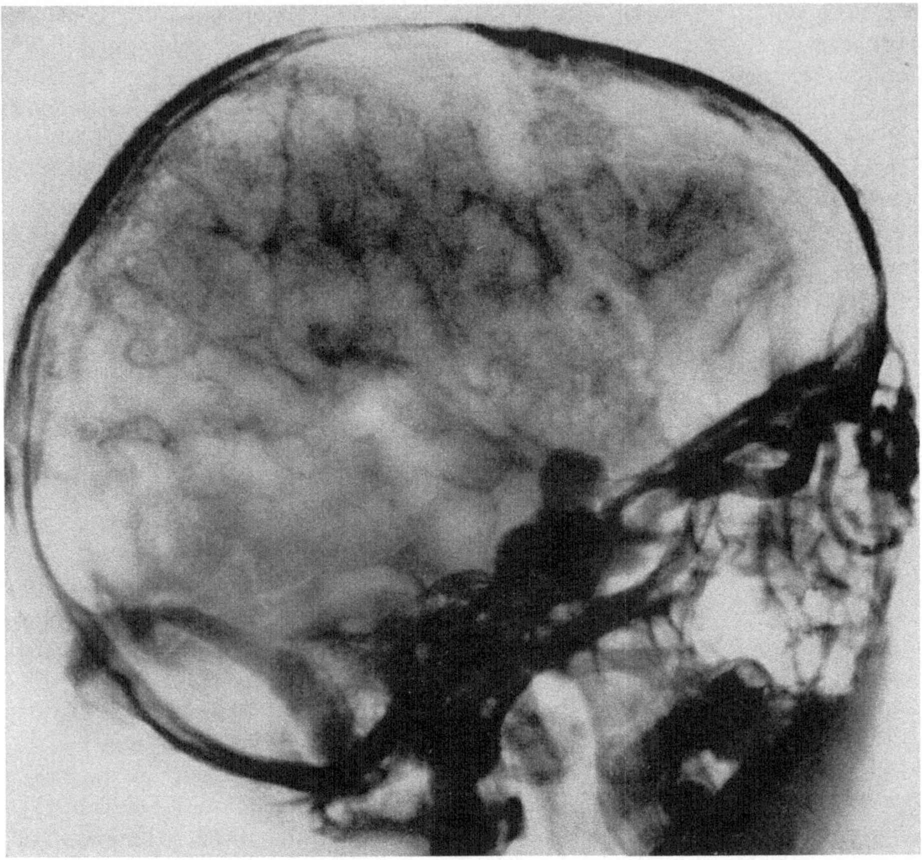

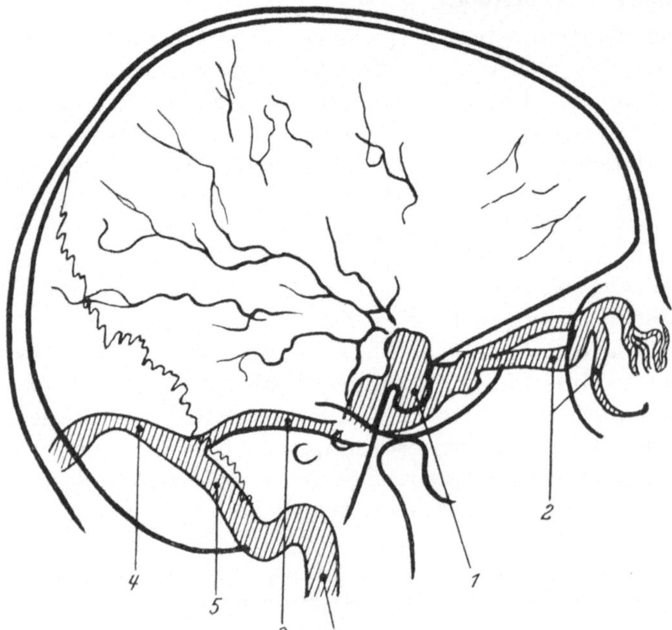

Abb. 147 u. 148. Angiogramm eines traumatischen Carotissinuscavernosus-Aneurysmas mit erklärender Skizze.

1 Aneurysmasack;
2 Vena ophthalmica;
3 Sinus petrosus sup.;
4 Sinus transversus;
5 Sinus sigmoideus;
6 Vena jugularis.

für die Therapie von ausschlaggebender Bedeutung. Sie besteht darin, daß die erkrankte Hemisphäre vorwiegend oder ganz von der Carotis der Gegenseite (oder eventuell aus der A. basilaris) mit Blut versorgt wird, während die gleichseitige Carotis sozusagen kurzgeschlossen ist. Dies kann man auch nachweisen, indem man die gesunde Seite arteriographiert, was entweder ohne weiteres oder zumindest nach Kompression der erkrankten Carotis am Halse zu einer Arterienfüllung beider Hemisphären führt (Vorderansicht!). Füllt sich hierbei die erkrankte Seite mit, so kann man die Carotis der Herdseite zur Therapie leichteren Herzens unterbinden als bei Nichtfüllung.

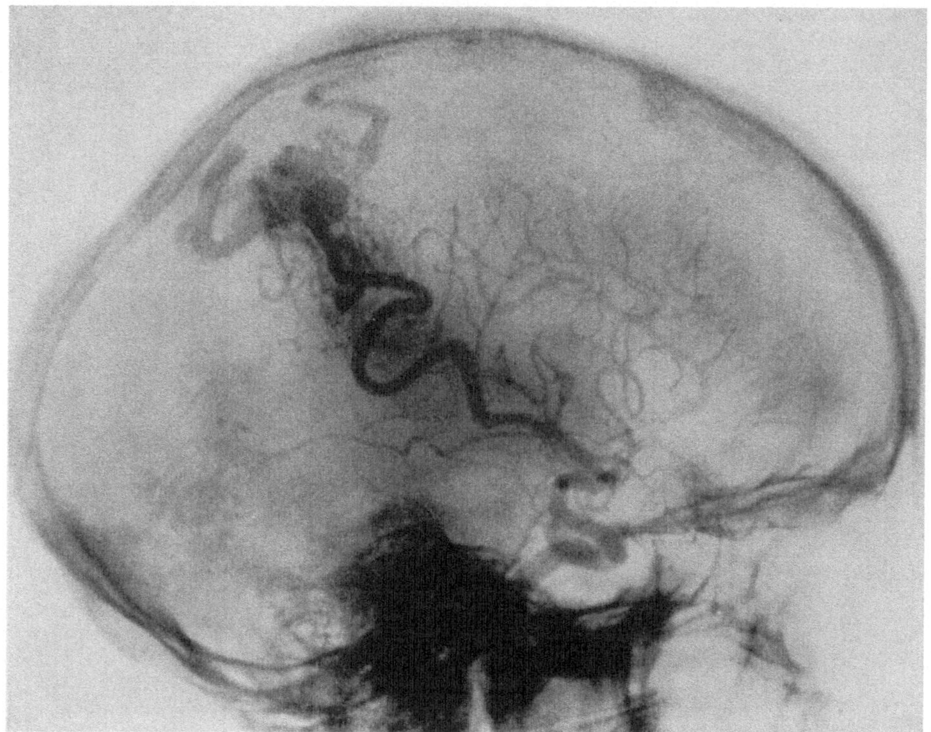

Abb. 149. Arteriovenöses Angiom. Die A. cerebri media stellt die Hauptblutzufuhr dar, zwei dicke Venen leiten das Blut in den Sinus sag. sup. ab.

b) Das Angioma arteriovenosum.

Die angiographische Diagnose des Angioma arteriovenosum ist im Hinblick auf seine operative Behandlung von besonderer Bedeutung. Es handelt sich um eine *kongenitale Fehlbildung* (BERGSTRAND, OLIVECRONA und TÖNNIS), die darin besteht, daß in Persistenz embryonaler Verhältnisse an mehr oder weniger umschriebener Stelle zahlreiche direkte Verbindungen zwischen Arterien und Venen erhalten bleiben. Statt Arterien und Venen wäre besser „zu- und abführende Gefäße" zu sagen, da ein weiteres Charakteristikum dieser Fehlbildung in der mangelhaften Ausdifferenzierung der Gefäßwände zum typischen Bau von Arterien und Venen besteht. So erklärt sich auch die große Neigung zu Blutungen, die in die Hirnsubstanz in die Subarachnoidalräume oder die Ventrikel erfolgen können.

Arteriographisch erkennt man gewöhnlich einen oder mehrere oft bis bleistiftdicke Arterienäste, die in ein wirres Geflecht größerer oder kleinerer Gefäße (bzw. röntgenologisch in ein Areal von Kontrastflecken) aufgehen, woraus sich dann mehrere, stark erweiterte Venen entwickeln (Abb. 149). Die Erweiterung der Venen ist zum Teil Ausdruck der Mißbildung als solcher, zum Teil aber sekundäre Folge des bei Umgehung des Capillarsystems unter arteriellem Druck in die Venen übertretenden Blutes. Bei operativer Freilegung solcher Angiome ist auch in vielen Venen hellrotes Blut zu erkennen.

Im einzelnen kann *Form und Größe* dieser Gefäßmißbildungen sehr variieren. Vor allem kann man umschriebene und diffuse Formen unterscheiden. Interessant und wichtig ist, daß die gewöhnlich an der Hirnoberfläche erscheinenden

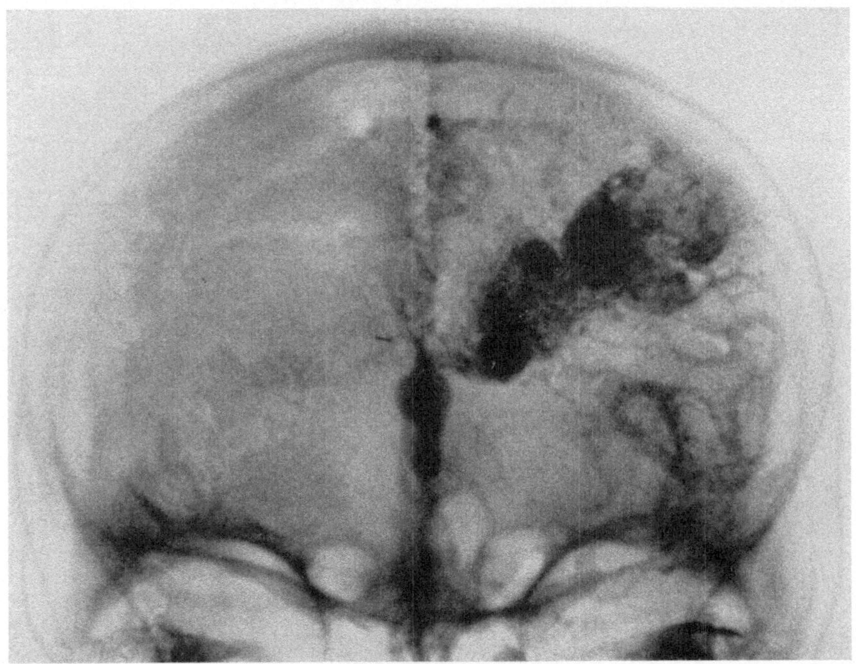

Abb. 150. Arteriovenöses Angiom von Abb. 155 im Vorderbild. Beachte die Keilform und den Abfluß in die inneren Hirnvenen und den Sinus rectus.

Gebilde sehr häufig neben den corticalen Zuflüssen auch aus der Tiefe von den Ästen der Aa. chorioidea Blut erhalten und in die inneren Hirnvenen abführen (Abb. 150). Dadurch kommt es zu einer Keilform im Vorderbild, auf die schon FISCHER hingewiesen hat.

Die übrigen normalen Hirngefäße sind oft schlecht oder gar nicht dargestellt, da die arteriovenösen „*Kurzschlüsse*" das ganze Kontrastmittel an sich reißen. Es ist bekannt, daß derartige arteriovenöse Kurzschlüsse der Hirngefäße, wie ähnliche pathologische Prozesse an anderen Organen, auch eine erhebliche Belastung des Gesamtkreislaufs (mit Herzdilatation usw.) (RÖTTGEN, 1) bedeuten.

Demgegenüber gibt es arteriovenöse Angiome, die so klein und zudem noch teilweise thrombosiert sind, daß sie sich dem angiographischen Nachweis entziehen. Trotzdem können sie zu massiven Blutungen führen, bei deren operativer Ausräumung dann gelegentlich erst das Angiom als Ursache aufgedeckt wird. Es kommt auch vor, daß solche Hämatome nicht gerinnen, sondern sich abkapseln

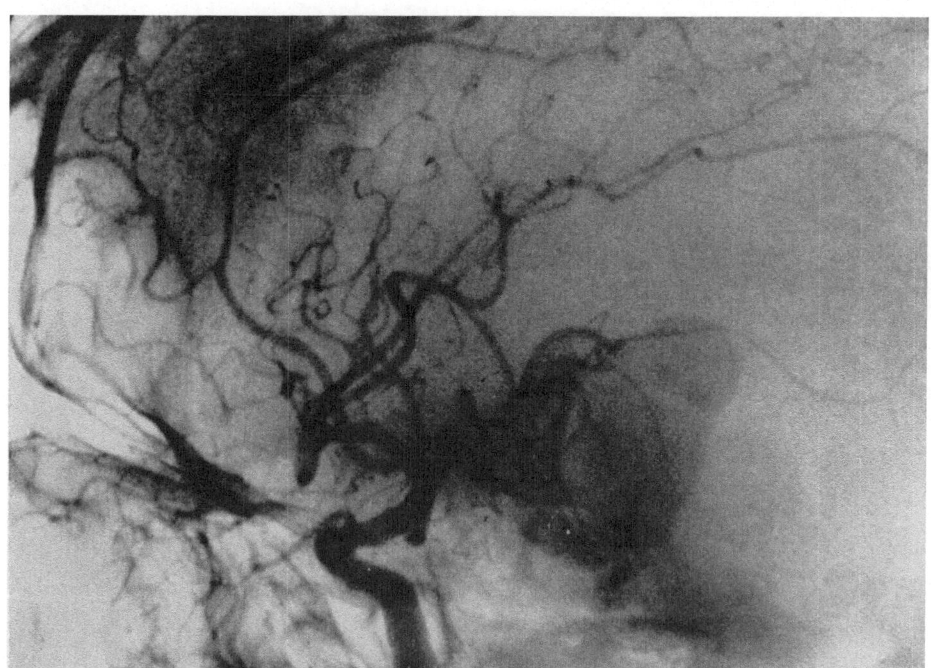

Abb. 151. Arteriovenöses Angiom im linken
Schläfelappen mit occipital anschließendem
durch Ruptur (?) entstandenem und bereits
thrombosiertem aneurysmatischem Sack
(s. Abb. 152 und 153).

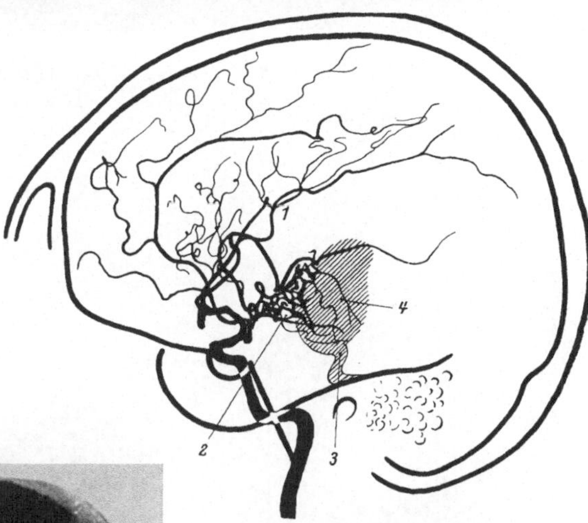

Abb. 152. Erklärende Skizze zu Abb. 151.
1 A. cerebri media; 2 arteriovenöses Geflecht;
3 abführende Vene; 4 aneurysmatischer Sack.

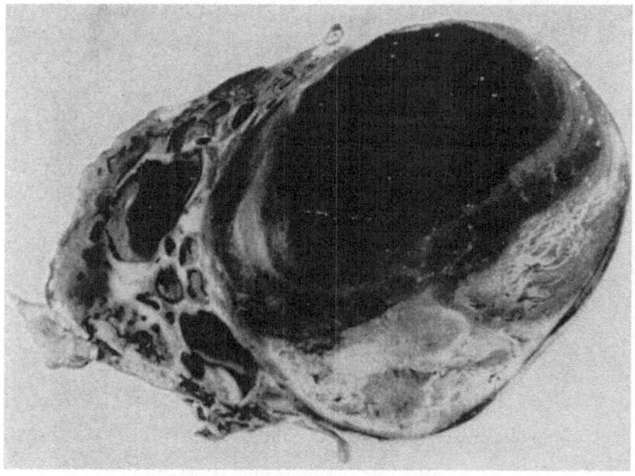

Abb. 153. Schnitt durch das Operationsprä-
parat des erfolgreich total exstirpierten
Angioms von Abb. 151 und 152. Man sieht
links das arteriovenöse Geflecht und rechts
anschließend den aneurysmatischen Sack,
der in seinen links oben liegenden Teilen
flüssiges Blut enthielt, während die rechts
unten liegenden thrombosiert und daher
im Arteriogramm nicht dargestellt waren
(etwas verkleinert).

Kautzky u. Zülch, Röntgendiagnostik.

13

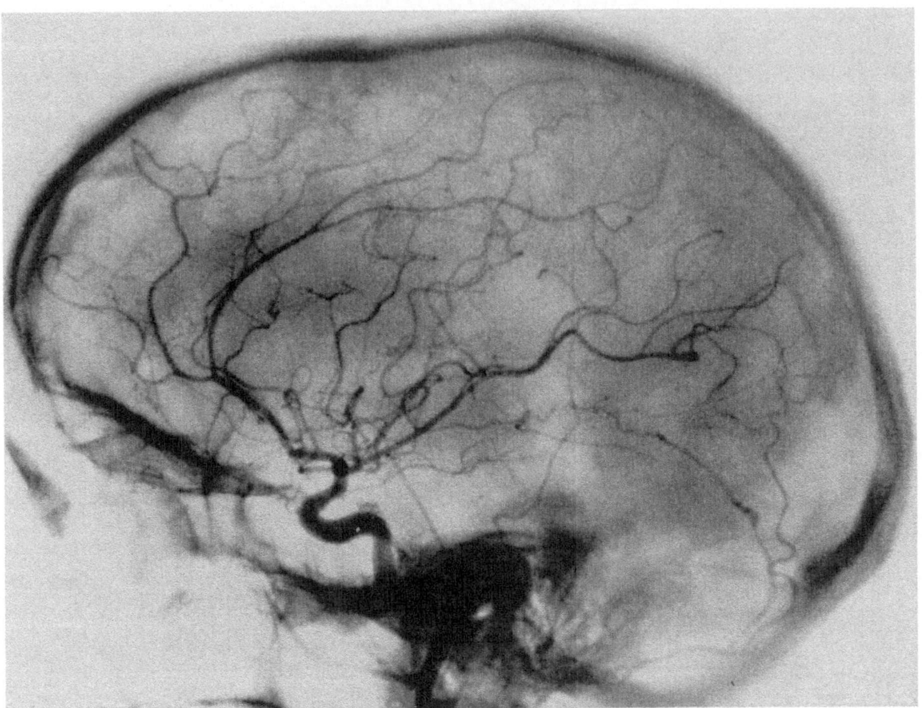

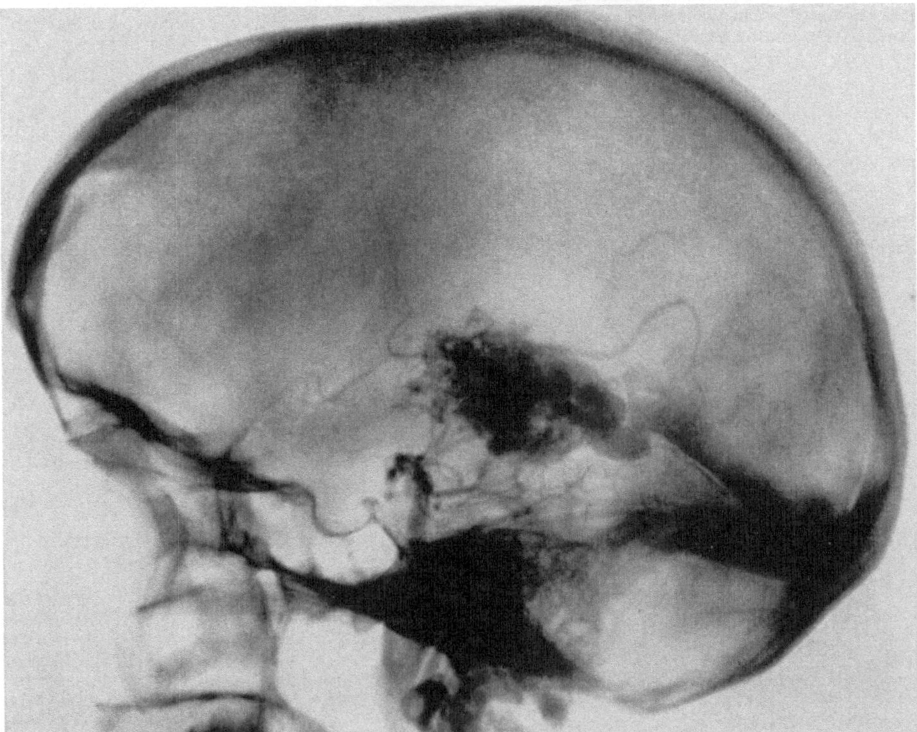

Abb. 154. Arteriovenöses Angiom im Stromgebiet der A. vertebralis. Abfluß durch den Sinus rectus. Das Carotis-arteriogramm (oben) zeigt ausschließlich einen Hydrocephalus (Ausweitung des Anteriorbogens), erst im Vertebralisarteriogramm des gleichen Falles (unten) kommt das Angiom zur Darstellung.

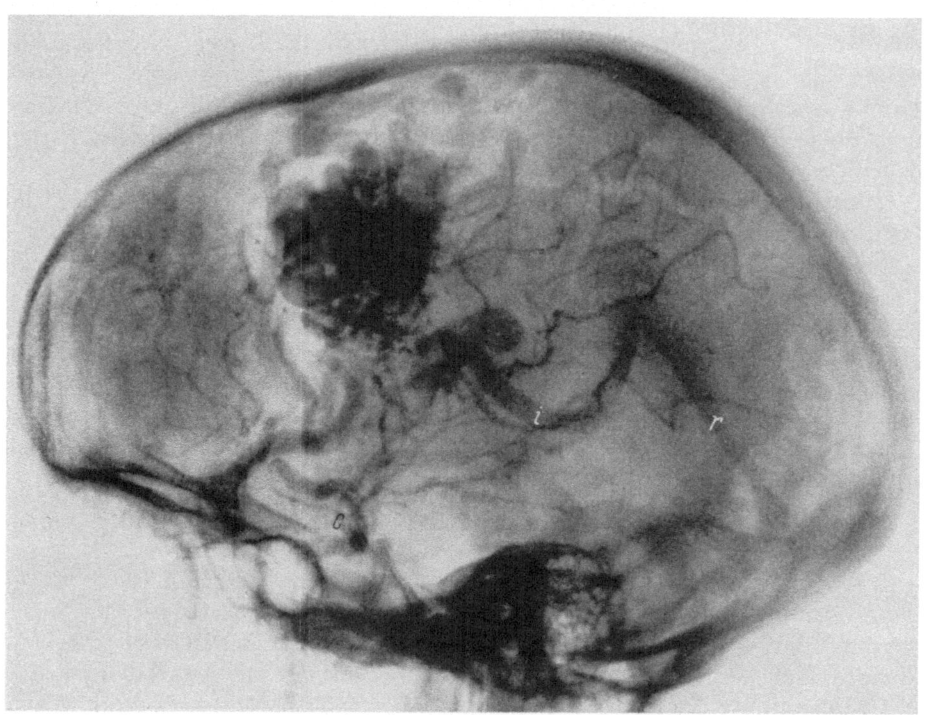

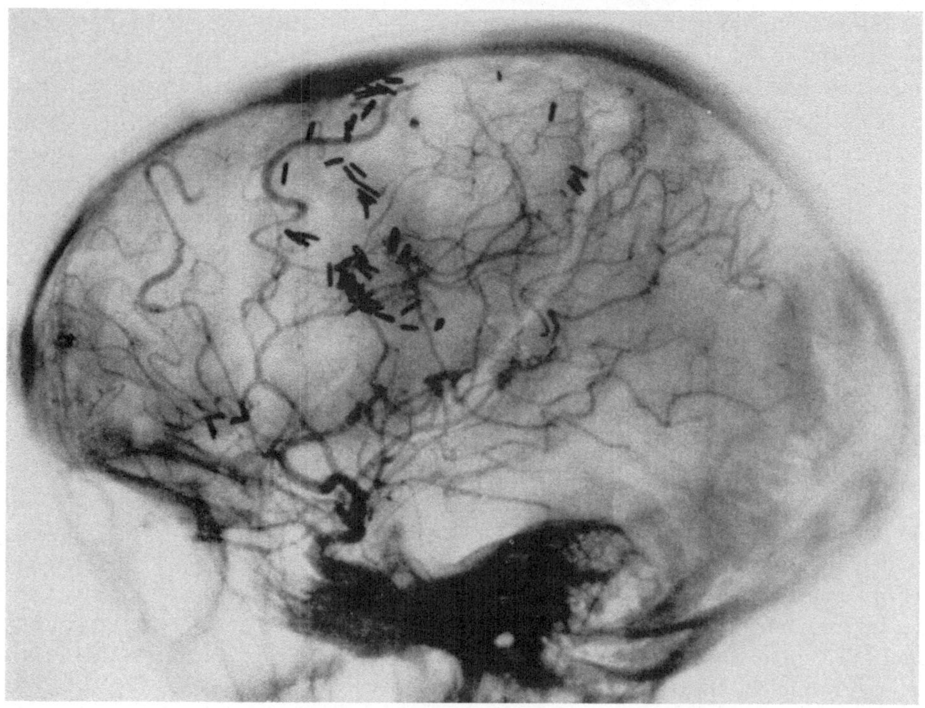

Abb. 155. Arteriovenöses Angiom oben vor, unten nach der Operation. Gleicher Fall wie Abb. 150. *C* Carotis; *i* Vena cerebri int.; *r* Sinus rectus. Beachte die schlechte Füllung der normalen Hirngefäße durch Ableitung des Blutes in das Angiom vor der Operation. Demgegenüber die gute Füllung der normalen Hirngefäße und die Rückbildung des Kalibers z. B. der Carotis nach der Operation.

und dann als aneurysmatischer Sack mit dem arteriovenösen Angiom in freier Verbindung bleiben (Abb. 151—153). Man denke ferner daran, daß manche Angiome sich nur von der *A. vertebralis* aus füllen lassen (Abb. 154). Auch kann der Blutdurchlauf so schnell sein, daß das Angiom unter Umständen nur durch eine Serienangiographie abzubilden ist (zur Technik der Injektion s. auch S. 132).

Gelegentlich ist *differentialdiagnostisch* die Abgrenzung gegenüber Glioblastomen, Metastasen oder sehr gefäßreichen Meningeomen schwierig.

Eine gewisse Bedeutung hat die Angiographie auch für die *Kontrolle des Operationserfolges* bei Gefäßerkrankungen. Besonders nach der Totalexstirpation von arteriovenösen Angiomen ist es ratsam, sich postoperativ von der Radikalität des Eingriffes zu überzeugen (Abb. 155). Dabei ist es interessant zu sehen, daß sich die enorm erweiterten zu- und abführenden Gefäße nach der Operation wieder verengen und daß nun nach Beseitigung des Kurzschlusses wieder eine normale Arterienzeichnung auch in den *gesunden* Hirnanteilen zustande gekommen ist, die präoperativ fehlte.

c) Gefäßverengerungen und Gefäßverschlüsse.

Erkrankungen, die zu einer *Verengerung* oder einem *Verschluß* von *cerebralen Gefäßen* führen, sind ebenfalls der arteriographischen Diagnostik gut zugänglich. Allerdings darf man bei dieser Krankheitsgruppe nur die größeren Gefäße beurteilen. Nur diese sind nach Vorkommen und Verlauf so konstant, daß ihr Fehlen im Arteriogramm verwertet werden kann. Aber auch bei ihnen ist es ratsam — wie vor allem Serienangiogramme gezeigt haben — einen organischen Verschluß nur dann anzunehmen, wenn sie in ihrem Verlauf plötzlich abbrechen, d. h. wenn ein Stumpf zu erkennen ist. Andernfalls ist zumindest die Aufnahme zu wiederholen, da hier nur der mehrfach abgebildete Befund die Diagnose sichert.

Sehr charakteristisch ist der *Verschluß der A. carotis* (vor allem der Carotis interna) am Hals (Abb. 156). Man muß in diesen Fällen ein besonderes Augenmerk darauf haben, daß die Kassette soweit caudal reicht, daß die Carotisteilung auch wirklich abgebildet wird. Sonst läuft man Gefahr, die alleinige Füllung der Carotis externa-Äste als Folge einer ungünstigen Kanülenlage anzusehen, ohne den tatsächlich vorliegenden Verschluß der Carotis interna zu diagnostizieren. Abb. 157 zeigt einen totalen Verschluß der intrakranialen Carotis nach dem Abgang des Ramus communicans posterior. Von den großen Hirnarterien fehlt im Arteriogramm am häufigsten die *A. cerebri anterior.* Allerdings handelt es sich bei diesem Befund häufig um eine „funktionelle Störung". Man kann das oft dadurch beweisen, daß die Wiederholung der Aufnahme bei Kompression der kontralateralen Carotis eine normale Füllung der A. cerebri anterior zeigt (RÖTTGEN). Immerhin weist dieses Verhalten auf eine bevorzugte Versorgung der A. cerebri anterior aus der gegenseitigen Carotis hin. Seltener und eher als „organisch" zu bewerten ist ein Fehlen der *A. cerebri media* oder eines ihrer großen Äste (Abb. 158). Den Verschluß eines der kleinen Äste wird man aber mit Rücksicht auf ihre variable Ausbildung nur dann diagnostizieren, wenn das Gefäß z. B. auf mehreren Aufnahmen mit einem Stumpf abbricht. Das Fehlen der A. cerebri posterior im Carotisarteriogramm ist hingegen nicht als pathologisch anzusehen.

In letzter Zeit hat RIECHERT auch über die angiographische Darstellung von Verschlüssen der *A. vertebralis* in ihrem cervicalen Abschnitt berichtet. Nach eigenen Erfahrungen mit Kunstprodukten dieses Aussehens möchten wir jedoch bei der Auswertung dieses Befundes noch zu diagnostischer Vorsicht raten.

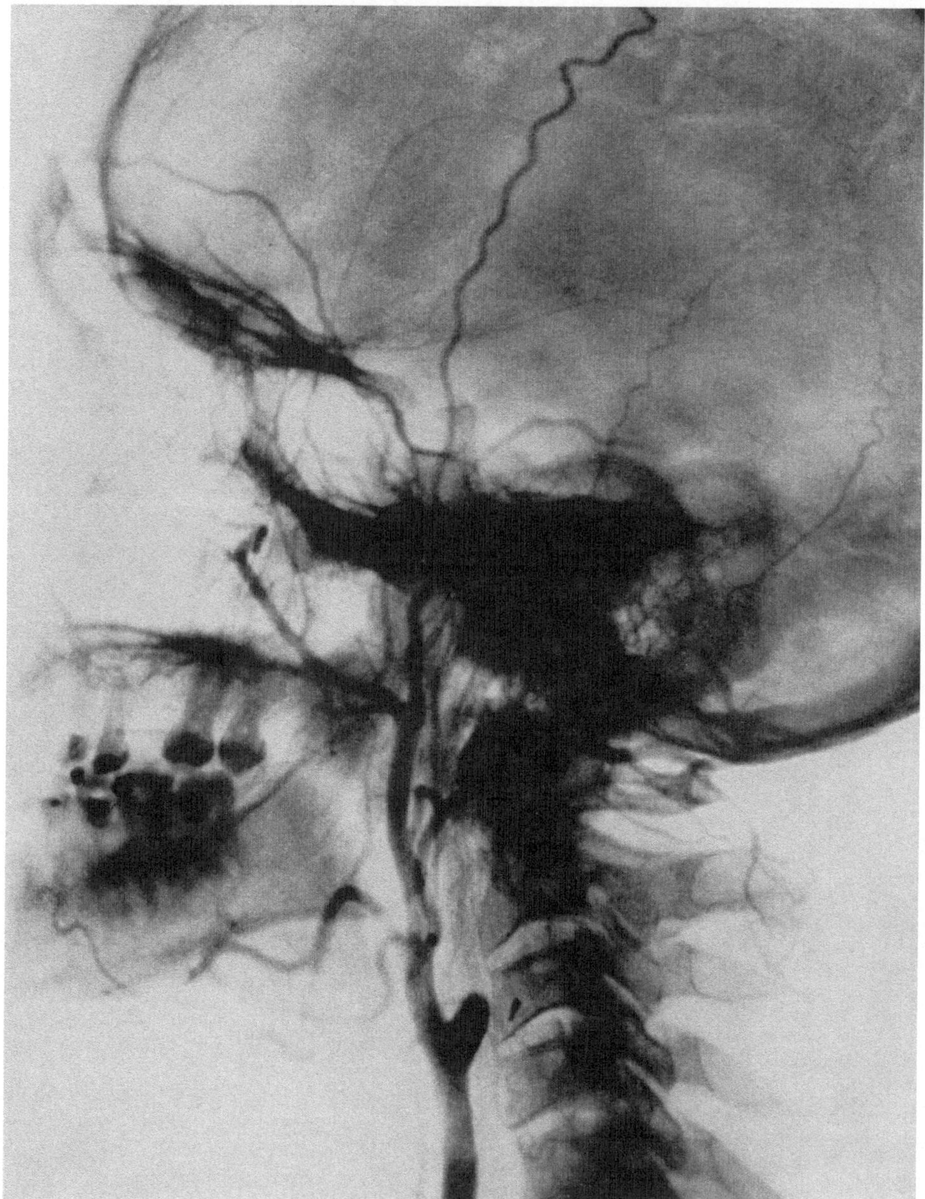

Abb. 156. Verschluß der Carotis int. am Hals. Im Kopfbereich reine Externafüllung.

Zudem wurde bereits darauf hingewiesen, daß nicht allzu selten normalerweise eine Aplasie einer A. vertebralis --- besonders links — vorkommt.

Wie schon bei der A. carotis beschrieben, können sich bei Gefäßerkrankungen, abgesehen vom Ausfall eines Gefäßes im Arteriogramm, auch *Wandveränderungen*

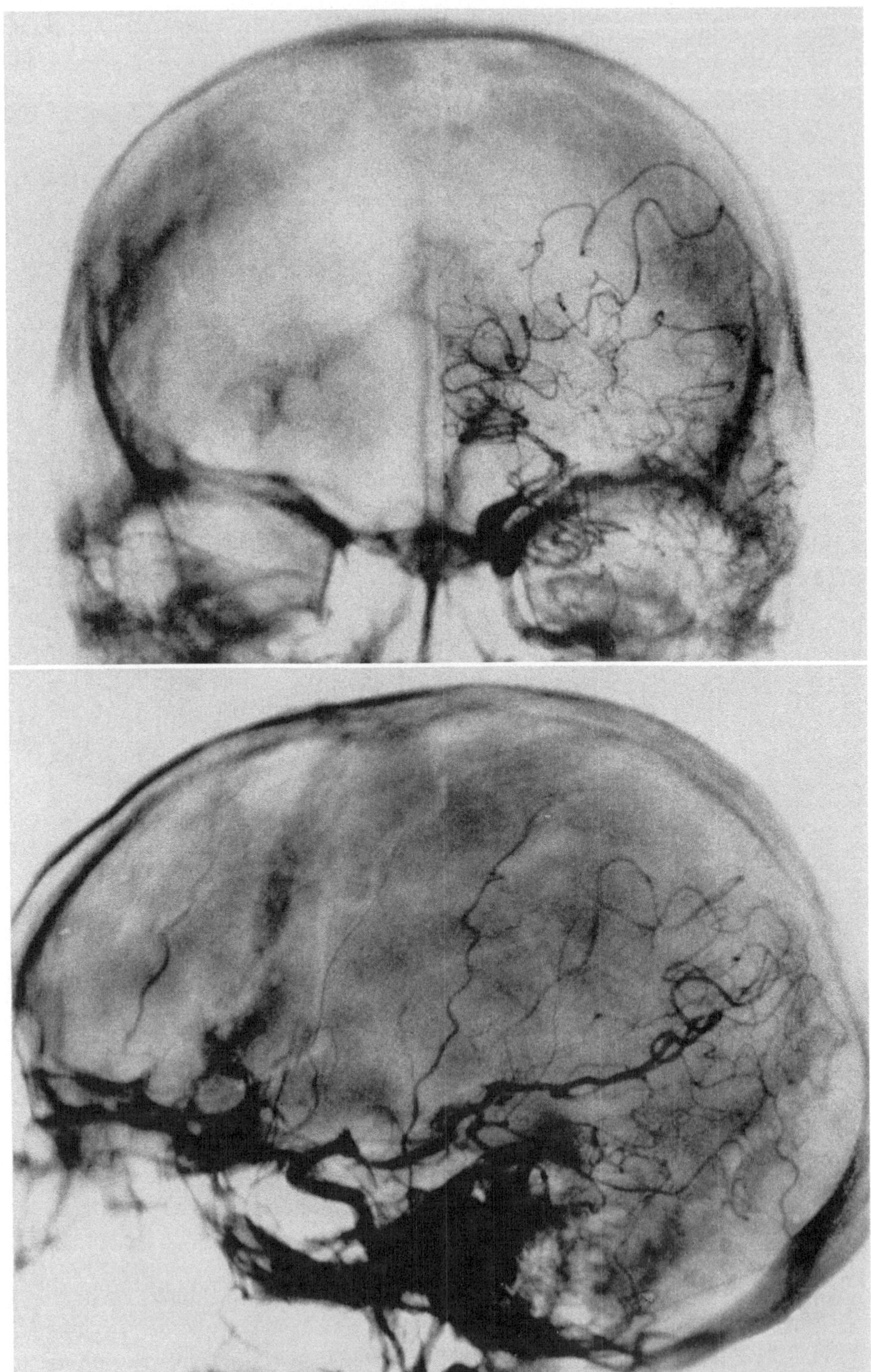

Abb. 157. Verschluß der Carotis knapp nach dem Abgang des Ramus comm. post. — Isolierte Füllung der A. cerebri post. (dazu einige Äste der Carotis ext.).

abbilden. Es ist hier nicht der Platz, auf das Wesen der einzelnen Gefäßprozesse einzugehen. Praktisch wichtig sind Arteriosklerose, Endangitis obliterans
und Embolien. Die Gefäßwandveränderungen erkennt man an der Abartigkeit
des Verlaufes und der Form des arteriographisch dargestellten Gefäßbandes um
so deutlicher, je größer das befallene Gefäß ist. Entsprechend den arteriosklerotischen Plaques und den wandthrombotischen Vorgängen sieht man Aussparungen,
die zu einer unregelmäßigen Konturierung führen, während daneben auch multiple kleine aneurysmatische Ausweitungen vorkommen können. So ist z. B. auf

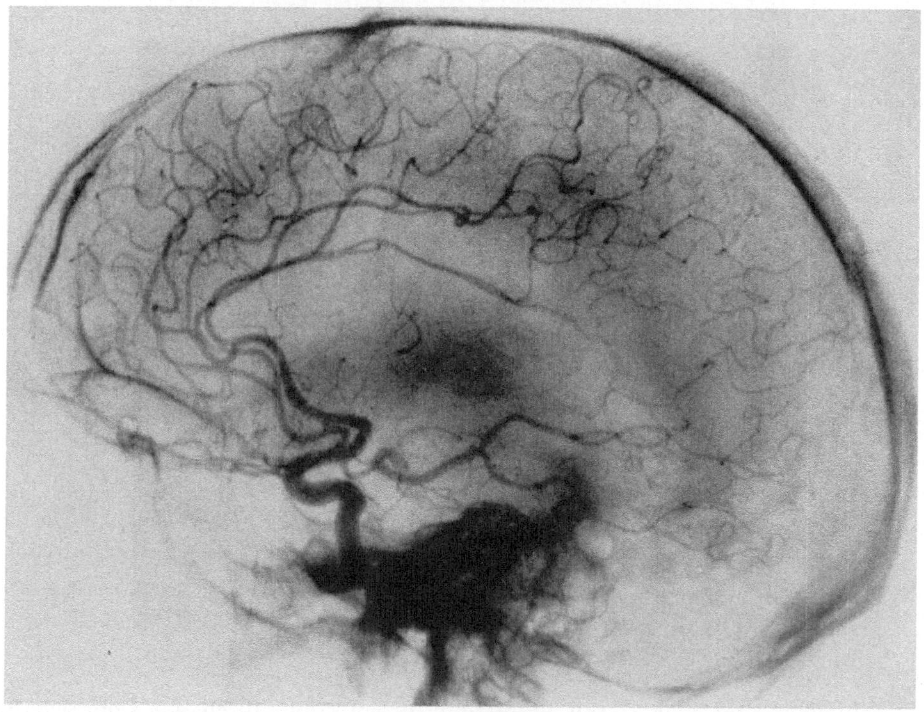

Abb. 158. Verschluß der A. cerebri media. Gute Darstellung der A. cerebri ant. und post. Mitfüllung der
A. cerebri ant. der Gegenseite.

Abb. 159 ausgezeichnet ein im Carotissyphon befindlicher (autoptisch verifizier-
ter) Wandthrombus zu erkennen. Der *Verlauf von arteriosklerotischen Gefäßen*
wird als besonders „geradlinig" charakterisiert (MONIZ), ihre Richtungsände-
rung soll nicht in Form sanfter Krümmungen erfolgen, sondern in „eckiger
und winkliger" Form, wobei die Scheitel der Winkel in der arteriographischen
Projektion als Knoten erscheinen können (LÖHR). Der „eckige" Verlauf wird
besonders am Bogen der A. pericallosa deutlich (Überschreitung der Mittellinie
s. S. 164). Das Arteriogramm bei der Hirnarteriosklerose erscheint im ganzen
eher gefäßarm. Bei der Endangitis obliterans bezeichnet SUNDER-PLASSMANN
die großen Gefäße als „drahtig-starr", die kleineren sollen unregelmäßige
Formen und Obliterationen zeigen können, die Venen werden als gestaut beschrieben. Wir müssen allerdings gestehen, daß wir diese letztgenannten Veränderungen bei der Endangitis obliterans kaum jemals eindeutig beobachten
konnten.

Einen Sonderfall von Gefäßverschluß stellt die *Obliteration des Sinus sagittalis superior* durch parasagittale Meningeome dar. Sie zu diagnostizieren, kann gelegentlich auf späten Phlebogrammen gelingen, die bei einem etwas schrägsagittalem Strahlengang angefertigt sind. Auch sind dann die Sinus sphenoparietales erweitert (TÖNNIS, 1937).

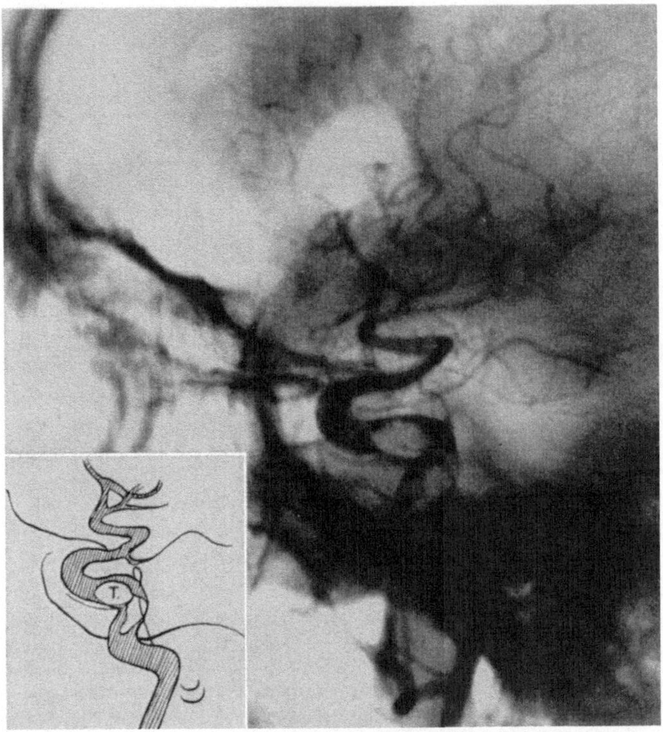

Abb. 159. Thrombus (*T.*) in der A. carotis int. (Autoptisch verifiziert.)

Schließlich hat man durch unmittelbare Punktion durch ein Bohrloch die großen Sinus dargestellt und Schlüsse aus ihrer variablen Ausbildung gezogen. Die Ergebnisse dieser Methode, der *Sinugraphie*, sind jedoch noch nicht gesichert (s. S. 143).

3. Schädel-Hirnverletzungen.

Mit den Veränderungen des Angiogramms bei akuten Schädelverletzungen hat sich besonders LÖHR befaßt. Er hat beschrieben, daß bei der *Commotio* kontrahierte Gefäße zu sehen seien und bei der *Contusio cerebri* ein eigenartig verwaschenes „verschummertes" Bild entstehe, das er auf eine Gefäßparalyse zurückführt. Gefäßzerreißungen seien am Aufhören der Kontrastfüllung bei intracerebraler Lage auch manchmal an einem Austritt von Kontrastmittel an der verletzten Gefäßstelle erkennbar. Die Befunde sind noch nicht ausreichend nachgeprüft.

Größere **traumatische Hämatome**, insbesondere die sub- und epidurale Form, wurden bereits im Rahmen der raumfordernden Prozesse abgehandelt (Abb. 160). Es sei hier noch einmal betont, daß bei doppelseitigen subduralen Hämatomen die A. cerebri anterior nur wenig aus ihrer normalen Lage verschoben zu sein braucht. Während jedoch das typische chronische subdurale Hämatom infolge seiner Ausbreitung über große Teile der Hemisphärenkonvexität fast stets durch die Routineaufnahmen (Vorderansicht) erfaßt wird, können kleinere und gelegentlich atypisch lokalisierte akute subdurale und die wichtigeren epiduralen Hämatome unter Umständen nur mit Aufnahmen anderer — z. B. halbaxialer — Strahlenrichtung abgebildet werden.

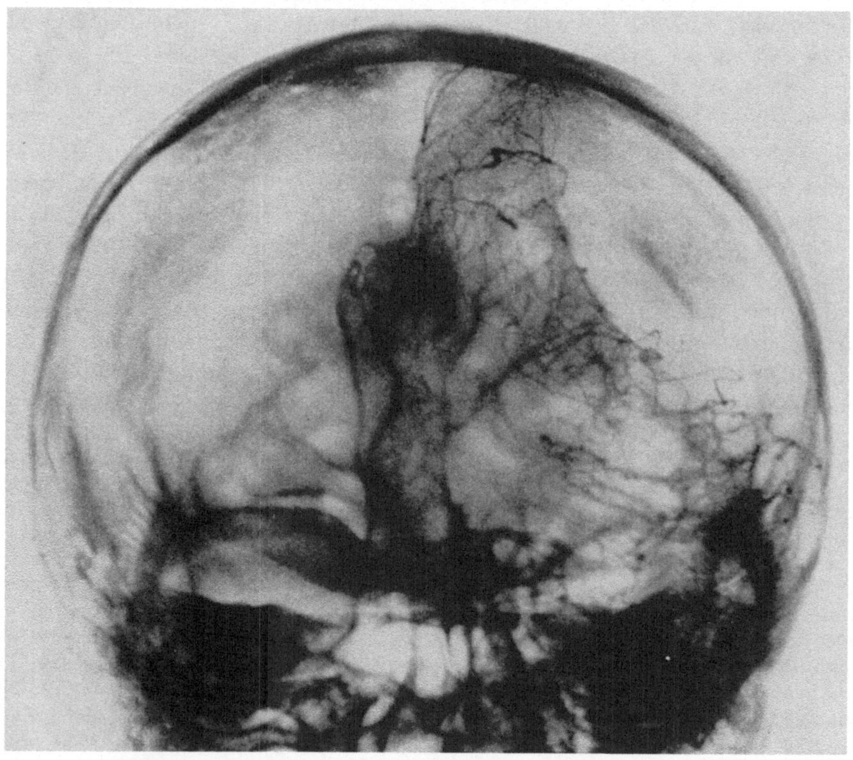

Abb. 160. Linksseitiges subdurales Hämatom. Abdrängung der Hirngefäße von der Schädelinnenfläche. Starke Verdrängung der A. cerebri ant. über die Mittellinie.

V. Gefahren der Angiographie.

Bei jeder rein diagnostischen Methode ist das eventuell entstehende Gefahrenmoment besonders zu berücksichtigen. Im ganzen darf vorausgeschickt werden, daß die Gefahren der Angiographie bei sachgemäßer Durchführung sehr gering sind.

Die *percutane Punktion der Carotis* ist praktisch völlig gefahrlos. Gelegentlich treten postpunktionell kleine Hämatome bzw. etwas Schmerzen an der Einstichstelle, besonders beim Schlucken, auf. Sie sind jedoch nach 1—2 Tagen fast immer verschwunden. Auch die *operative Freilegung* der A. carotis, die übrigens in den meisten Neurochirurgischen Kliniken nur noch in Ausnahmefällen (bei kleinen Kindern) ausgeführt wird, ist als ein kleiner Eingriff zu bezeichnen und bei einiger Sorgfalt kaum jemals von ernstlichen Gefahren gefolgt. Daß auch hierbei ab und zu einmal ein bedeutungsloses Hämatom — eventuell mit Heiserkeit — oder eine milde Infektion auftreten können, ist selbstverständlich. Erwähnt werden mag, daß nicht allzu selten eine vorübergehende Schädigung des untersten Facialisastes beobachtet wird, die eine leichte Asymmetrie der Mundinnervation nach sich zieht. Ferner muß beachtet werden, daß ein Reiz des Glomus caroticum sowohl bei percutaner wie bei operativer Technik unliebsame Kreislaufreflexe nach sich ziehen kann (FISCHER und SUNDER-PLASSMANN), die aber durch örtliche Anaesthesie des Glomus vermeidbar sind. Sicher ist diese Gefahr unbedeutend. Dafür spricht, daß wir bei weit über 2000 Angiographien nicht einen ernsteren Zwischenfall dieser Art sahen. Auch HEINRICH und KESSEL, die gerade die Rückwirkung der Angiographie auf den Gesamtkreislauf systematisch studierten, erachten diese Gefahr als gering.

Schwerer wiegend ist schon die Wirkung des *Kontrastmittels* auf das Gehirn und den übrigen Körper. Was das Gehirn betrifft, ist besonders zu beachten, daß man es gewöhnlich mit einem bereits kranken Organ zu tun hat. In jedem Fall sind daher die Besonderheiten der etwa vorliegenden Gefäßwandveränderungen, das Alter des Patienten und sein Allgemeinzustand zu berücksichtigen. Von den nachteiligen Folgen der Kontrastmittelinjektion, die während oder unmittelbar im Anschluß an die Angiographie auftreten können, sind die sekundären zu unterscheiden, die man auch als Spätschäden zu bezeichnen pflegt.

Von größter Bedeutung ist also die *Art des Kontrastmittels*. Das anfänglich von MONIZ verwandte Jodnatrium wurde bald zugunsten des *Thorotrast*, eines 25%igen Thoriumdioxydsoles, verlassen. Thorotrast hat zunächst den Vorzug ausgezeichneter Kontrastwirkung. Seine Injektion in die Carotis führt auch *unmittelbar* zu keinerlei Sensationen, zu keinen Schmerz- oder Reizerscheinungen. Nur in ganz seltenen Fällen kam es im Anschluß an die Angiographie mit Thorotrast zum Ausfall cerebraler Gefäßgebiete mit den entsprechenden neurologischen Störungen, ja, es sind sogar einige wenige Todesfälle in der Literatur festgehalten. Dabei soll es auch zu einem Austreten des Kontrastmittels durch die Gefäßwände gekommen sein (EKSTRÖM und LINDGREN), was aber von HALLERVORDEN bestritten wurde. (Immer muß dabei beachtet werden, daß es sich möglicherweise in diesen seltenen Fällen um ein nicht ganz einwandfreies Präparat gehandelt haben mag.) Die Befürchtung, Thorotrast könne zu einer Blutungsneigung führen, hat sich widerlegen lassen (LÖHR).

Besser belegt sind *Spätschäden* durch Thorotrast. Das Grundlegende ist dabei die Tatsache, daß das Thorotrast nicht aus dem Körper ausgeschieden wird. Es bleibt, wenn es paravasal gespritzt wird, an Ort und Stelle im Gewebe liegen, sonst wird es im reticuloendothelialen System — Leber und Milz — gespeichert. Man muß daher die Störungen am Ort der Injektion und Allgemeinschäden unterscheiden. Zu den ersten gehören zweifellos Narben- und Granulombildungen um paravasal geratene Kontrastmittelmengen („Thorotrastom"); dabei kann es angeblich zu einer Sklerosierung der Gefäßwand selbst kommen. Zu den Allgemeinschäden würden Erkrankungen der Organe des *reticuloendothelialen Systems* gehören. Bei den für die cerebrale Angiographie verwandten geringen Mengen kann jedoch die zunächst gefürchtete Blockade dieses Systems durch das aufgenommene Thorotrast bisher nicht als nennenswerter Schaden angesehen werden.

Das zweite Argument gegen das Thorotrast ist dessen *Radioaktivität*, zumal es ja nicht ausgeschieden, sondern gespeichert wird. Sie ist — wenigstens zum Teil — die Ursache der genannten örtlichen Reaktionen, wie auch der selten beobachteten cirrhotischen Prozesse der Leber, Schädigung der Portaldrüsen und des hämatopoetischen Systems. Lange und zahlreiche wissenschaftliche Dispute hat schließlich die Frage der *cancerogenen Wirkung* des Thorotrasts hervorgerufen. An ihrer Möglichkeit ist vor allem auf Grund von Tierversuchen nicht zu zweifeln. Andererseits scheint die praktische Gefahr für den Menschen nicht groß zu sein. Nach der großen Zahl der durchgeführten Arteriographien und, obwohl die vermutliche Latenzzeit von 15 Jahren (BAUER) bereits überschritten ist, sind unseres Wissens erst zwei Fälle bekannt geworden. Bei dem einen trat nach Verwendung von 75 cm³ Thorotrast, also einem Vielfachen der im allgemeinen für die cerebrale Angiographie erforderlichen Menge, ein Sarkom der Leber auf (MCMAHON, MURPHY und BATES). Über einen zweiten nach

Thorotrastverabreichung entstandenen malignen Tumor berichtete MATTHES. Andere Autoren haben demgegenüber behauptet, daß die bei der cerebralen Angiographie verwandten Thorotrastmengen nicht einmal theoretisch für eine Carcinogenese ausreichend sind (KUNTZMANN et al.).

Immerhin sind dies alles Nachteile des Thorotrast, die dazu geführt haben, ein neues Mittel, das kolloiddisperse Äthyltrijodstearat „*Vasoselectan*" (DEGKWITZ, HÄUSSLER), in Anwendung zu bringen. Das Mittel scheint sich — wie wir uns selbst überzeugten — bei gutem Kontrast durch geringe Schädlichkeit auszuzeichnen. Es ist jedoch infolge von Herstellungsschwierigkeiten nicht so vielfach erprobt wie die übrigen Kontrastmittel, und aus dem gleichen Grunde wohl auch nicht allgemein zur Verwendung gelangt.

So sind die meisten Neurochirurgen in den letzten Jahren zur Anwendung des 3,5-Dijod-4-Pyridon-N-essigsauren Diäthanolamin „*Perabrodil*", „Diotrast", „Umbradil", „Joduron" übergegangen. Das Jod ist in dieser Lösung biologisch maskiert (HECHT), d. h. „es wird bei der Passage des Organismus nicht in Freiheit gesetzt und bleibt so dem intermediären Stoffwechsel entzogen". „Das Mittel wird zur Gänze rasch und unverändert durch die Nieren ausgeschieden" (HEPPNER).

Damit sind Spätschäden sozusagen von vornherein ausgeschlossen. Es ist jedoch angebracht, sich vor der Angiographie von der Funktionstüchtigkeit der Nieren zu überzeugen (RN-Bestimmung).

Gefahren während der Injektion des Perabrodil und im Anschluß an diese sind aber nicht ganz auszuschließen, zudem ist die Kontrastwirkung nicht ganz so gut wie die des Thorotrast. Ein Nachteil des Perabrodil und gleichartiger Mittel ist zunächst, daß es bei dem Patienten während der Injektion ein unangenehmes *Hitzegefühl* auslöst, das unter Umständen ein Verwackeln der Aufnahme durch Abwehrbewegungen des Kopfes schwer verhindern läßt. (Da es sich gerade in diesen Fällen oft um schwer Hirnkranke handelt, vermeidet man gern eine Allgemeinnarkose, bei der wieder die Gefahr bestehen würde, daß die Aufnahme durch Atembewegungen verwackelt wird). Das beschriebene schmerzhafte Hitzegefühl soll die Folge einer Tonusveränderung der Gefäße sein oder geht zumindest mit einer solchen einher. Es soll zunächst zu einer Konstriktion kommen, die sofort von einer Vasodilatation gefolgt ist. Dies ist bei Durchströmung der A. carotis comm. an einer Hyperämie der Conjunctiva und der Gesichtshaut zu erkennen. Der entsprechende Vorgang an den cerebralen Gefäßen mit einer von OLSSON und BROMAN nachgewiesenen veränderten Gefäßwanddurchlässigkeit und eventuellen Thromboseneigung kann in relativ seltenen Fällen auch zu gröberen neurologischen Störungen führen. Wenn die Gefäße bereits durch die Grundkrankheit geschädigt sind und wohl auch, wenn ein Hirnödem besteht, ist eine solche Komplikation eher zu erwarten. Dann kommt es gelegentlich zu *epileptiformen Manifestationen, Verwirrtheitszuständen, Paresen, Aphasien*. Glücklicherweise handelt es sich dabei meist um *flüchtige* Erscheinungsbilder, die sofort oder innerhalb einiger Stunden auftreten und nach Minuten, Stunden oder aber wenigen Tagen abklingen. Es wurden aber auch vereinzelt tödliche Komplikationen dieser Art beobachtet, und zwar bei sachgemäßer Ausführung der Angiographie. OLSSON und BROMAN haben im Experiment gezeigt, daß die Toxizität des Mittels von der Konzentration und seiner Einwirkungsdauer am jeweils durchströmten Gefäßabschnitt abhängt und daß eine Wiederholung der Injektion dann weniger gefährlich ist, wenn sie nicht sofort auf die vorangegangene folgt, sondern wenn sich das Gefäß sozusagen wieder erholen kann. Dafür ist die Zeit von 10—15 min, die für die Entwicklung der 1. Aufnahme notwendig ist, schon ausreichend. Selbstverständlich sollte die Gesamtdosis des Kontrastmittels immer so niedrig wie möglich gehalten werden.

Nach der Angiographie verkalkter Oligodendrogliome wurden tödliche Blutungen in den Tumor beobachtet, deren Zusammenhang mit der Angiographie wahrscheinlich gemacht werden konnte (ZÜLCH). Dies mahnt bei Geschwülsten mit verkalkten Gefäßen zur Vorsicht.

Da auch *allergische Mechanismen* von Bedeutung sein können, ist es üblich, die Empfindlichkeit des Patienten gegen das Mittel durch vorherige Applikation von 1—2 cm³ intravenös, intramuskulär, intrakonjunktival oder auch durch eine entsprechend dosierte Tablette peroral zu prüfen. Schäden können aber trotz des Fehlens pathologischer Reaktionen im Testversuch auftreten.

Zusammenfassend kann also festgestellt werden, daß auch die Gefahren der Angiographie mit Perabrodil nicht vernachlässigt werden dürfen und daher die Indikationsstellung streng sein sollte; daß aber wenigstens *schwerwiegende Komplikationen* so *selten* sind, daß sie gegenüber dem diagnostischen Gewinn dieser hervorragenden Untersuchungsmethode nicht wesentlich ins Gewicht fallen.

D. Die Indikation zu Pneumographie und Angiographie.

Die Indikation zur Anwendung der Kontrastmittelmethoden ergibt sich immer dann, wenn ein Krankheitsbild einen raumfordernden oder schrumpfenden Prozeß vermuten läßt, beim Verdacht auf ein Angiom, Aneurysma oder den Verschluß eines größeren Gefäßes und schließlich bei völlig unklaren Hirnprozessen zum Ausschluß grober morphologischer Veränderungen. Eine verhältnismäßig kleine Zahl von Tumoren bildet eine Ausnahme von dieser Regel, weil sie bereits aus dem klinischen Syndrom und dem Röntgenbild des Schädels auch ohne Verwendung von Kontrastmitteln ausreichend genau diagnostiziert werden kann. Hierher gehört die Mehrzahl der Kleinhirnbrückenwinkel-Geschwülste und der Hypophysentumoren.

Es wäre falsch, Pneumographie und Angiographie schlechthin als Konkurrenzmethoden anzusehen, da die beiden Verfahren ja verschiedene Bereiche des Gehirns abbilden. Sie stehen vielmehr in ihrer Bedeutung gleichwertig nebeneinander. So läßt sich die Diagnose in manchen Fällen ebenso gut mit der einen, wie mit der anderen Methode stellen. Häufiger sind allerdings Krankheitsprozesse, die sich besser — oder nur — durch die eine, und solche, die sich besser — oder nur — durch die andere Methode diagnostizieren lassen. Jedoch sind auch die Fälle nicht allzuselten, in denen sich beide Methoden bei der Diagnose *ergänzen*.

In dieser Situation ist es nicht gleichgültig, welche Methode *zuerst* angewandt wird. Die Frage lautet also: *wann* soll die Pneumographie herangezogen werden bzw. in welchen Fällen zuerst die Pneumographie und eventuell dann die Angiographie, und in welchen Fällen umgekehrt. Als Grundsatz gilt natürlich, daß stets die für den jeweiligen Fall gefahrlosere Methode als erste am Platze ist. Bei etwa gleichem Gefahrenmoment ist die Methode vorzuziehen, die möglicherweise die zusätzliche Anwendung der anderen überflüssig macht.

Wie immer, kann eine ausschließliche Regel für die Wahl der Methode nicht gegeben werden. Sitz, Art (Gefäßreichtum) und Entwicklungsstadium (Hirndruck) des klinisch vermuteten Prozesses werden vielmehr im Einzelfall die Auswahl bestimmen. Das folgende Schema (s. auch TÖNNIS, ZÜLCH) kann als Richtlinie gelten:

I. Bei Verdacht auf raumfordernden Prozeß:

a) vermutlicher Großhirnhemisphärenprozeß — Angiographie,
b) vermutlicher Ventrikel- oder Hirnstammprozeß — Ventrikulographie,
c) unklarer cerebraler Prozeß mit Hirndruckzeichen — Angiographie.

II. Bei Verdacht auf primäre Gefäßerkrankung oder Schrumpfungsprozeß:

a) Verdacht auf Gefäßmißbildung und Gefäßgeschwulst (Subarachnoidalblutung usw.) — Angiographie,

b) Verdacht auf atrophischen Prozeß durch Verschluß eines größeren Gefäßes — Angiographie,

c) Verdacht auf Schrumpfungsprozeß traumatischer oder unklarer Entstehung — Encephalographie.

III. Bei unklarem cerebralen Prozeß ohne Hirndruckzeichen — Encephalographie.

Wir betonen aber, daß nicht nur eine Stauungspapille als Hirndruckzeichen zu gelten hat. Ebenso entscheidend für die Beurteilung des bestehenden Hirndruckes sind Bewußtseinslage, Wolkenschädel, Kopf- und Nackenschmerzen, Erbrechen und die übrigen sog. „Einklemmungserscheinungen" (s. S. 8).

Weiter muß hervorgehoben werden, daß die oben gegebenen Richtlinien nur allgemeine Regeln für die Wahl der ersten diagnostischen Maßnahme bedeuten. Vor ihrer stereotypen Anwendung ist zu warnen. Jeder Fall sollte individuell behandelt werden. Dazu mögen die folgenden ergänzenden Überlegungen helfen:

I. In allen Fällen, in denen ein *raumfordernder Prozeß* durch die klinische Untersuchung *einigermaßen wahrscheinlich gemacht* und in eine *Großhirnhemisphäre* lokalisiert werden kann, sollte die *Angiographie* den anderen Kontrastmittelmethoden vorgezogen werden, ganz besonders, wenn schon Zeichen allgemeinen Hirndruckes bestehen. In diesen Fällen kann eine erfolgreiche Angiographie gleichzeitig das Vorliegen eines Tumors sichern und seinen Sitz, allenfalls sogar seinen histologischen Aufbau durch eine einzige Untersuchung und in kürzester Zeit aufklären. Außerdem läuft man durch den diagnostischen Eingriff nicht Gefahr, wie bei der Luftfüllung, eine weitere, unter Umständen katastrophale Hirndrucksteigerung zu provozieren. Das zeigt sich besonders, wenn es auch durch die Angiographie nicht gelingt, einen für die Operationsanzeige ausreichenden Befund zu gewinnen. Man hat dann zumindest Zeit für weitere diagnostische Maßnahmen, ohne daß der verschlechterte Zustand des Patienten zu sofortigem Handeln drängt.

Hat aber die Angiographie einen inoperablen Tumor dargestellt, so hat man psychologisch den Vorteil, den an sich unvermeidbar schlechten Ausgang der Krankheit nicht durch die Diagnostik in so augenscheinlicher Weise beschleunigt zu haben, wie dies nach der Luftfüllung gelegentlich der Fall ist. Von Laien pflegt dann der schlechte Verlauf der diagnostischen Tätigkeit des Arztes zur Last gelegt zu werden.

Es muß allerdings eingeräumt werden, daß manche Tumoren des Großhirns bei der Angiographie diagnostische *Schwierigkeiten* machen können. So läßt der Balkentumor oft angiographisch kaum Veränderungen erkennen, während er im Luftbild gut sichtbar ist. Auch bei Frontallappentumoren ergibt die Angiographie manchmal nicht die für die Operation gewünschte Genauigkeit der Diagnose. Dies gilt besonders für gefäßarme und daher im Angiogramm nicht an ihren Eigengefäßen erkennbare Tumoren, die in den Balken und das Septum pellucidum einwachsen. Hier kann die zusätzliche Pneumographie oft klärend wirken.

Umgekehrt sind vor allem die vorderen Temporallappengeschwülste ausgezeichnet auf dem Angiogramm zu erkennen, während die pneumographische Diagnose unter Umständen einen langwierigen und sehr kunstvollen Weg zur exakten Darstellung des Unterhorns oder seines Stumpfes erfordert. Auch gibt die Angiographie leicht Auskunft, wie der Tumor zur „Wasserscheide" der

A. cer. media liegt, d. h. ob es sich um einen frontolateralen Tumor handelt, der nach temporal vordrängt, oder um einen vorderen temporo-lateralen Tumor, der sich nach frontal ausbreitet. Diese Frage beantwortet das Pneumogramm weniger gut.

Die Parietallappengeschwülste wieder sind ausgezeichnet im Luftbild darzustellen, im Gefäßbild oft nur recht mäßig, bei parieto-occipitalem Sitz sind sie gelegentlich kaum zu sehen, ebenso wie die Occipitallappentumoren selbst, da vor allem die letztgenannten im wesentlichen im Strömungsgebiet der A. vertebralis liegen. Kleine Blastome dieser Lokalisation ohne Verschiebung der A. cerebri media sind somit manchmal mit der Carotisangiographie nicht ausreichend zu erfassen. Zu ihrer Diagnose muß deshalb zusätzlich die Pneumographie herangezogen werden. Sie wird den Patienten weniger gefährden, als eine wegen unsicherer Lokalisation schlecht angesetzte Operation. Je nach den Hirndruckverhältnissen wird man die Encephalographie oder Ventrikulographie wählen. Bei der letzten trifft man ab und zu mit der Punktionskanüle den Tumor selbst.

In einzelnen Fällen kann auch die *Vertebralisangiographie* zur Diagnose einer occipitalen Geschwulst beitragen.

Besonders wertvoll ist die Gefäßdarstellung zur Aufklärung von *sub- und epiduralen Hämatomen* (s. S. 200). Nur ist erneut zu betonen, daß sie auf dem meist zuerst angefertigten Seitenbild kaum zu erkennen sind. Man darf daher in keinem Falle auf ein gutes ap-Bild verzichten.

Große Bedeutung hat die Angiographie auch in dem Spezialfall des *Großhirnabscesses*. Hier ist durch die Liquordruckschwankungen, mit denen jede Luftfüllung einhergeht, die Gefahr einer Perforation nicht ganz ausgeschlossen. Diese besteht bei der Angiographie natürlich nicht. Beim Hirnabsceß muß allerdings die Gefäßverlagerung nicht immer so ausgeprägt sein wie bei gleich großen Tumoren. Das liegt daran, daß Einschmelzungs- und Vernarbungsvorgänge oft bis zu einem gewissen Grad die raumfordernden Eigenschaften des Hirnabscesses kompensieren. Freilich gilt das nur für einen Teil der Fälle, da manche Hirnabscesse gerade durch ein starkes begleitendes Hirnödem zu besonders ausgeprägten Massenverschiebungen führen.

So klärt die Angiographie am sichersten und raschesten auch jene Fälle von allgemeinem Hirndruck, bei denen *klinisch* die Differentialdiagnose zwischen subduralem Hämatom, Glioblastom und Absceß nicht zu stellen ist (TÖNNIS, 1937).

Wenn ein *hirndrucksteigernder Prozeß* im Großhirn vermutet wird, aber die *Seitendiagnose* noch *nicht eindeutig* festliegt, sollte man trotzdem eine *Angiographie* durchführen. Es ist dann aber ratsam, die erste Aufnahme bei sagittalem Strahlengang zu machen. So sieht man sofort, ob eine Verlagerung der A. cerebri anterior vorliegt und ob man die richtige Seite arteriographiert hat (Abb. 112).

Ist das nicht der Fall, so läßt man am besten die Nadel — ohne weitere Aufnahmen dieser Seite zu machen — stecken und arteriographiert jetzt die andere Seite. Erst wenn dieser Eingriff ein befriedigendes Resultat ergeben hat, entfernt man beide Nadeln. Anderenfalls hat man die Möglichkeit — je nach der Sachlage rechts oder links —, weitere (Seiten-)Aufnahmen zu machen.

Schließlich kommt es vor, daß die Vorderansicht wider Erwarten keine Verdrängung und die Seitenaufnahme das Vorliegen eines *Hydrocephalus* ergibt.

Dann handelt es sich wahrscheinlich um einen Tumor der Mittellinie zwischen 3. Ventrikel und Foramen Magendi und die *Ventrikulographie* kann ohne nennenswerte Schädigung des Patienten sofort oder später an die Angiographie angeschlossen werden. Ihre Ergebnisse übertreffen bei allen *Tumoren der Seitenventrikel, des Balkens, des 3. Ventrikels, Aquäduktes und 4. Ventrikels* bei weitem die der Arteriographie. Als Ausnahme von dieser Regel mögen sellanahe Prozesse gelten — soweit für deren Diagnose überhaupt eine Kontrastmittelmethode notwendig ist. Hier vermittelt die Angiographie auf Grund der Verlagerung der Carotis und ihrer Hauptäste oft wichtige Erkenntnisse. Besonders ist zu bedenken, daß diese Gegend auch eine Prädilektionsstelle für Aneurysmen ist. Von den eben erwähnten können die Tumoren der Seitenventrikel diagnostische Schwierigkeiten bereiten. Sie können klinisch durch hemiparetische Symptome gelegentlich einen Hemisphärentumor im engeren Sinne vortäuschen, während angiographisch der Hydrocephalus das Bild beherrscht.

Ist der Verdacht auf ein Blastom der *Seitenventrikel* oder des *Hirnstammbereiches* von vornherein ausgeprägt, so empfiehlt sich die sofortige *Ventrikulographie.* In nicht ganz klaren Fällen mit Hirndruckzeichen schicken wir jedoch manchmal eine Angiographie voraus, die fast gefahrlos die Entscheidung erlaubt, ob ein Hydrocephalus occlusus vorliegt. Natürlich muß im letzten Fall die Ventrikulographie angeschlossen werden (s. oben).

Zweifellos kann auch bei Tumoren des Mittelhirnbereiches und der hinteren Schädelgrube die *Vertebralisangiographie* die Diagnose in einzelnen Fällen fördern (s. S. 167). Allerdings ist ihre Ausführung und Deutung noch nicht so sicher wie die Carotisangiographie.

Besonders wünschenswert wäre die weitere Ausbildung des Vertebralisangiogramms — eventuell in Kombination mit der Probepunktion — für die Diagnose des Medulloblastoms. Zur Zeit sind wir nämlich bei der Verdachtdiagnose eines Medulloblastoms (also des malignen Glioms des Kleinhirns) in einer gewissen Zwangslage. Entweder man entschließt sich ohne Ventrikulographie zur Probepunktion — das hat den Nachteil jeder Probepunktion ohne absolut gesicherte Lokaldiagnose — oder man läßt die Ventrikulographie dieser vorausgehen; dann muß man auch im Falle eines malignen Tumors wegen der Gefahr der weiteren tödlichen Hirndrucksteigerung operieren. Auch die zeitweilige Drainage eines Seitenventrikels durch einen eingeführten Katheter schützt nicht verläßlich vor dieser Komplikation.

II. Eine absolute Indikation für die Angiographie ist bei allen Patienten gegeben, bei denen klinisch der Verdacht auf irgend eine Form von *Angiom* oder *Aneurysma* besteht (Subarachnoidalblutung!). In diesen Fällen kann durch keine andere Methode eine befriedigende Klärung erzielt werden.

Bei *Gefäßverengerungen* oder *Gefäßverschlüssen* verschiedenster Art wird die Arteriographie zunächst wegen der häufig notwendigen Differentialdiagnose gegenüber dem Hirntumor Anwendung finden. Dabei gelingt es gelegentlich, einerseits den Tumor auszuschließen, andererseits den Gefäßverschluß unmittelbar aufzuzeigen. Der Ausfall kleinerer Gefäße ist im Angiogramm jedoch meist nicht zu diagnostizieren. In diesen Fällen vermag die Encephalographie die aus dem Gefäßprozeß resultierende halbseitige oder doppelseitige Hirnatrophie zu zeigen.

Auch bei Verdacht auf *Schrumpfungsprozesse* traumatischer oder *unklarer Genese* ist die Encephalographie die Methode der Wahl. Bei der Feststellung einer halbseitigen oder Lappenatrophie oder einer lokalen cystischen Ausweitung des Ventrikels muß man (besonders beim Vorliegen epileptischer Anfälle) immer daran denken, daß auch ein Angiom die Ursache sein könnte, und eventuell eine Angiographie anschließen.

Der Feststellung von Hirnduraverklebungen kann die *Subdurographie* dienen.

III. Bei Verdacht auf einen *cerebralen Prozeß unsicherer Lokalisation und Art* ohne klinische Hirndruckzeichen ziehen wir zunächst die Encephalographie vor. Sie ergibt ein umfassenderes Bild des ganzen Schädelinneren und ist bei diesen Fällen das harmloseste Verfahren. Zudem hat sie den Vorzug, sowohl raumfordernde, wie auch atrophische Veränderungen gut darzustellen. Ergibt das Encephalogramm in den genannten Fällen wohl das Vorliegen eines Tumors und seine Seitendiagnose, aber — wie das bei engen Hirnkammern und mangelhafter Füllung nicht allzu selten der Fall ist — keine eindeutige Lokalisation, so sollte sekundär das Angiogramm zur Vervollständigung der *Lokal-* und *Artdiagnose* herangezogen werden.

Gegenindikationen.

Die Frage der Gegenindikationen bei der Anwendung der Kontrastmittelmethoden beantwortet sich aus den Ausführungen der Abschnitte „Gefahren" (s. S. 36 und S. 201).

Die Pneumographie ist bei vermuteten oder gesicherten raumfordernden Prozessen stets dann zu unterlassen, wenn sich aus irgendeinem Grunde die Operation nicht anschließen kann. Grund dafür kann das Allgemeinbefinden des Patienten oder das Fehlen einer Neurochirurgischen Abteilung sein. Die Encephalographie verbietet sich bei Einklemmungsgefahr (s. S. 8). Die Indikation zur Ventrikulographie erfährt bei sehr großem Hydrocephalus (z.B. bei Kindern) insofern eine Einschränkung, als man in diesen Fällen den Liquor-Luftaustausch möglichst einschränken muß, um den Patienten nicht allzusehr zu gefährden.

Gegen die Angiographie als solche gibt es kaum eine absolute Gegenindikation, höchstens gegen einzelne Kontrastmittel. Wenn gegen *Perabrodil, Umbradil* usw. eine Überempfindlichkeit besteht, verwandte man bei entsprechend dringender Indikation bis vor kurzem Thorotrast Es ist jedoch zur Zeit in Deutschland nicht mehr erhältlich.

E. Die Hirnpunktion.

Unter Hirnpunktion versteht man die Entnahme von Gewebe aus dem Schädelinnern mittels einer Kanüle durch Aspiration. Der Eingriff dient der Gewinnung von Material für die mikroskopische Untersuchung.

Wenngleich die Hirnpunktion bereits im vorigen Jahrhundert gelegentlich ausgeführt wurde, ist sie doch erst zu Beginn dieses Jahrhunderts von NEISSER und POLLACK zu einer gangbaren Methode der neurologischen Diagnostik entwickelt worden. Sie stellte dann — abgesehen von der neurologischen Untersuchung und Nativaufnahme des Schädels — etwa 15 Jahre lang den einzigen Weg dar, um zu einer genauen Diagnose intrakranialer Erkrankungen zu gelangen. Zweifellos hat sie in dieser Zeit in der Hand Erfahrener Großes geleistet. Immerhin wird ihre Unzulänglichkeit gut durch die Tatsache charakterisiert, daß z. B. auch NEISSER selbst in manchen Fällen 10 und mehr Punktionen ausführen mußte, bevor er zu einem brauchbaren Ergebnis kam. Dies ist nicht verwunderlich, da eine Punktion ja stets nur ein verhältnismäßig kleines Gebiet explorativ erfaßt. So ist es zu erklären, daß die Hirnpunktion mit der Verbreitung der Ventrikulographie und Arteriographie, die Aufklärung über die ganze Schädelhöhle vermitteln können, rasch an Bedeutung verlor. Es wurde daher in den letzten 20 Jahren wenig über Hirnpunktionen gesprochen und geschrieben. Und doch haben sich manche Hirnchirurgen gerade in letzter Zeit wieder mehr oder weniger häufig dieser Methode bedient, allerdings mit völlig veränderter Indikationsstellung.

1. Technik der Punktion.

Die Technik der Hirnpunktion unterlag im Laufe der Zeit und in der Hand verschiedener Operateure einigen Varianten. Man kann z. B. Haut und Knochen ohne vorherigen Weichteilschnitt mit einem dünnen Bohrer perforieren und so mit der Kanüle ins Schädelinnere gelangen. Man kann aber auch, wie es zur Zeit im allgemeinen geübt wird, ein größeres Bohrloch wie für die Ventrikulographie anlegen, dann unter Sicht die Dura incidieren und nun eine stumpfe Kanüle von etwa 2 mm Durchmesser in das Gehirn einführen. Diese Methode hat, abgesehen von der Kontrollierbarkeit einer etwaigen Blutung aus den Hirnhäuten, den Vorzug, daß man mit der Nadel durch Punktionen in verschiedener Richtung ein größeres kegelförmiges Areal untersuchen kann. Man sollte bereits bei vorsichtig tastendem Einführen der Kanüle auf Resistenzunterschiede achten, die unter Umständen einen guten Anhaltspunkt für die richtige Lage der Nadel geben können. Hat man die im Einzelfalle gewünschte Tiefe erreicht, so setzt man eine leere 20-cm³-Spritze auf und zieht die Kanüle unter dauernder kräftiger Aspiration langsam zurück. Sobald das vordere Ende der Kanüle das Gehirn wieder verlassen hat (oder bei weichen Tumoren oder Flüssigkeitsansammlungen schon während des Zurückziehens), schießt Substanz aus der Kanüle in die Spritze ein. Man zieht nun aus einer Schale physiologische Kochsalzlösung nach, um alles in der Kanüle befindliche Gewebsmaterial in das Spritzeninnere zu befördern, und entleert die Spritze hierauf durch Herausnahme des Kolbens. Wenn notwendig, d. h. wenn die sofortige Untersuchung des Punktates kein Tumorgewebe ergibt, kann der Einstich mit nachfolgender Aspiration mehrmals wiederholt werden. Hierauf schließt man die kleine Weichteilwunde in üblicher Weise.

2. Die Untersuchung des Punktates.

Zwei Umstände diktieren das weitere Vorgehen der jetzt folgenden Gewebsuntersuchung: 1. die *geringe Menge* des zur Verfügung stehenden Materials und 2. der eventuelle *Zeitmangel.* So sollte man sich sofort vergewissern, daß man tatsächlich Tumorgewebe im Punktat hat, um anderenfalls die Punktion gleich zu wiederholen. Auch ist zumindest eine rasche Übersichtsdiagnose sehr erwünscht. Man muß sich nämlich darüber klar sein, daß die Hirnpunktion kein gleichgültiger Eingriff ist und daß sie gerade bei malignen Tumoren eine rasche Verschlechterungen nach sich ziehen kann. Es ist daher wichtig, schon bei der Punktion ein Bild von der Natur des vorliegenden Tumors zu erlangen. Dazu wertet man als erstes das makroskopische Aussehen des Punktionsmaterials aus. Form, Farbe, Konsistenz und Transparenz der verschiedenen Teile des normalen Gehirns und pathologischer Prozesse sind recht charakteristisch. Während Hirnrinde und Mark durch die grau gelbliche bzw. schneeweiße Farbe unterschieden sind und im allgemeinen in Form eines oder mehrerer der Kanüle entsprechender Zylinder im Punktat vorkommen, pflegen die Punktate von Hirntumoren auf Grund ihrer Konsistenz unregelmäßiger geformte Klümpchen und Flöckchen zu bilden. Ja, der Geübte kann — oft schon beim Aufziehen des Spritzenstempels — nicht nur ein Urteil darüber abgeben, ob es sich um Tumorgewebe handelt, sondern häufig sogar schon eine Vermutung über die Art des Tumors aussprechen (beinahe breiige Konsistenz mancher Glioblastome!). Besonders charakteristisch kann eine Cystenflüssigkeit, altes Blut oder Eiter sein. Sie klären die Diagnose unter Umständen schlagartig.

Keineswegs immer ist die makroskopische Betrachtung jedes Punktates aufschlußreich und vor allem verläßlich genug, so daß stets die mikroskopische Untersuchung folgt. Für die histologische *Schnelluntersuchung* eines Punktates sind die üblichen Methoden der Paraffin- und der Gefrierschnitte ungeeignet. Die erste dauert zu lange, und für die zweite reicht die Gewebsmenge meist nicht aus.

Ausgezeichnet hat sich in dieser Situation die Untersuchung des *supravital gefärbten Quetschpräparates* bewährt. Um sie wirklich erfolgreich anzuwenden, sind jedoch einige Kautelen zu beachten, deren Vernachlässigung die Methode bei manchen Autoren in Mißkredit gebracht hat. Die Technik ist denkbar einfach und rasch: ein stecknadelkopfgroßes Gewebsstückchen wird auf einen Objektträger gebracht, mit einem Tropfen Methylenblaulösung bedeckt und in diesem mittels zweier Nadeln ein wenig zerzupft. Hierauf wird ein Deckglas daraufgelegt und vorsichtig mit der Fingerbeere angedrückt. Auch das Phasenkontrastverfahren am ungefärbten Präparat ist für Schnellpräparate geeignet, es zeigt jedoch wohl im allgemeinen nicht mehr als Methylenblaupräparate.

Die mikroskopische Untersuchung eines solchen Präparates läßt fast immer die Entscheidung über das Vorliegen von Tumorgewebe zu. Darüber hinaus gelingt es dem mit der Materie Vertrauten aber auch oft, sehr genaue Artdiagnosen zu stellen. Man muß sich jedoch klar darüber sein, daß die Bilder nicht denen der gewohnten Schnittpräparate entsprechen. Die Gewebsstrukturen erscheinen verschieden, je nachdem, ob man sie im Schnitt oder sozusagen breitgewalzt betrachtet, obwohl natürlich eine gewisse Ähnlichkeit nicht zu leugnen ist. Die

Nichtberücksichtigung dieser grundlegenden Tatsache zieht die gröbsten Fehldiagnosen nach sich. Die Quetschmethode ist ein Äquivalentverfahren. Der Untersucher muß also eine Art neuer Histologie erlernen und darf sich nicht dazu verleiten lassen, mehr zu diagnostizieren, als im Einzelfalle möglich ist. Daß diese Quetschpräparate außerordentlich aufschlußreich sein können, soll hier nur an einigen Beispielen demonstriert werden (Abb. 161 bis 166 aus KAUTZKY, 5).

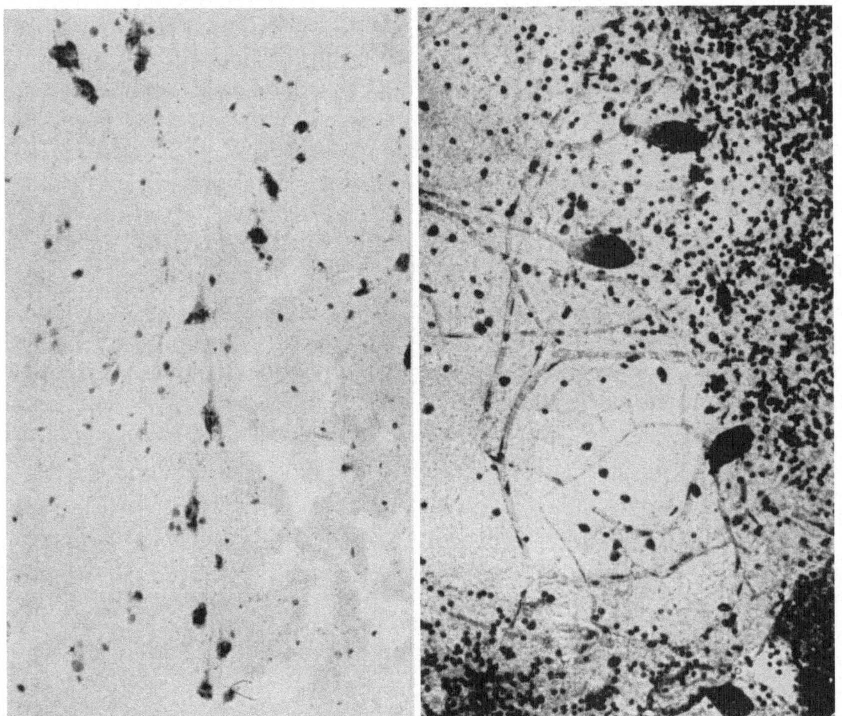

Abb. 161. Normales Großhirngewebe (links), Kleinhirngewebe (rechts). Molekularschicht mit Capillaren, Purkinje-Zellen, Körnerschicht. Vergr. etwa 150fach.

So gelingt es in der Mehrzahl der Fälle, an einem kleinsten Gewebsstückchen sofort eine ausreichende Diagnose zu erhalten. Die Hauptmasse des Punktates soll dann selbstverständlich sofort zum Paraffinschnitt verarbeitet werden, um die letzte und unbedingt erforderliche Sicherheit der Diagnose zu erbringen.

3. Der Anwendungsbereich der Hirnpunktion in der Diagnostik der Hirntumoren.

Es gelingt zur Zeit mit den Kontrastmittelmethoden in nahezu jedem Fall von Hirntumor eine sichere *Lokal*diagnose zu stellen. Auch ist die Arteriographie oft geeignet, Hinweise auf die *Natur* des vorliegenden Prozesses zu liefern. Es bleibt jedoch trotzdem eine große Zahl von Fällen, in denen die *Artdiagnose* vor der Operation nicht mit ausreichender Sicherheit gestellt werden kann. *Diese Sicherheit ist aber gerade für die operative Indikationsstellung von ausschlaggebender Bedeutung.* Man ist sich jetzt ziemlich allgemein darüber einig, daß die

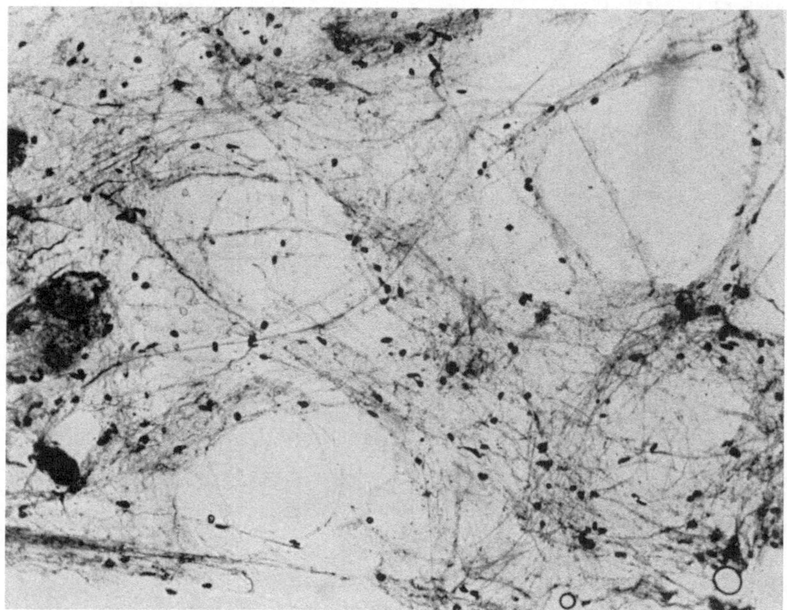

Abb. 162. Fibrilläres Astrocytom. Vergrößerung etwa 150fach.

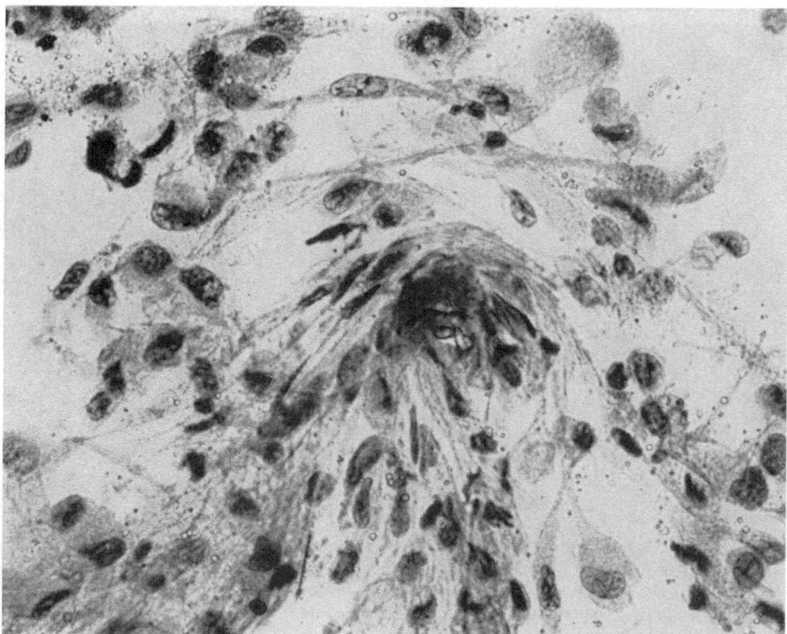

Abb. 163. Glioblastoma multiforme. Vergrößerung 450fach. Starke Zellpolymorphie.

meisten *bösartigen Gliome des Groß- und Kleinhirns* (das Glioblastoma multiforme und das Medulloblastom), die (multiplen) Metastasen sowie die Astrocytome und

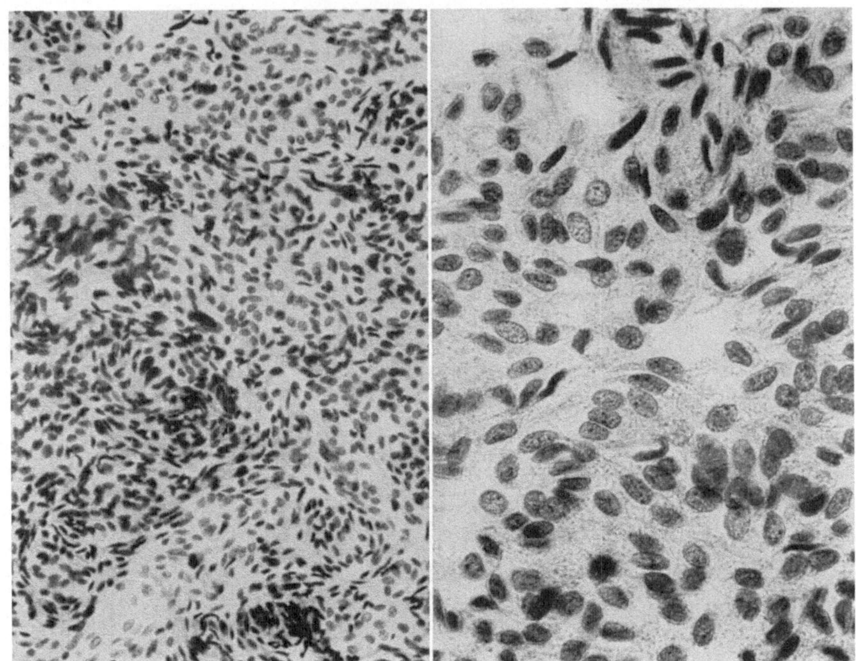

Abb. 164. Meningeom. Vergrößerung links etwa 200fach, rechts etwa 450fach.

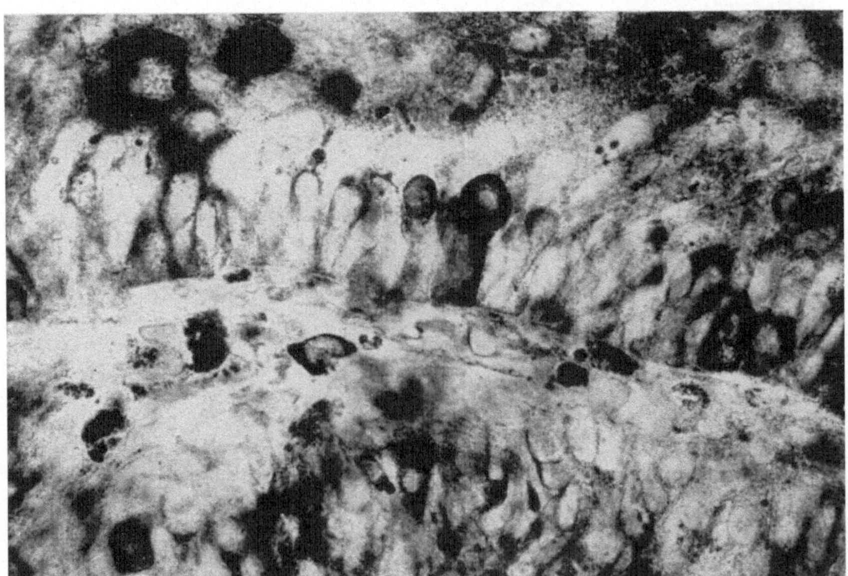

Abb. 165. Melanosarkommetastase. *Ungefärbtes* Quetschpräparat. Vergrößerung etwa 300fach.

Oligodendrogliome mit ungünstiger Lokalisation nicht operiert werden sollten, wenn ihre Diagnose gesichert ist. Diese Sicherheit können aber der klinische und arteriographische Befund oft nicht geben. *Hier kann die Hirnpunktion nutzbringend angewandt werden* und dem Patienten wie dem Operateur eine zwecklose Operation ersparen.

In der präarteriographischen Aera, in der man in der Lokaldiagnostik auf die Luftfüllung der Ventrikel angewiesen war, ergab sich dabei allerdings eine große Schwierigkeit. Wenn man einen Patienten ventrikulographiert hatte und nun die vermutlich maligne Tumorart mittels der Hirnpunktion und der üblichen histologischen Untersuchung am Paraffinschnitt sichern wollte, vergingen zumindest Stunden des Wartens auf das Präparat. In dieser Zeit drohte das Befinden des Patienten sich infolge der nach der Luftfüllung häufig auftretenden Hirndrucksteigerung so zu verschlechtern, daß — falls es sich wider Erwarten um einen gutartigen Tumor handelte, den man operieren wollte — die Operationsaussichten wesentlich ungünstiger wurden. Ganz abgesehen davon ergaben sich aus diesem Warten praktisch erhebliche organisatorische Störungen im Operationsbetrieb. Diese Schwierigkeit fiel mit Einführung der Arteriographie weg. Sie führt im Gegensatz zur Luftfüllung nicht zur Hirndrucksteigerung. Man kann nach ihrer Durchführung und der daraufhin vorgenommenen Hirnpunktion im allgemeinen zuwarten, bis das histologische Präparat fertig ist, und sich dann entscheiden. Dies gilt allerdings nur für Großhirntumoren.

Die Diagnostik von *Kleinhirntumoren* ist — wie auseinandergesetzt wurde — immer noch die Domäne der Ventrikulographie. Wenn auch in letzter Zeit immer wieder Stimmen laut geworden sind, man solle nach der Ventrikulographie auch von Kleinhirntumoren zunächst warten und die Operation erst nach Tagen folgen lassen, so ist diese Einstellung doch keineswegs allgemein angenommen. Auch wir können uns ihr nicht anschließen. Die Gefahr einer tödlichen Hirndruckzunahme ist nach der Ventrikulographie auch bei Anwendung der Ventrikeldrainage nicht sicher auszuschließen bzw. zu beherrschen.

Wir haben deshalb mit anderen *die Hirnpunktion beim Kleinhirntumor auf jene nicht allzu häufigen Fälle beschränkt, die rein klinisch mit großer Wahrscheinlichkeit ein Medulloblastom annehmen* lassen. Die Hirnpunktion wird dann aber *ohne* vorherige *Ventrikulographie* — eventuell nach Vertebralisarteriographie — ausgeführt. Ist das Resultat nicht eindeutig, so wird die Ventrikulographie sofort angeschlossen. Erleichtert wird dieses Vorgehen bei der Punktion durch die Anwendung des Mittelschnittes für Operationen der hinteren Schädelgrube.

Hat die Ventrikulographie doch einen Kleinhirntumor ergeben, kann er durch Wiedereröffnung der Probepunktionswunde freigelegt werden. Im anderen Falle kommt bei diesen ja stets kindlichen Patienten praktisch nur ein Hydrocephalus occlusus durch einen Prozeß im 3. Ventrikel oder Aquäduktbereich in Frage. Die Therapie der Wahl für die meisten dieser Erkrankungen ist zur Zeit die Operation nach TORKILDSEN, die Ableitung des Liquors aus dem Hinterhorn des Seitenventrikels in die Cyst. cerebellomedullaris durch einen Katheter. Auch diese Operation erfordert den für die Probepunktion des Kleinhirns angelegten Mittelschnitt.

Vielfach werden als Argument gegen die Anwendung der Hirnpunktion die mit dem Eingriff verbundenen *Gefahren* ins Treffen geführt. Zweifellos sind diese nicht ganz zu leugnen. Die Gefahr, durch die Punktion lebens- oder funktionswichtige Zentren zu schädigen, ist allerdings sehr gering. Wohl aber kann es besonders bei mehrfacher Punktion eines malignen gefäßreichen Tumors durch Blutung oder durch eine Hirnschwellung, die sogar durch einen so kleinen Eingriff bei dem schwellungsbereiten tumorkranken Gehirn provoziert werden kann, zu einer bedrohlichen, ja sogar einer tödlichen Hirndrucksteigerung kommen. Die Punktion normalen Hirngewebes führt dagegen nur sehr selten zu Komplikationen. Auf Grund der Kenntnis der genannten Gefahren vertreten wir folgenden Standpunkt: Die Hirnpunktion ist *nur bei Patienten mit solchen Tumoren anzuwenden, die auf Grund anderer Untersuchungen (besonders der Angiographie) an sich als inoperabel anzusehen sind, deren Artdiagnose aber noch nicht ausreichend gesichert ist.* Bei diesen Patienten stehen der recht beschränkten Gefahr der Hirnpunktion

nur zwei andere Möglichkeiten gegenüber — die breite Freilegung des Tumors
zur Klärung der Diagnose, die zweifellos gefährlicher ist als die Probepunktion und gegebenenfalls immer noch an die Punktion angeschlossen werden
kann, oder der Verzicht auf jede Operation mit der Gefahr, aus diagnostischer
Unsicherheit doch einmal einen operablen Tumor von der Rettung versprechenden
Operation auszuschließen.

Der zweite Einwand gegen die Hirnpunktion ist die *mangelnde Sicherheit der
histologischen Diagnose*, d. h. die Gefahr des diagnostischen Irrtums bei so kleinen

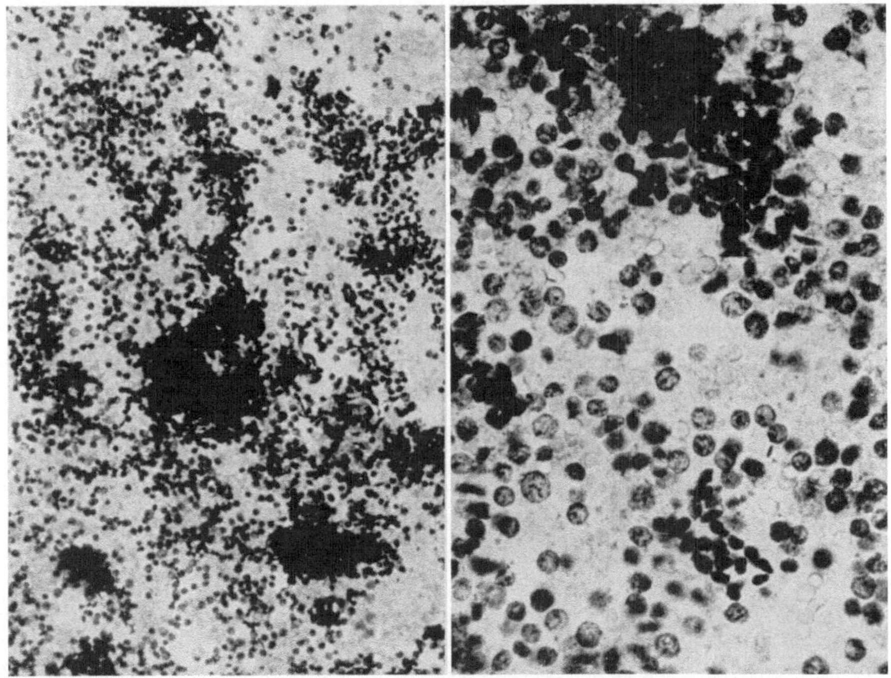

Abb. 166. Medulloblastom. Vergrößerung links etwa 150fach, rechts etwa 450fach (aus KAUTZKY, 5).

Gewebsmengen, wie sie die Punktion liefert. Dem muß entgegengehalten werden,
daß natürlich keine diagnostische Methode in jedem Falle ein entscheidendes
Resultat ergibt und daß in Fällen mit unklarem Punktionsresultat ja immer
noch die Möglichkeit der Freilegung offensteht. Diese muß auf jeden Fall angeschlossen werden, wenn, was sehr selten ist, der Patient nach einer ergebnislosen
Punktion in einen bedrohlichen Zustand kommen sollte. In einem hohen Prozentsatz der Fälle gelingt es aber zweifellos, durch die Punktion zu einer ausreichend präzisen Diagnose zu gelangen.

4. Die Hirnpunktion in der Diagnostik nicht blastomatöser diffuser cerebraler Erkrankungen.

Ganz selten wird die Hirnpunktion auch zur Diagnose unklarer, diffuser Hirn-
erkrankungen herangezogen, deren Feststellung mit anderen Mitteln nicht möglich
ist. Praktisch in Frage kommen in dieser Hinsicht eigentlich nur die *präsenilen*
Atrophien (besonders die ALZHEIMERsche Krankheit) und die *diffuse Sklerose*.

Beide können gelegentlich durch Punktion des Großhirns gesichert werden. Man findet dann in dem Punktat ALZHEIMERsche Fibrillenveränderungen bzw. die charakteristische Anhäufung von Fettkörnchenzellen.

Für die Diagnose der amaurotischen Idiotie oder eventuell in Ausnahmefällen metaluischer Hirnprozesse eignet sich besser als ein Punktat eine kleine Probeexcision aus der Hirnrinde. Das histologische Bild zeigt dann die bekannten Ganglienzellenveränderungen bzw. den luischen Entzündungsprozeß.

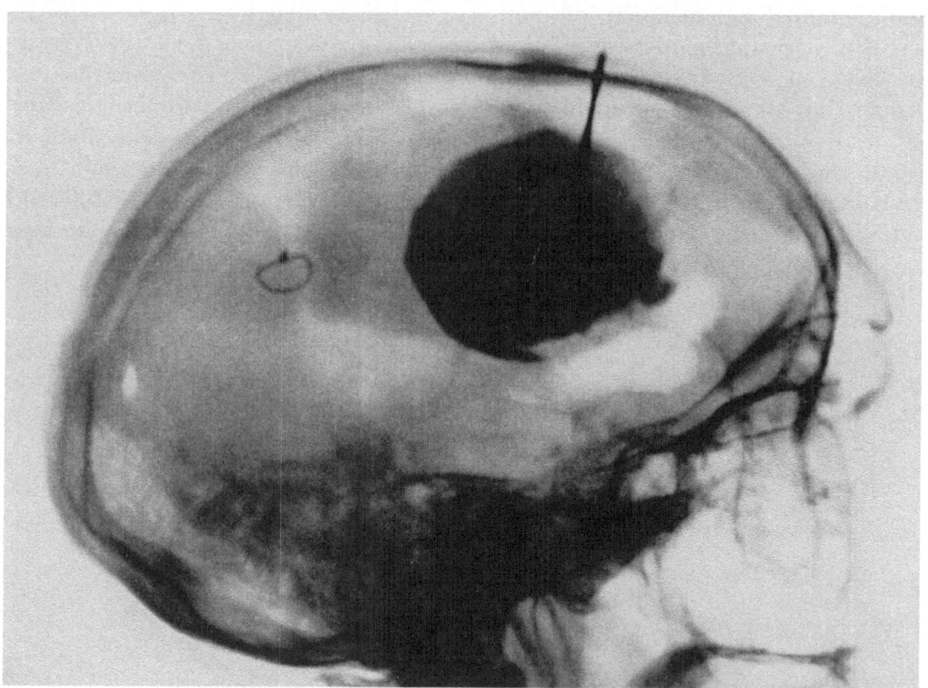

Abb. 167. Großer, durch Punktion mit Kontrastmittel gefüllter Hirnabsceß. Darunter der niedergedrängte Seitenventrikel.

5. Die Hirnpunktion in der Diagnostik des Hirnabscesses.

Trotz der Entwicklung der Pneumographie und Angiographie ist die Hirnpunktion in der Diagnose des Hirnabscesses von großem Wert geblieben; ja sie hat sogar in allerletzter Zeit an Bedeutung gewonnen, seit sich zu ihrem diagnostischen Wert auch ein therapeutischer gesellt hat.

Wie beim Hirntumor sollte jedoch auch hier die Punktion nicht benutzt werden, um vielfach wiederholt das Gehirn nach dem Absceß abzusuchen, sondern sie soll ihn nur an der Stelle verifizieren, wo er auf Grund des Lokalbefundes oder der Ergebnisse von Angio- oder Pneumogramm mit großer Wahrscheinlichkeit zu erwarten ist. Besonders die Kombination der Arteriographie mit nachfolgender Probepunktion hat sich auch hier ausgezeichnet bewährt. Darüber hinaus kann man durch die Hirnpunktion die Absceßhöhle mit einem Kontrastmittel füllen, sie röntgenologisch abbilden und dadurch nicht nur die Existenz, sondern auch die Ausdehnung des Abscesses klar erkennen.

Die *Technik* dieses Vorgehens spielt sich zunächst so ab, wie es eingangs beschrieben wurde: Wenn nicht ohnehin beim traumatischen Absceß ein Knochendefekt besteht, wird über dem vermuteten Absceß in üblicher Weise ein Bohrloch angelegt und von diesem aus mit einer stärkeren Kanüle der Absceß punktiert; häufig ist die derbe Kapsel dabei gut zu spüren. Ist die Absceßhöhle erreicht, wird der vorhandene Eiter abgesaugt, eventuell die Höhle gespült und ein wenig Kontrastmittel (Perabrodil, Jodipin oder am schonendsten auch einfach Luft) eingebracht. Hierauf werden bei verschiedener Lagerung die erforderlichen Röntgenaufnahmen gemacht, die nun ausgezeichnet über Lage, Größe und Form der sehr vielgestaltigen Abscesse informieren (Abb. 167). Von Wichtigkeit ist der Hinweis von v. STRENGE, daß aus einer Eindellung des Kontrastschattens auf weitere, mit der punktierten nicht kommunizierende Absceßkammern geschlossen werden kann. Am besten läßt man während der Röntgenaufnahme die Kanüle liegen, spült danach das Kontrastmittel wieder aus, saugt den Inhalt der Höhle ab und füllt eine konzentrierte Lösung von Penicillin (1 cm^3, 100 000 E und Streptomycin 0,25 g) ein. Das weitere therapeutische Vorgehen hängt dann von den Einzelheiten des vorliegenden Befundes ab (KAUTZKY, 4).

F. Der Farbversuch.

Nicht selten wird der Neurologe bzw. Neurochirurg vor die Frage gestellt, ob ein hydrocephales Ventrikelsystem mit den Subarachnoidalräumen kommuniziert oder nicht, ob also ein Hydrocephalus occlusus oder apertus vorliegt. Im allgemeinen wird diese Frage durch eine Encephalo- oder Ventrikulographie beantwortet. Gelegentlich jedoch ist auf diese Art keine befriedigende Erklärung zu erzielen, oder man hat Veranlassung eine Luftfüllung zu vermeiden. Das kann besonders bei den sehr großen kindlichen Hydrocephalusbildungen der Fall sein, da bei diesen die Luftfüllung eine nicht unerhebliche Gefahr bedeutet. In solchen, nicht gerade sehr häufigen Fällen vermag der sog. Farbversuch gute Dienste zu leisten. In den letzten Jahren hat er auch ein neues Anwendungsgebiet erworben: die Kontrolle der TORKILDSEN-Anastomose.

Der Versuch besteht im wesentlichen darin, daß ein Farbstoff in den Ventrikelliquor gebracht wird und nach einiger Zeit geprüft wird, ob er im lumbalen Liquor erscheint. Man kann das Verfahren auch umgekehrt anstellen: nämlich die Farbe in den Lumbalsack bringen und dann den Ventrikelliquor kontrollieren. Es ist jedoch der erstgenannte Weg der zweckmäßigere und allgemein geübte, weil er dem physiologischen Liquorstrom entspricht. Auf jeden Fall besagt der Versuch nur etwas über die Passage vom Ventrikelsystem in den spinalen Liquorraum. Die Durchgängigkeit der Zisternen an der Schädelbasis läßt sich bei dieser Methodik nicht beurteilen.

Als Indicatoren für die Liquorpassage werden die Farben *Indigocarmin* und Phenolphthalein sowie gelegentlich auch andere Stoffe wie Bromlösungen oder Penicillin verwandt. Letztere müssen aber erst quantitativ im Lumballiquor bestimmt werden.

Phenolphthalein wurde von DANDY empfohlen und hat den Vorzug, daß es beim Abtropfen des Lumballiquors in eine Kali- oder Natronlaugenlösung auch in sehr großer Verdünnung noch gut feststellbar ist. Es muß jedoch eine eigens und nicht ganz einfach herzustellende Lösung verwandt werden.

Zu warnen ist vor der üblichen alkoholischen Lösung. Mag diese bei sehr großem Hydrocephalus durch die starke Verdünnung auch anstandslos vertragen werden, so kann es bei geringerer Ventrikelweite doch zu sehr bedrohlichen Symptomen kommen, wie wir es selbst einmal erlebt haben. Nach sofort einsetzenden sehr heftigen Kopfschmerzen trat eine schwere aseptische Meningitis mit groben Caudaausfällen auf. Glücklicherweise bildeten sich alle Symptome in Kürze wieder völlig zurück.

Wir verwenden daher — wie die meisten Neurochirurgen — nur mehr das völlig harmlose Indigocarmin. Seine Färbekraft ist freilich geringer als die des Phenolphthaleins. Man muß deshalb bei großem Hydrocephalus eine entsprechende Menge (etwa 10 cm³) nehmen.

Der Farbversuch wird folgendermaßen ausgeführt: Man punktiert einen Ventrikel wie bei der Ventrikulographie — meist durch ein bereits vorhandenes Bohrloch oder bei Kleinkindern durch die Fontanelle — und füllt 5—10 cm³ der in der Nierendiagnostik gebrauchten Indigocarminlösung ein. 20—30 min später macht man eine Lumbalpunktion und fängt den Liquor in einem weißen

Porzellanschälchen auf. Zeigt er dann eine eindeutige, wenn auch nur leichte Blaufärbung, so darf eine freie Passage angenommen werden. Ist der Liquor noch farblos, so wiederholt man die Untersuchung des lumbalen Liquors 1 Std nach Einbringung der Farbe in den Ventrikel. Ist der Liquor jetzt gefärbt, so spricht dies auch entschieden gegen einen anatomischen Verschluß. Es muß allerdings zugestanden werden, daß ein farbloser Liquor auch jetzt noch nicht absolut beweisend für einen kompletten Verschluß des Hydrocephalus ist, wenngleich er einen solchen sehr wahrscheinlich macht.

Man kann natürlich durch Punktion des anderen Ventrikels oder der Cisterna cerebello-medullaris auch die Stelle des Verschlusses genauer zu bestimmen versuchen.

Besonderen Wert hat der Farbversuch bei der Prüfung der Funktion des TORKILDSEN-*Katheters*. Es handelt sich bei diesem bekanntlich um eine Umgehungsoperation in Fällen von Hydrocephalus occlusus durch ein Hindernis im 3. Ventrikel oder Aquädukt. Zu diesem Zweck wird ein Gummi- oder Polyäthylenkatheter aus einem Hinterhorn subcutan in die Cisterna cerebello-medullaris geleitet. Um zu prüfen, ob diese Umleitung durchgängig ist, kann man entweder eine lumbale Encephalographie mit Luft oder in der oben geschilderten Weise einen Farbversuch machen. Am besten bewährt hat sich jedoch ein etwas abgewandeltes Verfahren: Man prüft zuerst durch eine Nativaufnahme des Schädels, ob nicht von einer etwa kurze Zeit vorher gemachten Encephalographie oder einem sonstigen Punktionsversuch noch Luft im Ventrikel ist. Ist der Patient lange nicht punktiert worden, kann auf diese Vorsichtsmaßnahme verzichtet werden. Dann punktiert man mit dünner subcutaner Nadel durch die Haut des Hinterkopfes den tastbaren Katheter und injiziert nach Ablassen von einigen Kubikzentimetern Liquor etwas Farbe und etwa 10—20 cm³ Luft. Nun kann man sich durch eine Schädelröntgenaufnahme sofort überzeugen, ob der Weg in den Ventrikel, eventuell auch von dem homolateralen in den kontralateralen frei ist. 20—30 min später prüft man den Lumballiquor wie beschrieben auf seinen Farbgehalt. So gelangt man bei geringster Belastung für den Patienten und auf bequeme Weise zu einem vollkommenen Bild der Passageverhältnisse.

Man hat den Passageversuch auch für die Prüfung der Liquor*resorption* ausgebaut. Man muß dann die durch die Niere ausgeschiedene Menge des Indicators bestimmen und kann so — bei gesunden Nieren — auf die Resorption des Liquors schließen. Umgekehrt kann man auch durch intravenös verabreichte Mittel und ihre nachherige Bestimmung im Liquor ein Bild von dem Ausmaß der Liquorsekretion gewinnen. Alle diese Methoden haben aber bisher keine praktische Bedeutung gewonnen.

Literatur.

ABRAMOVITSCH, D., u. H. WINKLER: Messungen im Stereoencephalogramm. Z. Neur. **127**, 454 (1930).

BÄTZNER, G.: Gewebsschädigung durch Thorotrastsarkomgefahr. Med. Rdsch. **1947**, Nr 6, 187.

BAILEY, PERCIVAL: Die Hirngeschwülste. Stuttgart: Ferdinand Enke 1951.

BALADO, M.: La radiografia del tercer ventriculo. Bol. Inst. Clin. Quir. Univ. Buenos Aires **2**, 603 (1926).

BANNWARTH, A.: Über den Nachweis von Gehirnmißbildungen durch das Röntgenbild und über seine klinische Bedeutung. Arch. Psychiatr. **110**, 314—364 (1939).

BAUER, K. H.: (1) Thorotrast und Krebsgefahr. Chirurg **1943**, 204.

— (2) Über Thorotrastschäden und Thorotrastsarkomgefahr. Chirurg **19**, 387 (1948).

BECKER, H., u. F. RADTKE: Über eine neue encephalographische Methode, Hirnkammern und erweiterte periphere Spalträume isoliert zur Darstellung zu bringen. Fortschr. Röntgenstr. **72**, 160 (1949).

BELLONI, G.: Pneumographische Passageprüfung der Arachnoidalräume. Zbl. Neurochir. **6**, 43—48 (1941).

BENEDEK, L., u. TH. HÜTTL: Über den diagnostischen Wert der cerebralen Stereoangiographie, hauptsächlich bei intrakraniellen Tumoren. Basel u. Leipzig: S. Karger 1938.

BERCZELLER u. KUGLER: Freilegung der Arteria vertebralis am Sulcus atlantis. Beitrag zur Arteriographie des Stromgebietes der Arteria vertebralis-basilaris. Arch. klin. Chir. **190**, 810 (1937).

BERGERHOFF, W.: Der subjektive Bildeindruck. Fortschr. Röntgenstr. **72**, 214—223 (1951).

BERGSTRAND, H., H. OLIVECRONA u. W. TÖNNIS: Gefäßmißbildungen und Gefäßgeschwülste des Gehirns. Leipzig: Georg Thieme 1936.

BINGEL, A.: Encephalographie, eine Methode zur röntgenographischen Darstellung des Gehirns. Fortschr. Röntgenstr. **28**, 205 (1921/22).

BODECHTEL, G., u. F. W. WICHMANN: Cerebrale Kreislaufstörungen nach der Arteriographie. Z. Neur. **151**, 678 (1934).

BORSCHEL, B.: (1) Zur Kenntnis der Hirncysten nach Contusio cerebri. Dtsch. Z. Nervenheilk. **160**, 221—236 (1949).

(2) Beitrag zur Genese nachencephalographischer Reaktionen. Dtsch. Z. Nervenheilk. **165**, 531—556 (1951).

BRENNER, W.: (1) Die Röntgenologie des Hydrocephalus im Kindesalter unter besonderer Berücksichtigung der Grenzen des Normalen. Fortschr. Neur. **20**, 445—468 (1952).

— (2) Über das normale Encephalogramm im Kindesalter. Nervenarzt **192**, 112 (1952).

BROMAN, T., and O. OLSSON: (1) The tolerance of cerebral bloodvessels to a contrast medium of the diotrast group. Acta radiol. (Stockh.) **30**, 326 (1948).

— (2) Experimental study of contrast media for cerebral angiography with reference to possible injurious effects on the cerebral vessels. Acta radiol. (Stockh.) **31**, 321 (1949).

—, B. FORSSMANN and O. OLSSON: (3) Further experimental investigations of injuries from contrast media in cerebral angiography: summation of various injurious factors. Acta radiol. (Stockh.) **34**, 135 (1950).

BRONISCH, F. W.: (1) Klinisch-Röntgenologische Ergebnisse aus fünf Jahren Encephalographie. Klin. Wschr. **1948**, 500—503.

— (2) Hirnatrophische Prozesse im mittleren Lebensalter. Stuttgart: Georg Thieme 1951.

— (3) Über das 24-Stunden-Encephalogramm. Dtsch. Z. Nervenheilk. **166**, 65—80 (1951).

— (4) Über das 24 Std-Encephalogramm. Nervenarzt **23**, 188—190 (1952).

BRONSON, S., H. S. RAY, DUNBAR and CHARLES T. DOTTER: Dural sinus venography as an aid to diagnosis in intracranial disease. J. of Neurosurg. **8**, 23 (1951).

Buchtala, V.: Automatischer Filmtransporter (Angioseriograph) zur routinemäßigen cerebralen Angiographie. Röntgen-Blätter 1955 (im Druck).
— Siehe H. P. Jensen.
—, u. J. Gerlach: Mandrinkanülen zur Arteriographie. Zbl. Neurochir. 14, 118—120 (1954).
Childe, A. E., D. Parkinson and J. Hoogstraten: Ventriculographic examination of the aqueduct of Sylvius and fourth ventricle. Acta radiol. (Stockh.) 40, 211—219 (1953).
Columella, F., u. I. Papo: Unsere Erfahrungen mit der Vertebralisangiographie. Zbl. Neurochir. 15, im Druck (1955).
Cushing, H.: Intrakranielle Tumoren. Berlin: Springer 1935.
Dandy, W. E.: (1) Ventriculography Following the Injection of Air Into the Cerebral Ventricles. Ann. Surg. 68, 5 (1918).
— (2) Roentgenography of the Brain After the Injection of Air Into the Spinal Canal. Ann. Surg. 70, 397 (1919).
— (3) Carotid-cavernous aneurysms (Pulsating exophthalmos). Zbl. Neurochir. 2, 77—113, 165—206 (1937).
David, M., L. Stuhl, H. Askenasy et M. Brun: Aspects pneumographiques de l'aqueduc de Sylvius et du IV. ventricule. J. Radiol. et Electrol. 21, 193 (1937).
Davidoff, L. M., and C. G. Dyke: (1) The normal encephalogram, 2. Aufl. Philadelphia: Lea a. Febiger 1946.
—, and B. S. Epstein: (2) The abnormal pneumoencephalogram. Philadelphia: Lea a. Febiger 1950.
Decker, K.: (1) Technik und diagnostische Möglichkeiten der percutanen Vertebralis-Arteriographie. Acta neurochir. (Wien) 2, 74—80 (1951).
— (2) Percutane Vertebralis-Arteriographie. Nervenarzt 22, 32 (1951).
— (3) The displacement of the posterior cerebral artery in vertebral angiograms. Acta radiol. (Stockh.) 40, 91 (1953).
Denk, W.: Die Bedeutung der Pneumoventrikulographie (Encephalographie) für die Hirndiagnostik. Mitt. Grenzgeb. Med. u. Chir. 36, 9 (1923).
Donald, Mc. Ch. A., and M. Korb: Intracranial aneurysms. Arch. of Neur. 42, 298 (1939).
Dyes, O.: (1) Leitsätze zur Aufnahme und Deutung von Hirnkammerluftbildern. Dtsch. Z. Nervenheilk. 134, 251—266 (1934).
— (2) Die Hirnkammerformen bei Hirntumoren. Fortschr. Röntgenstr. (Erg.-Bd.) 52 (1937).
— (3) Gleichzeitige Röntgenaufnahmen mit gekreuzten Strahlenkegeln. Röntgenprax. 10, 252 (1938).
Ecker, A. D.: The normal cerebral angiogram. Springfield, III.: Ch. C. Thomas 1951.
Ederle: Zur Bewertung des nicht gefüllten Encephalogramms. Nervenarzt 17, 129—132 (1944).
Eisenhardt, L., and H. Cushing: Diagnosis of intracranial tumors by supravital technique. Amer. J. Path. 6, 541—552 (1930). — Further studies. Arch. of Neur. 28, 299—319 (1932).
Ekström, Ag., u. A. Lindgren: Gehirnschädigungen nach cerebraler Angiographie mit Thorotrast. Zbl. Neurochir. 3, 227 (1938).
Elsberg, C. A.: The blood supply of the gliomas. Bull. Neur. Inst. New York 2, 210 (1932).
Engeset, A.: (1) Cerebral angiography with perabrodil. Acta radiol. (Stockh.) Suppl. 56 (1944).
— (2) About the angiographic visualization of the posterior cerebral artery, especially by intracarotid injection of contrast. Acta radiol. (Stockh.) 30, 152 (1948).
Epstein, B. S.: Pneumoencephalographic study of normal third and fourth cerebral ventricles and aqueduct of Sylvius. Amer. J. Roentgenol. 63, 204 (1950).
Falk, B.: Encephalography in cases of intracranial tumour. Acta radiol. (Stockh.) 40, 220—233 (1953).
Faust, C.: Hirnatrophie nach Hungerdystrophie. Nervenarzt 23, 406—412 (1952).
Fay, T., and F. C. Grant: Ventriculoscopy and intraventricular photography in internal hydrocephalus. J. Amer. Med. Assoc. 80, 461 (1923).
Fernandes, B.: Ergebnisse angiographischer Untersuchungen bei Oligophrenen. Nervenarzt 1935, 512.
Fineman, S.: A practical serialograph for intracranial angiography. Amer. J. Roentgenol. 61, 324 (1949).

FINKEMEYER, H.: Verletzungen der A. carotis interna in ihrem intrakraniellen, extraduralen Abschnitt. Zbl. Neurochir. 15 (im Druck) (1955).

FISCHER, E.: (1) Lageabweichungen der vorderen Hirnarterie im Gefäßbild. Zbl. Neurochir. 3, 300—313 (1938).

— (2) Die arteriographische Diagnostik der Stirnhirn- und oralen Stammgangliengeschwülste. Zbl. Neurochir. 4, 72—98 (1939).

— (3) Erscheinungsformen und diagnostische Bedeutung der Cysternenverquellung im Hirngefäßbild. Arch. klin. Chir. 200, 213 (1940).

— (4) Lokalisation von raumbeengenden Prozessen durch Angiographie. Dtsch. Z. Nervenheilk. 162, 23 (1950).

—, u. SUNDER-PLASSMANN: Zur Ursache der Wundspätblutung nach cerebraler Angiographie mittels Freilegung des Carotis-Sinus. Zbl. Neurochir. 5, 85—110 (1940).

FISCHGOLD, H., u.a.: La tomographie de la base du crâne. Paris: Masson et Cie. 1952.

— M. DAVID, J. TALAIRACH u. P. BERGEAT: Direct opacifying injectioes into the venous system of the head. Acta radiol. (Stockh.) 40, 128—139 (1953).

FLÜGEL, F. E.: Die Encephalographie als neurologische Untersuchungsmethode. Erg. inn. Med. 44, 327—433 (1932).

FOERSTER. O.: Encephalographische Erfahrungen. Z. Neur. 94, 512 (1924).

—, u. W. PENFIELD: Der Narbenzug am und im Gehirn bei traumatischer Epilepsie in seiner Bedeutung für das Zustandekommen der Anfälle und für die therapeutische Bekämpfung derselben. Z. Neur. 125, 475—572 (1930).

FONIO, A.: Über Schädigungen des Thorotrastes als Kontrastmittel. Helvet. chir. Acta 14, 3 (1947).

FREDZELL, G., u. S. E. SJÖGREN: Apparatus for serial angiography. Acta radiol. (Stockh.) 40, 361 (1953).

FRIEDMAN, A. P., E. FREIRING, L. M. DAVIDOFF and H. H. MERRITT: Angiographic study of effect of drugs on intracranial vessels in patients with chronic headache. Arch. of Neur. 62, 818 (1949).

FROWEIN, R., u. G. HARRER: Über den Ablauf einiger vegetativer Funktionsprüfungen nach Encephalographie. Acta neurochir. (Wien) 1, 117—136 (1950).

GASS, H., S. WEINBERG, A. CRAIG, J. J. THOMPSON and F. DREISINGER: Cerebral angiography recorded cinefluorographically. J. of Neurosurg. 7, 139 (1950).

GEILE, G., u. G. UDVARHELYI: Erfahrungen mit der steuerbaren Encephalographie. Zbl. Neurochir. 14, 142—150 (1954).

GERLACH, J.: Cerebraler Grenzdruck und Hirnpuls. Acta neurochir. (Wien) 2, 120—158 (1952).

— u. V. BUCHTALA: Siehe BUCHTALA.

GOETTE, K.: (1) Über die Darstellung des Encephalogramms und seine Grenzen des Normalen und Pathologischen. Dtsch. Z. Nervenheilk. 110, 9 (1929).

— (2) Zur Darstellung der Hirnbasiszisternen und deren diagnostische Verwertbarkeit. Fortschr. Röntgenstr. 40, 85 (1929); 41, 1 (1930).

HAAR, H., u. TH. TIWISINA: Die angiographische Differentialdiagnose des parasagittalen und des Falx-Meningeoms. Fortschr. Röntgenstr. 77, 653 (1952).

HÄUSSLER, G.: (1) Über stereoskopische Arteriogramme der Carotis interna. Zbl. Neurochir. 3, 313—316 (1938).

— (2) Über die Darstellung der Hirngefäße mit Äthyltrijodstearat. Fortschr. Röntgenstr. 60, 171 (1939).

— (3) Über das Arteriogramm bösartiger Großhirngeschwülste. Arch. klin. Chir. (Kongr.ber.) 196, 38 (1939).

— (4) Über Hirnschwellung bei Hirntumoren im Anschluß an Schädeltraumen. Z. Neur. 165, 301—307 (1939).

— (5) Über die Artdiagnose der Großhirngeschwülste durch Luftdarstellung. Fortschr. Röntgenstr. 70, 95—111 (1944).

— (6) Referat. Die Kontrastmittel zur Hirngefäßdarstellung. Dtsch. Z. Nervenheilk. 162, 49—52 (1950).

—, G. DÖRING u. F. HÄMMERLI: Über die Arteriographie mit Äthyltrijodstearat. Zbl. Neurochir. 8, 116 (1946).

HAMBY, W. B., and W. J. GARDNER: Visualization of Suprasellar Tumors by Encephalography. Amer. J. Roentgenol. **33**, 1 (1935).

HEEP, W.: Die Darstellung von Narbensträngen in den Hirnkammern und Narben der Ventrikelwände im Encephalogramm. Nervenarzt **19**, 333—338 (1948).

HEIDRICH, L.: Die Encephalographie und die Ventrikulographie. Erg. Chir. **20**, 156—265 (1927).

HEINES, K.-D.: Siehe RIECHERT u. HEINES.

HEINRICH, A.: Alternsvorgänge im Röntgenbild. Leipzig 1941.

—, u. R. KESSEL: Kreislaufuntersuchungen bei der cerebralen Arteriographie mit Thorotrast. Zbl. Neurochir. **1940**, 187—191.

HEMMINGSSON, H.: Arteriographic diagnosis of malignant glioma. Acta radiol. (Stockh.) **20**, 499 (1939).

HEPPNER, F.: Über Gefahren und Komplikationen der cerebralen Angiographie. Zbl. Neurochir. **11**, 89—104 (1951).

HERRMANN, G.: Über Liquorveränderungen nach Lufteinblasung. Med. Klin. **1922** II, 1146.

HOARE, R.: Arteriovenous aneurysm of the posterior fossa. Acta radiol. (Stockh.) **40**, 96 (1953).

HOFF, F.: Die zentralnervöse Blutregulation. Fortschr. Neur. 299—375 **1936**.

HOFF, H., u. SCHÖNBAUER: Hirnchirurgie. Leipzig u. Wien: Franz Deuticke 1933.

HOLM, O.: Cinematography in cerebral angiography. Acta radiol. (Stockh.) **25**, 163 (1944).

HORRAX, G., u. J. V. WYATT: Ectopic pinealomas in chiasmal region. J. of Neurosurg. **4**, 309 (1947).

JANKER, R.: Röntgenschichtaufnahmen nach Encephalographie und pathologisch-anatomische Schnitte bei Hirntumoren. Zbl. Neurochir. **2**, 47—58 (1937).

— Röntgenologische Funktionsdiagnostik mittels Serienaufnahmen und Kinematographie. Wuppertal-Elberfeld: W. Girardet 1954.

JANTZ, H.: Studien zur Formveränderung der Hirnventrikel. Nervenarzt **20**, 35—44 (1949).

JANZEN, R.: Das Verhalten vegetativer Regulationen in Folge der Encephalographie. Dtsch. Z. Nervenheilk. **144**, 175—186 (1937).

JEFFERSON, G.: (1) Compression of chiasma, optic nerves, and optic tracts by intracranial aneurysms. Brain **60**, 444 (1937).

— (2) On saccular aneurysms of internal carotid artery. Brit. J. Surg. **26**, 267 (1938/39).

JENSEN, H. P.: Die cerebrale Seriographie mit dem Gerät nach BUCHTALA. Ärztl. Wschr. **1954**, 468—470.

JOHANSON, C.: The cerebral phlebogram by carotid angiography in cases of central brain tumours. Acta radiol. (Stockh.) **40**, 155—172 (1953).

JUNGMICHEL, G.: Todesfall nach Per-Abrodilinjektion. Münch. med. Wschr. **1940** I, 393.

KAPLAN, A. D., and A. EARL WALKER: Complications of cerebral angiography. Neurology **4**, No 9 (1954).

KAUTZKY, R.: (1) Das gefäßreiche parietale Glioblastom. Dtsch. Z. Nervenheilk. **159**, 57 (1948).

— (2) Arteriographische Diagnose intrakranieller Erkrankungen. Erg. inn. Med. **1**, 99 (1949).

— (3) Beitrag zur Kenntnis des postencephalographischen Fiebers und „zentraler" Temperatursteigerungen im allgemeinen. Dtsch. Z. Nervenheilk. **164**, 143 (1950).

— (4) Der Hirnabsceß. Erg. inn. Med., N. F. **2**, 145 (1951).

— (5) Die Schnelldiagnose intrakranialer Erkrankungen mit Hilfe des supravital gefärbten Quetschpräparates. Virchows Arch. **320**, 495—550 (1951).

—, u. N. VIERDT: Ein Angioblastom des Großhirns. Zbl. Neurochir. **13**, 158—163 (1953).

KEY, A., u. G. RETZIUS: Studien in der Anatomie des Nervensystems und des Bindegewebes. Stockholm: P. A. Norstedt u. Söner 1875/76.

KLAUE, R.: Zur Beurteilung hirntraumatischer Folgezustände nach stumpfem Schädeltrauma mit besonderer Berücksichtigung encephalographischer Befunde. Dtsch. Z. Nervenheilk. **164**, 259—302 (1950).

KRAYENBÜHL, H., u. Hs. R. RICHTER: Die cerebrale Angiographie. Stuttgart: Georg Thieme 1952.

KROLL, F. W., u. L. WANKE: Frühencephalographische Befunde bei Schädel- und Hirnverwundungen. Z. Neur. **176**, 465—484 (1943).

KRÜCKE, W.: Histopathologische Befunde an den Körperorganen nach Arteriographie des Gehirns mit Thorotrast. Zbl. Neurochir. 10, 189—199 (1950).

KRUSE, F.: Cerebrale Krankheiten des Kindesalters in typischen Encephalogrammen. Erg. inn. Med. 37, 333—464 (1930).

KUHLENDAHL, H.: Darf das Thorotrast zur Angiographie heute noch angewandt werden? Chirurg 19, 396 (1948).

KUHLENDAHL, H., u. H. VIETEN: Die Röntgenschichtuntersuchung des luftgefüllten Ventrikelsystems. Fortschr. Röntgenstr. 72, 153—160 (1949).

KUNTZMANN, GROS et MEYER: A propos de deux cas de thorotrastome à manifestation clinique tardive. J. de Chir. 66, 201—212 (1950).

KUSS, B.: Zur Röntgendiagnostik der cerebralen Arteriographie. Röntgen-Blätter 4, 121 (1951).

LAUBENTHAL, F.: Zur Bewertung des Encephalogramms bei der Differentialdiagnose zwischen erblichen und symptomatischen Epilepsieformen. Med. Welt 1937, 267—272.

LEARMONTH, J.: Encephalography in the investigation of certain cerebral conditions in childhood. Arch. Dis. Childh. 11, 77—126 (1936).

LEWIN, W.: Rapid serial angiography. Acta radiol. (Stockh.) 34, 319 (1950).

LINDGREN, E.: (1) Über den Subduralraum von röntgenologischen Gesichtspunkten aus. Nervenarzt 14, 193 (1941).

— (2) The technique of direct (percutaneous) cerebral angiography. Brit. J. Radiol. 20, 326 (1947).

— (3) Percutaneous angiography of the vertebral artery. Acta radiol. (Stockh.) 33, 389 (1950).

— (4) Some aspects on the technique of tumours in the posterior fossa. Acta radiol. (Stockh.) 34, 331 (1950).

— (5) Pneumographie des Schädels. In SCHINZ, BAENSCH, FRIEDL, UEHLINGER: Lehrbuch der Röntgendiagnostik, 5. Aufl. Stuttgart: Georg Thieme 1952.

— (6) Röntgenologie. In Handbuch der Neurochirurgie, Bd. II. Heidelberg: Springer 1954.

LIST, C. F.: Differential diagnosis of intracranial neoplasms by cerebral angiography. Radiology 48, 493 (1947).

LÖFSTEDT, S.: Intracranial aneurysms. Acta radiol. (Stockh.) 34, (1950).

LÖHR, W.: (1) Zur Frage der postoperativen Blutungen nach der Arteriographie der Hirngefäße mit Thorotrast. Zbl. Neurochir. 4, 65—71 (1939).

— (2) Die Bedeutung der Arteriographie für die neurologische Diagnostik bei Schädelverletzten. Dtsch. Mil.arzt 1937, 49.

— (3) Hirngefäßverletzungen in arteriographischer Darstellung. Arch. klin. Chir. 186, 298 (1936).

— (4) Die Arteriographie im Dienste der Diagnostik bei Hirnverletzungen. Arch. orthop. Chir. 38, 227 (1938).

—, u. W. JACOBI: (1) Die Arteriographie der Hirngefäße als diagnostisches Hilfsmittel bei Schädelverletzungen. Arch. Orthop. 4, 516 (1933).

— — (2) Die kombinierte Encephalo-Arteriographie. Leipzig: Georg Thieme 1933.

LOEW, F.: Hirnschäden nach Zangengeburten. Vortrag auf dem Neurochir. Kolloquium Köln 1954.

LOMBARDI, G.: (1) Studio radiologico delle cisterne cerebrali in condizioni patologici. Radiol. med. 35, 763—790 (1949).

— (2) Studio radiologico degli angiomi cerebrali. Radiol. med. 37, 1 (1951).

— (3) Studio radiologico della cisterne cerebrali in condizioni normali. Radiol. med. 35, 395—409 (1949).

LORENZ, R.: (1) Röntgendiagnostik. Sonderabdruck aus Naturforschung und Medizin in Deutschland 1939—1946, Bd. 84, 138—154.

— (2) Differentialdiagnose der arteriographisch darstellbaren, intrakraniellen Geschwülste. Glioblastom, Meningeom, Sarkom. Zbl. Neurochir. 4, 30—60 (1940).

— (3) Artdiagnostische Hinweise im Encephalo- bzw. Ventrikulogramm frontaler Hirntumoren. Zbl. Neurochir. 6, 1—36 (1941).

— (4) Eine neue Apparatur zur automatischen Durchführung der Angiographie. Zbl. Neurochir. 6, 235—238 (1942).

LYSHOLM, E.: Röntgenologische Diagnostik in „Spezielle Chirurgie der Gehirnkrankheiten". In Neue Deutsche Chirurgie, Bd. 100. Stuttgart: Ferdinand Enke 1941.

LYSHOLM, E., B. EBENIUS, u. H. SAHLSTEDT: Das Ventrikulogramm,I. Teil Röntgentechnik. Acta radiol. (Stockh.) Suppl. **24** (1935).

— — — Das Ventrikulogramm, II. Teil Die Seitenventrikel. Acta radiol. (Stockh.) Suppl. **25** (1937).

— — K. LINDBLOM u. H. SAHLSTEDT: Das Ventrikulogramm, III. Teil. Acta radiol. (Stockh.) Suppl. **26** (1935).

MACMAHON, H. E., A. S. MURPHY and M. J. BATES: Amer. J. Path. **23**, 585 (1947).

MARX, F.: An angiographic demonstration of collaterals between internal and external carotid arteries. Acta radiol. (Stockh.) **31**, 155 (1949).

MASLOWSKI: Zit. H. KRAYENBÜHL u. Hs. R. RICHTER, Die zerebrale Angiographie. Stuttgart: Georg Thieme 1952.

MATTHES, TH.: Thorotrastschäden und Krebsgefahr. Arch. Geschwulstforsch. **6**, 162—182 (1954).

MAYER, E. G.: (1) Richtlinien für die Röntgenuntersuchung des Schädels bei intrakraniellen Affektionen. Röntgenprax. **7**, 223—235 (1935).

— (2) Anordnung der normalisierten Röntgenaufnahmen. Berlin: Urban & Schwarzenberg 1943.

MELIN, K. A.: EEG-Veränderungen nach Angiographie. Internat. Kongr. für Paediatr., Zürich 1950.

METZ, E.: Zur Diagnose des ein- und doppelseitigen Hämatoms. Zbl. Neurochir. **4**, 99—102 (1939).

MILLETTI, M.: Die Differentialdiagnose der Gehirngeschwülste durch die Arteriographie. Acta neurochir. (Wien) Suppl. **1** (1950).

MONIZ, E.: (1) L'encéphalographie artérielle, son importance dans la localisation des tumeurs cérébrales. Revue neur. **2**, 72 (1927).

— (2) Die cerebrale Arteriographie und Phlebographie. In Handbuch der Neurologie, Erg.bd. II. Berlin: Springer 1940.

MOREA: Encephalographie und Ventrikulographie. Zbl. Neur. **106**, 1—17 (1949). (Übersichtsreferat).

NIEMEYER, P., u. F. POMPEU: Erscheint in Arch. f. Psychiatr. u. Z. Neur. **1955**.

OLIVECRONA, H.: Bedeutung des Röntgenbildes für die Anzeigestellung und Behandlung der Gehirntumoren. Fortschr. Röntgenstr. **52**, 4 (1935).

OLIVER, L. C., and W. L. B. LEESE: The treatment of brain abscess. Lancet **1949 II**, 828.

OLSSON, O.: (1) Subdural hematoma outlined with air in encephalogram. Acta radiol. (Stockh.) **29**, 95 (1948).

— (2) Cerebral angiography: tolerance for contrast media of diodrast type. J. Neurol., Neurosurg. a. Psychiatr. **12**, 312 (1949).

— (3) Tolerance of cerebral blood vessels to contrast media of the diodrast group in animal experiments and in man. Acta radiol. (Stockh.) **34**, 357 (1950).

— (4) Vertebral angiography in the diagnosis of acoustic nerve tumours. Acta radiol. (Stockh.) **39**, 265 (1953).

— (5) Vertebral angiography in cerebellar haemangioma. Acta radiol. (Stockh.) **40**, 9 (1953).

— (6) Vertebral angiography. Acta radiol. (Stockh.) **40**, 103 (1953).

PANCOAST, H. K., E. P. PENDERGRASS and J. P. SCHAEFFER: The head and neck in roentgen diagnosis, S. 538—772. Ch. Thomas 1940.

—, and T. FAY: (1) Encephalography: Roentgenological and Clinical Considerations for Its Use. Amer. J. Roentgenol. **21**, 421 (1929).

— — (2) Encephalography as the Roentgenologist Should Understand It; an Attempt to Standardize the Procedure. Radiology **15**, 173 (1930).

PENDERGRASS, E. P.: (1) The Value of and Indications for Encephalography and Ventriculography. With Discussion of the Technic. Surg. Clin. N. Amer. **10**, 1461 (1930).

— (2) Encephalography: An Explanation of a Possible Error in Technique. Amer. J. Roentgenol. **25**, 754 (1931).

PENFIELD, W., and N. C. NORCROSS: Subdural Traction and Post-Traumatic Headache. Study of Pathology and Therapeutic. Arch. of Neur. **36**, 75 (1936).

PENNYBACKER, J., and S. P. MEADOWS: Normal ventriculograms in tumors of the cerebral hemispheres. Lancet **1938 I**, 186.

Pia, H. W.: Die Verquellung der Cisterna basalis und ambiens im Hirngefäßbild. Acta neurochir. (Wien) III, 315—1954 (1953).
— Siehe Tönnis, W., u. Pia.
Poppen, J. L.: (1) Aid of arteriograms in diagnosis and treatment of intracranial aneurysms. Radiology 52, 347 (1949).
— (2) Specific treatment of intracranial aneurysms. J. of Neurosurg. 8, 75 (1951).
Quarti, M., e F. Columella: Il segno dell'acquedotto. Chirurgia (Milano) IV, 1—10, (1949).
Radner, S.: (1) Intracranial angiography via the vertebral artery. Acta radiol. (Stockh.) 28, 838 (1947).
— (2) Technical equipment for vasal catheterization. Acta radiol. (Stockh.) 31, 152 (1949).
— (3) Vertebral angiography by catheterization. Acta radiol. (Stockh.) Suppl. 87 (1951).
Rennert, H.: Grundsätzliches zur Planimetrie des Encephalogramms sowie zur einfachen Betrachtung von Schädelröntgenbildern. Arch. f. Psych. u. Z. Neur. 188, 390 (1952).
Richter, H.: (1) Collaterals between the external carotid and the vertebral artery in cases of thrombosis of the internal carotid artery. Acta radiol. (Stockh.) 40, 108 (1953).
— (2) Phlebography in brainstem tumours. Acta radiol. (Stockh.) 40, 182—187 (1953).
Riechert, T.: (1) Die Arteriographie der Hirngefäße, 2. Aufl. München: Urban & Schwarzenberg 1949.
— (2) Kreislaufstörungen im Hirn im arteriographischen Bild. Z. Neur. 161, 426 (1938).
— (3) Über Hirnaneurysmen. Zbl. Neurochir. 4, 111—118 (1939).
— (4) Zur Phlebographie der Hirngefäße. Zbl. Chir. 1939, 662.
— (5) Zur Encephalographie der Schädelschußverletzungen. Fortschr. Röntgenstr. 67, 51 (1943).
— (6) Anzeigestellung und Grenzen der operativ-diagnostischen Methoden der Neurochirurgie. Dtsch. Z. Nervenheilk. 162, 8—23 (1950).
—, u. K.-D. Heines: Über zwei Untersuchungsmethoden zur Beurteilung der Hirndurchblutung. Nervenarzt 21, 9—16 (1950).
Richter, Hs. R.: Siehe H. Krayenbühl.
Riessner, D., u. K. J. Zülch: Über die Formveränderungen des Hirns (Massenverschiebungen, Zisternenverquellungen) bei raumbeengenden Prozessen. Dtsch. Z. Chir. 253, 1—61 (1939).
Robertson, E. G.: Further studies in encephalography. Melbourne: Macmillan 1946.
Rosenhagen, H.: Encephalographische Darstellung von Hypophysentumoren. Nervenarzt 16, 254 (1943).
Röttgen, P.: (1) Weitere Erfahrungen an congenitalen arterio-venösen Aneurysmen des Schädelinnern. Zbl. Neurochir. 2, 18—24 (1937).
— (2) Venöses Angiom der Dura. Zbl. Neurochir. 3, 87—99 (1938).
Roussy, G., Ch. Oberling u. M. Guérin: Über Sarkomerzeugung durch kolloidales Thoriumdioxyd bei der Ratte. Strahlenther. 56, 160 (1936).
Ruggiero, G., u. F. Castellano: Carotid-cavernous aneurysms. Acta radiol. (Stockh.) 37, 121 (1952).
Ruland, L.: Tierexperimentelle Untersuchungen zur Frage der Geschwulstentstehung durch intravenöse Thorotrastinjektion. Chirurg 1947, 540.
Säker, G.: Encephalographie beschwerdefreier. Nervenarzt 21, 216—220 (1950).
Säuberling, C., u. K. Gerecht: Zur Technik der percutanen Arteriographie der A. carotis interna. Unveröff. Manuskript.
Shapiro, R., and F. Robinson: Controlled pneumoencephalography. J. of Neurosurg. 11, 122—127 (1954).
Sjögren, S. E.: Percutaneous vertebral angiography. A review of 250 cases. Acta radiol. (Stockh.) 40, 113 (1953).
Sjöqvist, O.: (1) Über intrakranielle Aneurysmen der Arteria carotis und deren Beziehungen zur ophthalmoplegischen Migräne. Nervenarzt 9, 223 (1936).
— (2) Arteriographische Darstellung der Gefäße der hinteren Schädelgrube. Chirurg 10, 377 (1938).
Sorgo, W.: Über den durch Gefäßprozesse verursachten Verschluß der Art. carotis interna. Zbl. Neurochir. 4, 161—179 (1939).
— Einführung in die Kontrastmitteldiagnostik cerebraler Erkrankungen. Wien: Franz Deuticke 1941.

SCHALTENBRAND, G.: (1) Spontane Luftfüllung der Ventrikel bei Zysternenpunktion im Sitzen. Med. Klin. **1932**, Nr 18.
— (2) Richtlinien für die Luftfüllung der Liquorräume zum Zweck ihrer röntgenographischen Darstellung. Dtsch. med. Wschr. **1933**, Nr 27, 1039—1042.
— (3) Orthoradiographie. Stuttgarter Jahresversammlung der Deutschen Neurologen und Psychiater 1951.
SCHATZKY, R., D. H. BAXTER and C. E. TROLAND: Second day encephalography with particular reference to size of ventricles. New England J. Med. **236**, 419—428 (1947).
SCHIEFER, W., u. W. TÖNNIS: Serienangiographische Untersuchungen als Ergänzung zur Hirndurchblutungsmessung nach KETY. Zbl. Neurochir. **14**, 89—95 (1954).
— — u. G. UDVARHELYI: Das Glioblastoma multiforme im Serienangiogramm. Acta neurochir. (Wien) **4**, 76—105 (1954).
— — — Die Artdiagnose des Meningeoms im Gefäßbild. Dtsch. Z. Nervenheilk. **172**, 436—456 (1955).
SCHIERSMANN, O.: Einführung in die Enzephalographie. Stuttgart: Georg Thieme 1952.
SCHIMIDZU, K.: Beiträge zur Arteriographie des Gehirns, einfache percutane Methode. Arch. klin. Chir. **188**, 295 (1937).
SCHLESINGER, B.: Einführung in die Ventrikulographie; eine Diagnostik der Hirngeschwülste. Berlin u. Wien: Urban & Schwarzenberg 1937.
SCHUBERT, R.: Allergie bei jodhaltigen Nierenkontrastmitteln. Z. Urol. **40**, 76 (1947).
SCHÜLLER, A.: Kurze Darstellung der Röntgendiagnostik kranio-cerebraler Affektionen. Röntgenprax. **2**, 625—636 (1930).
SCHULTE, W.: Hirnorganische Dauerschäden nach schwerer Dystrophie. München, Berlin: Urban & Schwarzenberg 1953.
SCHUMANN, H. D.: Ausgedehnte Gewebsschädigung durch pararterielle Thorotrastwirkung. Chirurg **1943**, 199.
SCHURR, P. H., and I. WICKBOM: Rapid serial angiography: further experience. J. Neurol., Neurosurg. a. Psychiatr. **15**, 110 (1952).
SCHWARTZ, C. W.: Some evidences of intracranial diseases revealed by roentgen ray. Amer. J. Roentgenol. **29**, 182 (1933).
SPATZ, H., G. J. STROESCU: Zur Anatomie und Pathologie der äußeren Liquorräume des Gehirns. Nervenarzt **7**, 425—437 u. 481—488 (1934).
STRENGE, V.: Die Verwertung der Kontrastmitteldarstellung beim Hirnabsceß für die operative Behandlung. Dtsch. Z. Nervenheilk. **162**, 100 (1950).
TAKAHASHI, K.: Die percutane Arteriographie der Arteria vertebralis und ihrer Versorgungsgebiete. Arch. f. Psychiatr. **1940**, 373.
TIWISINA, TH.: Die Vertebralis-Angiographie und ihre diagnostische Bedeutung. Fortschr. Röntgenstr. **77**, 663 (1952).
TÖNNIS, W.: (1) Anzeigestellung zur Arteriographie und Ventrikulographie bei raumbeengenden intrakraniellen Prozessen. Dtsch. med. Wschr. **1939**, 246.
— (2) Hydrocephalus infolge Liquorzirkulationsstörung. Arch. Kinderheilk. **118**, 65—79 (1939).
— (3) Spätere Komplikationen nach gedeckten traumatischen Hirnschäden. Chirurg **22**, 197—203 (1951).
— (4) Über Hirngeschwülste. Referat auf dem Kongreß der Deutschen Neurologen und Psychiater, München 1937. Z. Neur. **161**, 114—148 (1938).
— (5) Veränderungen an den Hirnkammern nach Verletzungen des Gehirns. Nervenarzt **15**, 361—382 (1942).
— (6) Die Chirurgie des Gehirns und seiner Häute. In KIRSCHNER-NORDMANN, Chirurgie, Bd. 3. Berlin: Urban & Schwarzenberg 1948.
— (7) Die Röntgendarstellung der Liquorräume und Gefäße in ihrer Bedeutung für die operative Behandlung der Hirngeschwülste. Neue med. Welt **15**, 509 (1950).
—, u.W. BERGERHOFF: Siehe W. BERGERHOFF, Funktionelle Hirnangiographie in 2 Ebenen mit automatischer Apparatur. Röntgen-Blätter **5**, 261—270 (1952).
—, u. F. LOEW: Wie läßt sich die Luftdarstellung des Subduralraumes zu einer praktisch brauchbaren Methode entwickeln? Dtsch. Z. Nervenheilk. **159**, 537—550 (1948).

Tönnis, W., u. H. W. Pia: Die Geschwülste der mittleren Schädelgrube im Arteriogramm. Zbl. Neurochir. **12**, 145—165 (1952).

—, u. W. Schiefer: Die Bedeutung der Serienangiographie für die Artdiagnose. Fortschr. Röntgenstr. **81**, 616—628 (1954).

Torkildsen, A., u. W. Penfield: (1) Ventriculographic interpretation. Arch. of Neur. **30**, 1011—1024 (1933).

—, and A. H. Pirie: (2) Interpretation of ventriculograms with special reference to tumours of the temporal lobe. Amer. J. Roentgenol. **32**, 145—153 (1934).

— (3) Carotid angiography. Munksgaard 1949.

Umbach, W.: Zur Vertebralis-Angiographie; Gefäßdarstellung eines Kleinhirnbrücken-winkeltumors. Arch. f. Psychiatr. u. Z. Neur. **186**, 406 (1951).

Uzman, L.: Pneumoencephalography in the diagnosis of cerebellar atrophies. Amer. J. Roentgenol. **60**, 293 (1948).

Vierdt, N.: Siehe Kautzky u. Vierdt.

Wachsmuth, W.: Untersuchungen über die gewebeschädigende Wirkung des Thorotrast. Chirurg **19**, 390 (1948).

Wartenberg, R.: Encephalographische Erfahrungen. Z. Neur. **94**, 585—628 (1924/1925).

Whittier, J. R.: Deaths related to pneumo-encephalography during a 6 year period. Arch. of Neur. **65**, 463 (1951).

Wickbom, I.: (1) Cerebral angiography. A comparative study. Acta psychiatr. (Københ.) **47**, 337 (1947).

— (2) Angiography of the Carotid Artery. Acta radiol. (Stockh.) Suppl. **82** (1948).

— (3) Angiographic examination of intracranial arterio-venous aneurysms. Acta radiol. (Stockh.) **34**, 385 (1950).

— (4) Angiographic determination of tumour pathology. Acta radiol. (Stockh.) **40**, 529 (1953).

Wideröe, S.: Über die diagnostische Bedeutung der intraspinalen Luftinjektionen bei Rückenmarksleiden besonders bei Geschwülsten. Zbl. Chir. **48**, 394 (1921).

Wittkowski, L.: Ein seltenes arteriographisches Bild bei einem Meningeom der hinteren Schädelgrube. Arch. of Neur. **185**, 414 (1950).

Wolff, H.: Zur Indikation und Technik der Lachgas-Encephalographie. Nervenarzt **23**, 187 (1952).

—, u. G. Schaltenbrand: (1) Die percutane Arteriographie der Hirngefäße. Zbl. Neurochir. **4**, 233—241 (1939).

—, u. B. Schmidt: (2) Das Arteriogramm des pulsierenden Exophthalmus. Zbl. Neurochir. **4**, 241—250, 310—318 (1939).

—, u. Brinkmann: (3) Das „normale" Encephalogramm. Dtsch. Z. Nervenheilk. **151**, 1—25 (1940).

Zehnder, M.: Zur Technik der Arteriographie. Zbl. Neurochir. **2**, 281—283 (1937).

Ziedses des Plantes, B. G.: (1) Diagnostik: Aussprache über Tomographie. Fortschr. Röntgenstr. **52**, 69 (1935).

— (2) Ventriculography with small amounts of air. Acta Radiol. (Stockh.) **40**, 261—266 (1953).

Zülch, K. J.: (1) Röntgendiagnostik beim cerebralen Anfall. Verh. der Dtsch. Ges. für Inn. Med., 56. Kongr. 1950. Wiesbaden, S. 24—48.

— (2) Die Hirngeschwülste, 2. Aufl. Leipzig: Johann Ambrosius Barth 1955.

— (3) Biologie und Pathologie der raumbeengenden Prozesse. In Handbuch der Neurochirurgie, Bd. III, Pathologische Anatomie der raumbeengenden intracraniellen Prozesse. Heidelberg: Springer 1955.

—, u. H.-J. Herberg: (4) Das klinische Bild der akuten Blutsperre der Arteria carotis. Dtsch. Z. Nervenheilk. **160**, 38—79 (1949).

—, — (5) Zur Pathologie der äußeren Liquorräume. Zbl. Neurochir. **10**, 25—38 (1950).

—, — (6) Die klinische Erkennung der Hirnverletzung. Dtsch. med. Wschr. **1950**, 536—539.

—, — (7) Die sozialmedizinische Begutachtung der „Hirnverletzten". Dtsch. med. Wschr. **1949**, 1412—1415.

Sachverzeichnis.